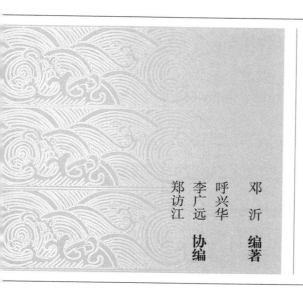

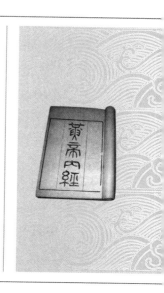

黄帝内经养生智慧解密

邓沂 编著

呼兴华 李广远 郑访江 协编

U0335715

中国中医药出版社

·北京·

图书在版编目（CIP）数据

黄帝内经养生智慧解密 / 邓沂编著 . —北京：中国中医药
出版社，2017.6（2020.4 重印）

ISBN 978-7-5132-3854-0

Ⅰ . ①黄…　Ⅱ . ①邓…　Ⅲ . ①《内经》—养生（中医）
Ⅳ . ① R221

中国版本图书馆 CIP 数据核字（2016）第 309655 号

中国中医药出版社出版

北京经济技术开发区科创十三街31号院二区8号楼
邮政编码　100176
传真　010 64405750
三河市同力彩印有限公司印刷
各地新华书店经销

开本 710×1000　1/16　印张 19　字数 292 千字
2017 年 6 月第 1 版　2020 年 4 月第 2 次印刷
书号　ISBN 978 - 7 - 5132 - 3854 - 0

定价　68.00 元
网址　www.cptcm.com

社 长 热 线　010-64405720
购 书 热 线　010-89535836
侵 权 打 假　010-64405753

微信服务号　zgzyycbs
微商城网址　https://kdt.im/LIdUGr
官 方 微 博　http://e.weibo.com/cptcm
天猫旗舰店网址　https://zgzyycbs.tmall.com

如有印装质量问题请与本社出版部联系（010 64405510）

序

　　《黄帝内经》简称《内经》，不仅是"医家之宗"，更是"奉生之始"，她奠定了中医养生学的理论和实践基础，中医养生学的基本观点、基本法则和诸多养生方法在《内经》中都有充分论述。可以说，《内经》是中医养生学史上的一块里程碑，《内经》就是一本养生学巨著。然而一直以来，对《内经》的研究角度主要在"医"上，直到20世纪末，随着人们生活水平的提高，讲究健身、养生，研究《内经》养生学的学者应运而生，队伍不断壮大，研究成果不断涌现，安徽邓沂教授即为翘楚。

　　邓教授原在甘肃中医药大学工作，长期从事《内经》的医、教、研工作，对于《内经》中的养生学情有独钟，潜心研究，所获甚多。早在2004年，我就评审过他发表在《中国中医基础医学杂志》上的《〈黄帝内经〉饮食养生与食疗药膳探析》一文，据此他晋升为教授。2009年，我主编的《国家中医药管理局中医类别全科医师岗位培训教材·中医养生保健学》一书，由中国中医药出版社出版，即请他编写了《内经》养生精华的"因时养生保健"和"因地养生保健"两章内容。后来，他到了安徽，繁忙的教学、临床工作之余，大力支持我主编的《养生》杂志。杂志经常刊载他的力作。他所撰稿件，讲求质量，学术含量高，可知其治学严谨，责任心强，为杂志增色多多。

　　邓教授近年来主编、副主编、参编《中医养生学》《中医养生保健学》《中医养生保健研究》《中医养生康复技术》《内经精义》等专著及教材十余部，完成省（部）、厅级科研课题十余项，获得多项省级科技奖励，还荣获首届"甘肃群众喜爱的中青年名中医""安徽省教学名师"等褒奖。同时，邓教授还投身中医科普，在《中国中医药报》《中医健康养生》《生活与健康》等报刊，发表文章、设置专栏，将自己对《内经》养生学术的精深认识，化为健康的甘露洒向大众，惠及群生，实乃"大医"之举也，因此被推举为国家中医药管理局中医药文化科普巡讲团专家、安徽省中医科普讲师团专家等。

邓教授研习、讲授《内经》三十余年，时有心得发表，随手札记于册，经精心研究整理，著为《黄帝内经养生智慧解密》一书。是书体例精严，精选《内经》养生名言64条，每条均分三个部分：首先辑录原文，其次配以释义，最后归纳为养生指导。原文选择，出自《内经》通行版本，注明篇章出处。释义包括词解和译文，词解紧扣原文本意，阐释疑难之处，疏通原文，便于读者全面准确地理解原文；译文则竭力追求信、达、雅，将深奥的古文用流畅的语体表述出来。其中养生指导部分用力最勤，作者根据原文内涵，密切结合实际，详述如何将《内经》经旨运用于养生实践中，并介绍了诸多简便有效的养生方法。总之，是书弥补了《内经》养生详于理论而略于方法的不足，并赋经典以时代意义，是将《内经》理论与养生实践结合的上佳之作。

是书即将付梓，爰撰序言，用以推介。

成都中医药大学教授、博士研究生导师
世界中医药学会联合会养生研究专业委员会会长　马烈光
《养生》杂志主编

丙申年春月于四川成都

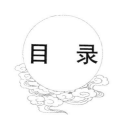

目 录

三、脏腑养生

四、情志养生

五、饮食养生

六、起居养生

七、房事养生

八、经络养生

九、气功养生

十、病后养生

引 言

——《黄帝内经》是怎样一本书

"虽无刘阮逢仙术，只效岐黄济世心"，这是国医馆、中医坐堂药店常贴的楹联。其中包含两个典故，前一句是说东汉刘晨和阮肇同上天台山成仙，求仙长寿的传说。后一句是说远古岐伯等名医与黄帝讨论医术，始有中医经典《黄帝内经》的故事。岐黄、岐黄之术讲的就是中医。联语表示不信"仙术"，要信"岐黄"医术，说的是医学济世的事情。

所谓"岐黄"，源于我国第一部经典医学著作《黄帝内经》，这是以明君黄帝和岐伯等名医通过对话形式写成的一本医学经典之作。当然这本书并非黄帝所作，据考证它是战国至东汉时期的著作汇编，作者不明。为了便于传世，同时因为溯源崇本，借以说明我国医药文化发祥甚早，所以假托"黄帝"之名来命名这本书。

《黄帝内经》简称《内经》，由《素问》《灵枢》两部分组成，各有81篇。《素问》的"素"是根本的意思；"问"即问答，作探讨理解。《素问》是黄帝和岐伯等名医探讨天人相应的关系、人的生命活动规律等根本问题以及疾病的发生发展过程等内容的书籍。《灵枢》的"灵"是灵验的意思；"枢"是枢纽，即关键的意思。《灵枢》是黄帝和医生们探讨针刺和灸法防病治病效果灵验相关关键问题的书籍。

首先，《内经》是我国现存最早的医学典籍 《内经》不仅最早确立了中医学的理论体系，使得中医学的发展具备了理论依据和指导方法，被后世尊称为"医家之宗"。同时《内经》阐述的理论是指导疾病诊断、治疗与预防的重要武器，记载的多种病证在临床上有着重要的实践价值。因此《内经》位列中医诸多经典著作之首。

其次，《内经》是中国古代的一部百科全书 《内经》的内容远不止涉及医学一门学科，还广泛吸收了当时天文学、历法学、气象学、生物学、地理学、心理学以及哲学等多学科的研究成果。《内经》对世界的贡献，不仅在于它汇集了秦汉以前的医学成就，是医学典籍，而且还是中国古代的一部百科全书，为人们展示了多学科研究医学的典范。

第三，《内经》是我国首部系统的养生宝典 《内经》中讲到了怎样治病，但更重要的是讲了怎样不得病，怎样使人们在不吃药的情况下就能够健康，能够长寿，能够活到一百岁。《内经》中涉及养生内容的篇章有40余篇，养生理论与养生方法是《内经》的重要组成部分，体系完整、内容广泛、方法具体。当代著名中医学家焦树德教授在中央电视台大型电视纪录片《黄帝内经》中甚至认为，《内经》就是一部养生的专书。因此，《内经》被称为"养生宝典"。

第四，《内经》的养生保健原则 "养生"一词在《内经》中多次出现，如《灵枢·本神》在论述养生时指出："故智者之养生也，必顺四时而适寒暑，和喜怒而安居处，节阴阳而调刚柔。如是则僻邪不至，长生久视。"《素问·灵兰秘典论》在提到养生与协调脏腑功能的关系时提出："凡此十二官者，不得相失也。故主明则下安，以此养生则寿，殁世不殆。"养生就是卫生防病、抗老延年的意思，是在一定原则指导下，以自我调摄为手段，达到增进健康、少生疾病、延年益寿目的的保健活动。《内经》养生保健的原则，可概括为五个方面：

一是天人相应，整体调摄：《内经》认识到人与自然是一个整体，互相之间存在着密切的关系；同时，人体内部也是一个整体。所以，在把握人与自然以及人体内部整体的基础上进行养生，即"天人相应，整体调摄"，就成为养生的重要原则。具体包括顺应天时、调和阴阳与形神兼养等内容。"顺应天时"即"因时养生"；"调和阴阳"是说保持人体阴阳的相对平衡是养生保健的总则；"形神兼养"要求要做到形神兼养，不可偏废某一方面。

二是协调脏腑，畅通经络：《内经》认为，人体是一个以五脏为中心，通过经络联系的由五脏、六腑、形体和官窍共同组成的结构严

黄帝内经 养生智慧解密

密、分工有序的整体。所以养生保健必须注意协调脏腑、畅通经络。"协调脏腑"是说脏腑功能协调是人体健康的基础，因此协调脏腑有重要的意义。"畅通经络"要求既要保持经络的通畅，使气血周流；又要设法促其畅通，从而维护机体健康。

三是积精全神，保养真气：积精，是指护养精气，使之充实，不致妄泄而耗伤。全神，即通过养神使精神活动保持正常状态。真气即肾气、元气，必须很好地加以保养。《内经》认为，精、气、神是人体生命活动的三大根本因素，只有精气充盈，神气旺盛，身体才能健康无病，延年益寿才有希望。因此"积精全神、保养真气"即成为养生的基本原则。

四是动静相宜，形劳不倦："动静相宜，形劳不倦"的养生原则贯穿在《内经》养神和养形两个方面，同时《内经》还认为也应注意形劳不倦。养神方面，认为只有在动静相宜的原则指导下，既清静养神，又适度用神，积极思维，努力进取，才能使精神内守而又旺盛。养形方面，提出通过适度的体力劳动和形体锻炼可以促进脏腑功能强健，使气机流畅，精神旺盛，气血周流。"形劳不倦"，要求既要劳动和锻炼，又要避免过度劳累，做到形体活动的"动静相宜"。

五是三因制宜，持之以恒："三因制宜"，是指根据不同个体人群、不同时间和不同地理环境的特点而进行养生的原则。"持之以恒"，是说养生的目的不是靠一时一事的功夫就能达到的，而需要在一生之中坚持不懈地进行，需要把养生的措施融入日常生活，使养生成为经常化的事情。

第五，《内经》的养生保健方法 《内经》养生保健的主要方法有以下六个方面：

一是情志养生：情志养生，是指在中医理论指导下，通过自我的努力净化精神世界，清除贪欲，改变不良性格，纠正错误的认知过程，调节不良情志，使自己的心态平和、乐观、开朗、豁达，以此达到健康长寿目的的养生方法。《内经》认为，精神情志是在脏腑气血的基础上产生的，为人体生理活动的表现之一，正常的精神情志可促进人体的健康，而精神情志失调则直接影响脏腑气血的功能，损害健康，引起疾病，减损寿命。因此，《内经》养生保健非常重视精神情志的调摄，其也因此成为《内经》养生保健的重要内容。

二是饮食养生：饮食养生，就是按照中医的理论，利用食物的性能特点，合理地摄取食物，以达到增进健康、益寿延年目的的养生方法。《内经》认为，脾胃是人体运化饮食水谷、吸收精微营养的重要脏腑，食物是供给人体营养、维持生命活动、健康长寿的源泉。因此，养生保健既要调理饮食，又要顾护脾胃。如果饮食不当，就会损伤脾胃，导致疾病，甚至减损寿命。

三是起居养生：起居养生，是指遵循中医的养生原则，合理地安排生活作息和生活居所等日常生活，从而达到祛邪强身、健康长寿目的的养生方法。起居养生，《内经》包含的内容很多，衣食住行、站立坐卧、苦乐劳逸等的养生措施，皆属其中。本书所言，主要指生活作息和生活居所等的养生方法。

四是房事养生：房事，又称房室、房中、房帏，指性生活。房事养生，是根据人体的生理特点和生命的规律，采取有节制的健康性行为，以防病保健，提高生活质量，从而达到健康长寿目的的养生方法。《内经》的房事养生，主要包括"节欲保精"与"房事禁忌"等内容。

五是祛避外邪：祛避外邪养生，是指对于自然界的异常气候变化及传染病等外来邪气，要适时躲避，以此预防外感与疫疠等疾病的养生方法。由于祛避外邪养生，常常是通过日常起居的合理安排来实现。因此，本书将《内经》"祛避外邪养生"并入"起居养生"介绍。

六是经络养生：经络养生，是指通过刺激、锻炼人体经络与穴位，使得经络畅通，气血顺畅，阴阳平衡，脏腑强健，从而达到祛病强身、健康长寿目的的养生方法。中医学独具特色的针刺、艾灸、拔罐、刮痧、推拿、穴位贴敷，以及包括养生气功在内的传统健身功法等方法和措施，都属于经络养生的范畴。《内经》的经络养生，主要有针灸养生、按摩养生与气功养生等方法。

一、养生法则

（一）养生之道，法则有五

> 其知道者，法于阴阳，和于术数，食饮有节，起居有常，不妄作劳，故能形与神俱，而尽终其天年，度百岁乃去。（《素问·上古天真论》）

【释义】

知道："道"，即养生之道，主要指天地自然阴阳变化的规律。"知道"，懂得并践行养生之道，就是知道、了解了天地自然阴阳变化的规律，跟着、顺着天道去做的意思。

法于阴阳："法"，效法、取法，做遵守理解。"阴阳"，指天地自然阴阳变化的规律。

和于术数："和"，即调和，有适当运用的意思。"术数"，即养生保健、锻炼身体的方法。如明代医学家张景岳注释说："术数，修身养性之法。"清代医学家张志聪说："术数者，调养精气之法也。"

节：有节制、节律等意思。

常：与度同义，做规律、法度解释。

本条原文是说，那些懂得、践行养生之道的人，由于他们能够效法天地自然阴阳变化的规律，恰当运用各种养生保健的方法，饮食既有节制又有节律，生活起居作息有一定的规律，劳逸结合，不违背常规地适度劳作，所以生命既有质量亦有数量，能够活到天赋的自然年龄，超过百岁以后才会去世。

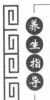

以下介绍《内经》的五项养生保健法则：

1. 法于阴阳

《素问·阴阳应象大论》说："阴阳者，天地之道也。"因此每天清晨、中午、傍晚、黑夜的运转，每月新月、上弦月、满月、下弦月的交替，每年春、夏、秋、冬与二十四节气的轮回往复，每甲子六十年中五运六气的变化规律，等等，这些自然阴阳变化的规律，人们都必须效法、顺应，这就是"法于阴阳"。

《素问·四气调神大论》的四季养生法、《素问·生气通天论》的一日养生法等即是"法于阴阳"的具体体现。如一年之内以春夏为生长之季，人体气血也以生长为应，此时应该保养阳气，修养生机；秋冬为收藏之期，人体气血亦以收藏应之，此时应该保益精气，养精蓄锐。具体来说，像四季饮茶方面，春季养生宜养"生发之气"、疏肝补血，应喝桂花茶、茉莉花茶、玫瑰花茶；夏季养生宜养"长养之气"、清心补津，应喝龙井、毛峰、碧螺春等绿茶；秋季养生宜养"收敛之气"、润肺补气，应喝半发酵的青茶即铁观音茶、乌龙茶；冬季养生宜养"闭藏之气"、补肾温阳，应喝红茶、黑茶、普洱茶等发酵茶。又如，古人讲究"日出而作，日入而息"，但是现代社会，由于人们工作压力大，很多事情都放在夜间完成，因此，很容易出现肢困、疲乏、易怒等不适，甚至出现早衰、失眠、焦虑等疾患，尤其是女性更容易出现月经紊乱、闭止等疾病，对健康长寿均造成严重的不良影响，这是违背了一日养生"法于阴阳"原则造

黄帝内经
养生智慧解密

成的后果。

2. 和于术数

中医养生注重养生者自身保养的主动性，而中医养生种类繁多，方法独特，所以不同的个体应该选择适合自己的养生之术，这就是"和于术数"。

"术数"，具体如针刺、艾灸、药物、气功导引、按摩、刮痧、足疗、洗浴、健身术等中医药适宜技术，其中药物具体又包括内服药物与外敷药物，这些都是能够增进健康、延年益寿的养生保健方法。譬如艾灸养生，《素问·脏气法时论》之"脏寒……其治宜灸焫"、《灵枢·经脉》之"灸则强食生肉"，灸焫即灸法，强食是增强食欲的意思，生肉是生肌长肉的意思，实开保健灸之先河，如艾灸足三里穴，该穴属于胃经，位于膝盖骨下三寸外一寸的位置，有调理人体上中下三焦、强壮脾胃功能、补中益气等作用，经常艾灸或按摩该穴位可增进食欲、帮助消化、增强体力与肌力、消除或改善疲劳、减少疾病、预防衰老。

养生保健不论采用哪种方法，都必须注意两点：一是各种养生方法均有各自的特点和针对性，要根据这些养生术的原理、特点和要求，结合个人情况，如身体素质、文化基础、环境与经济条件等，因人、因时、因地地选择为宜。以药补为例，很多人喜欢用人参、鹿茸等名贵药材来补养，而这些药材属温补之药，适用于神疲乏力、畏寒肢冷、大便稀溏等阳气不足之人，性情急躁、低热失眠、口干便结等阴津亏乏之人则不适用，阳虚体质者宜之，阴虚体质者禁之。二是各种养生术都有特定的方法和要求，掌握其技巧和要领至关重要。以气功锻炼为例，意守丹田要求若有若无，若存若亡，掌握不好，极易出偏，甚至走火入魔，尤其在初期和关键期更要注意，一定要在专业人员的指导下锻炼，并能够定期得到辅导。

3. 食饮有节

饮食是维持人体生命活动所必须的条件之一，《内经》讲养生保健要"食饮有节"，21世纪世界卫生组织 (WHO) 提倡适当节制饮食是最为简便易行的养生之道。

"节"，有节制、节律、节度的意思。因此"食饮有节"，包括三层意思，一是食饮有节制，不可过饱过饥，即饮食定量；二是食饮有节律，按时进餐，即饮食定时；三是食饮有节度，种类齐全，比例恰当，谨和气味，即膳食平衡。

首先，食饮有节制，即饮食定量 饮食既不可过饥又不可过饱，根据现今社会的实际情况，尤其要注意不可过饱。这样就不至损伤脾胃，近则可保脾胃运化功能正常，提高对摄取食物的消化、吸收，使食物精微、气血营养化生旺盛；远则无营养缺乏或过剩之忧，即使到了中老年，也可减少肥胖乃至于动脉硬化、冠心病、脂肪肝、糖尿病等现代"文明病"的发生。另外，古人强调晚餐和患病之后应少食。日出而作，日落而息，晚上人们活动较少，晚餐理应少食；患病之后人的脾胃消化功能较差，应适度减少饮食。

其次，食饮有节律，即饮食定时 我国传统的习惯是一日早、中、晚三餐，要按照固定的时间有规律的进食。这样即可保证脾胃消化、吸收作用有节律地进行。而脾胃协调配合，有张有弛，饮食在体内才能有条不紊地得到消化、吸收并输布于全身。

第三，食饮有节度，种类齐全，比例恰当，谨和气味，即膳食平衡 《素问·脏气法时论》指出："五谷为养，五果为助，五畜为益，五菜为充，气味和而服之，以补益精气。"明确指出粮食、蔬菜、肉类、果品等为膳食的主要组成部分，这是种类齐全；其中又以粮食为主食，肉类为副食，蔬菜、果品为补充，这是比例恰当。谨和气味，指膳食需要谨慎地调和寒、热、温、凉四种性质与酸、苦、甘、辛、咸五种味道，以使人体阴阳、气血、脏腑平衡，确保身体健康。

4. 起居有常

人有大约三分之一的时间是在寝卧之中度过的，因此人们的生活起居、作息时间要有常规，应遵循大自然的客观规律，即"起居有常"。

如《素问·生气通天论》的一日养生以及由其衍生的十二时辰养生、子午觉养生等即为作息有常。作息有常，其基本要求是"日出而作，日落而息"，《生气通天论》中有具体要求。由于一年四季自然界、人体的阴阳盛衰都是各不相同的，因此"作息有常"也应随着四时季节不同做相应的调整。据此，《素问·四气调神大论》中亦有相应的要求，即秋季应"早卧早起，与鸡俱兴"、冬季应"早卧晚起，必待日光"即是。

5. 不妄作劳

"不妄作劳"，即不违背常规地、适度地劳作，也就是劳逸结合。

"作劳"，即"劳作"，指劳动、工作和身体锻炼，是形体的劳作，广义还包括劳心与房劳。

生命在于运动，适度地体力劳动和身体锻炼，可以畅通气血，强壮筋骨，增强脏腑功能，对健康有益。适度地休息，可以消除疲劳，恢复体力，对健康也很有价值。《内经》既主张劳动和锻炼，又反对过度劳累，而"不妄作劳""形劳而不倦"则是对劳作和身体锻炼养生的原则要求。如《素问·宣明五气》的"久立伤骨、久行伤筋"和"久坐伤肉、久卧伤气"等即是。又如八段锦、易筋经、太极拳等健身术就体现了动静结合的原理。

（二）淳德全道，积精全神

> 淳德全道，和于阴阳，调于四时，去世离俗，积精全神，游行天地之间，视听八达之外，此盖益其寿命而强者也。（《素问·上古天真论》）

【释义】

淳德全道：明代医学家张景岳注释说："淳，厚也……其德厚，其道全也。"是说人能够做到道德高尚，并且能够接近、符合天道即天地自然阴阳变化的规律。

八达：原指四面相通的道路，后用以形容交通的便利，此处言生命活力健旺，耳聪目明，能够远及八方。

本条原文是说，因为这样的人，道德高尚，同时能够做到接近、符合天道，即让自己所有的思想行为都接近、符合天地自然阴阳变化的规律，也就是能够全面践行养生之道，譬如要调适于四时阴阳、气候寒热的递迁，要远离、摈弃世俗不正常的生活，要积蓄精气、保全精神。所以，这样的人悠游于天地之间，由于积精全神，他的精气充足，精神充沛，因此不仅神明、生命活力健旺，耳聪目明，五官敏锐，同时精气、物质基础雄厚，能够活得很长，生命绵长。

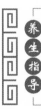

> 本条原文，既讲了《内经》对"健康"的认识，又讲了"和于阴阳，调于四时"适应自然与"去世离俗，积精全神"调养精神的养生方法。

以下介绍中医学对健康的认识与调养精神的养生方法：

1. 中医学对健康的认识

首先，西医对健康的认识　西医的健康观已由"无病即健康"转向了整体健康，也就是说健康不仅仅是传统意义上的身体没有疾病。

1948 年，WHO 对健康提出的定义是："健康不仅是没有疾病或不虚弱，而是保持身体的、精神的和社会适应的完美状态。"说明人是社会的人，医生在预防、诊断和治疗疾病的时候，不仅要考虑到人的身体情况，还要考虑社会、心理、精神、情绪等因素对人体健康的影响。只有生理和心理皆健全，才能算是真正的健康，只有坚持身心共养才能达到健康长寿的目的。1990 年，WHO 对健康又做出了最新定义："一个人在躯体健康、心理健康、社会适应良好和道德健康四个方面皆健全才算健康。"也就是说在 1948 年健康观的基础上，增加了道德健康的内容。

其次，中医对健康的认识 中医学尤其是《内经》对健康状态的认识就是"形与神俱"，其健康观更注重精神的修养、人与天地自然的和谐，认为人们品德高尚、精神安定、天人合一，身体更易于健康。具体来说，中医的健康观体现出的是"四维健康观"：

一是形体生理健康是健康的基础：人的健康首先是形体的健康，只有形体强健，精神才能充沛。人体是一个有机的整体，人体内部充满着阴阳的对立与统一。《素问·宝命全形论》说："人生有形，不离阴阳。"也就是说，人体组织器官的正常生理活动，是由于阴阳双方保持着对立统一、协调平衡的结果。《素问·生气通天论》说："阴平阳秘，精神乃治；阴阳离决，精气乃绝。"所以"阴平阳秘"即阴阳的平衡协调，是人体生理活动的基础，是人体健康的保证。这种平衡如果被破坏，阴阳失去平衡，人体便会发生疾病。具体来说，"阴平阳秘"表现为构成人体的各个脏腑、经络、官窍等组织器官发育良好、功能正常；维持生命活动的精、气、血、津液等生命物质来源充足、生化无穷、运行调畅。

二是心理健康是健康的重要方面：古代养生学家通过长期的临床观察发现，在所有的精神心理活动中，情志对健康的影响最直接，最广泛，也最常见。适度的情志活动反映出脏腑的良好功能，一般不会导致疾病。但是当情志变化超越了人自身的调节范围，就会引起脏腑气血功能紊乱，导致疾病的发生，就形成了"七情内伤"。《灵枢·本脏》就强调"志意和"，认为人的精神情志应保持整体和谐的健康状态。《素问·上古天真论》也提出七情应以"恬愉为务"，《灵枢·本神》说"和喜怒而安居处"，《上古天真论》说"恬惔虚无，真气从生，精神内守，病安从来"。

三是适应社会是健康的更高要求：中医学非常重视个人在适应社会环境的过程中，充分发挥身心潜能，并获得满足感，从而保持情绪稳定、感觉愉快的良好状态。《素问·上古天真论》说："美其食，任其服，乐其俗，高下不相慕。"唐代孙思邈《备急千金要方》说："于名于利，若存若亡，于非名非利，亦若存若亡。"中医养生学要求人们在社会生活中应该淡泊名利，与人交往要谦逊诚恳，以平和的心态看待复杂的社会环境，与社会环境和谐相处。

四是道德健康是健康的最高境界：个体处于社会之中，能够自觉自愿地按照社会道德标准来规范自己，也就自然而然地能够使自己的衣、食、住、行及精神情志方面合理适度，从而达到养生的目的。本段原文提出的"淳德全道"，以及孔子提出的"仁者寿""大德必得其寿""君子坦荡荡，小人长戚戚""仁者不忧"等观点，均说明道德高尚的人能自然保持正常的心理，从而促进健康长寿这一观点。

2. 调养精神的养生方法

首先，调养精神的概念　调养精神，即精神情志养生，是在养生学基本观念和原则的指导下，通过主动的调摄，保护和增强人的精神健康，达到形神和谐统一、提高健康水平的养生方法。

其次，调养精神的意义　中医认为，精神情志是在脏腑气血的基础上产生的，为人体生理活动的表现之一，正常的精神情志可促进人体的健康，而精神情志失调则直接影响脏腑气血的功能，损害健康，引起疾病，减损寿命。目前，精神因素引起的心身疾患已是当代社会中人类普遍存在的多发病，由于中医养生保健非常重视精神情志的调摄，因此，精神情志养生亦成为中医养生的重要内容。

第三，调养精神的方法　调养精神，包括精神意志的调养与不良情志的调摄，具体方法约有以下四种：

一是修身养性：修身养性是调养精神的第一要务，其主要内容是注重养生者的思想、道德、情操等精神情志的调养和优雅的兴趣爱好的培养。汉代哲学家董仲舒说"仁人之所以多寿者，外无贪而内清静，心平和而不失中正"，孔子亦说"大德必得其寿"。有人调查了数十位百岁寿星，发现用"修身养性"作为主要养生方式的百岁寿星大有人在，其共同特征是身怀爱心、乐善好施、积极奉献、助人为乐。现代研究也表明，这种俯仰无愧、心地坦荡的心境，可加速人体细胞的新陈代谢，使血液循环畅通无阻，从而使人身体健康、延年益寿。

二是少私寡欲：老子《道德经》主张"见素抱朴，少私寡欲"。当今社会，物欲横流，竞争普遍存在，若想无欲无求地"恬惔虚无"，则无异于与世隔绝，必将被社会所淘汰。那么应当怎样对待各种需求才有利于养生保健呢？简单一句话，就是"少私寡欲"。少私，即减少私心杂念；寡欲，就是节制、降低对名、利、色、物等的欲念。少私寡欲之所以有利于养生保健，有助于健康长寿，是因为减少私心、降低欲念可使心地坦然、心情舒畅，进而心神宁静、气血调和。如《素问·上古天真论》明确指出："是故志闲而少欲，心安而不惧，形劳而不倦，气从以顺，各从其欲，皆得所愿……所以能年皆度百岁，而动作不衰者。"

三是情绪乐观：情绪与人的健康有直接联系，不良的情绪是导致多种疾病的直接原因或诱因。有人做过统计，各种重大疾病的发病70％左右与恼怒有关，而如果能够抑制恼怒，安定情绪，情绪乐观，则疾病即会减少，寿命亦会增长。美国人寿保险公司调查后得出了"脾气好的人可以长寿"的结论，我国24所医学院校组成的老年医学综合考察队对号称"长寿之乡"的广西巴马瑶族自治县的考察报告也证实了此观点。情绪乐观可使营卫流通，气血和畅，生机旺盛，从而使身心健康。如《素问·举痛论》说："喜则气和志达，荣（营）卫通利，则气缓（气机缓和）。"法国医生乔治·桑说："心情愉快是肉体和精神上的最佳卫生法。"

四是情志制约：情志制约即"以情胜情"，又可分为"五脏情志制约法"和"阴阳情志制约法"。五脏情志制约法，是运用五行的生克制化关系，以一种情志去纠正相应所胜的情志，达到调治这种不良情志的养生方法。"阴阳情志制约法"，是根据情志活动两极性的原理而进行"以情胜情"的调治方法。如《素问·阴阳应象大论》

所谓"怒伤肝，悲胜怒""喜伤心，恐胜喜""思伤脾，怒胜思""忧伤肺，喜胜忧""恐伤肾，思胜恐"，即为"以情胜情"的精神养生方法。

（三）养生保健，求于中和

> 处天地之和，从八风之理，适嗜欲于世俗之间，无恚嗔之心，行不欲离于世……举不欲观于俗，外不劳形于事，内无思想之患，以恬愉为务，以自得为功，形体不敝，精神不散，亦可以百数。（《素问·上古天真论》）

【释义】

和：淳和的意思。

八风：指从东、南、西、北、东南、西南、西北、东北八方所来之风，顺之则不病，逆之则成为病因，可引起外感疾病。

恚嗔："恚"，huì 音，指怨恨、仇恨；"嗔"，chēn 音，指恼怒、生气。

恬愉："恬"，静也；"愉"，悦也。"恬愉"，即安静、乐观。

本条原文是说，这样的人能够安处于天地自然的淳和之中，以保养自身的正气，顺合于自然界八风的活动规律，以祛避外界的病邪，即人与自然保持和谐；让自己的嗜欲喜好安适于世俗的习惯，没有怨恨恼怒的不良情绪，行为不脱离世俗的习惯，举动没有显耀世俗的地方，即了解社会，适应社会，人与社会保持和谐；在外不使形体因为事务而过度劳累，在内没有任何思想负担，既注意劳形，更重要的是养神，同时讲究的是劳作适度、形神共养；能够始终保持思想的安静专一，务求精神的安逸愉悦，追求生活的自由自在而悠然自得，即心态良好、乐观知足。因此他的生命既有质量，亦有数量，形体不易衰惫，精神不易耗散，寿命可活到百岁左右。

"处天地之和，从八风之理"讲的是适应天地、八风，即人与自然需保持和谐的养生保健原则；"适嗜欲于世俗之间，无恚嗔之心，行不欲离于世……举不欲观于俗"讲的是适应嗜欲、行举，即人与社会需保持和谐的养生保健原则；"外不劳形于事，内无思想之患"讲的是形体、精神保养，即劳作适度、形神共养的养生保健原则；"以恬愉为务，以自得为功"讲的是追求恬愉、自得，即心态良好、乐观知足的养生保健原则。蕴含着《内经》养生的"中和"原则。

以下介绍人与社会需保持和谐以及"劳作适度，形神共养"养生保健的原则与方法：

1. 人与社会需保持和谐

人与社会保持和谐关系，是一个重要的养生法则。融洽的人际关系，不仅使人在日常生活中感受到亲情、友情的温暖，使生活充满快乐和幸福，同时也会对人体的生命运动产生良好的影响。相反，紧张的人际关系，将会成为心理应激源，进而导致苦恼、焦虑、愤怒、悲伤等不良情绪，对身体造成严重的伤害。本段原文"适嗜欲于世俗之间，无恚嗔之心，行不欲离于世……举不欲观于俗"即说明人们在日常养生实践中要重视适应嗜欲、行举，融入人群，同社会保持和谐的关系。具体来说，宜注意如下三个方面：

首先，少私寡欲，善于克制自我 人总难免有种种私心和欲望，如果这种私心和欲望影响甚至损害了他人的利益，就会造成紧张的人际关系。老子《道德经》提倡"见素抱朴，少私寡欲"，圣人讲究"适嗜欲于世俗之间"，就是指他们能够做到少私寡欲，善于克制自己。尊重他人的利益，才会拥有融洽的人际关系。

其次，随和理智，乐于和人相处 在人际交往中，要想建立和谐的人际关系，拥有随和的态度，理智的处事方式，既不傲慢粗暴，又不感情用事，是十分重要的。在待人接物中，能做到"无恚嗔之心"，即不但从不发脾气，而且压根儿就没有产生烦恼、责怪他人的思想活动。要从心底里尊重、敬爱他人，于是也得到他人的尊重和敬爱。孟子说："敬人者，人恒敬之，爱人者，人恒爱之。"与他人友好共处，并从相互关怀、相互支持中获得安全感、舒适感和满意感。"行不欲离于世"，表示不需要离世脱俗，因此也不会让自己处于孤立闭锁的生活状态。

第三，举止低调，和谐人际关系　一个人生活在熙熙攘攘的社会人群中，如果做事张扬，作风浮夸，好自我表现，那就容易招惹是非，甚至会引起人际关系的紧张。"举不欲观于众"，讲的就是举止低调、踏实的表现。这里的"观"是显示给人看的意思，既不在众人面前自我炫耀，也不受世俗的牵制，始终保持低调、踏实的为人风格，便容易得到别人的尊重、支持和欢迎，从而有利于建立起和谐的人际关系。

2. 劳作适度，形神共养

正常、适度地劳动工作与运动锻炼，可以通过活动四肢筋骨，促使气血周流，经络畅通，脏腑调和，以保身健无病；正常、适度地用神，不仅能增强思维，保持旺盛的精力，维持心神生机勃勃的状态，而且能促进气血畅达，有助于脏腑功能协调，健康长寿。但是，如果劳作过度，无论是形劳还是神劳，都会使形体、精神感到疲倦，气血受到损伤，甚至导致脏腑功能受到损害，以至积劳成疾。因此，"外不劳形于事""内无思想之患"，是保养形神的重要的养生法则。下面分"外不劳形于事"与"内无思想之患"两方面介绍：

首先，外不劳形于事　在日常生活中要做到劳作适度，劳逸结合，对身体健康十分有益。不论是劳作或运动，均应有一个符合健康的"度"，绝不能过劳。《素问·经脉别论》指出"生病起于过用"。由于人体脏腑、经脉、气血的功能活动和调节能力有一定的限度，超负荷的劳作，会导致机体功能活动失常，出现阴阳失调、气血失和、正气虚衰等情况，进而引发各种疾病。《内经》一再强调"形劳而不

黄帝内经
养生智慧解密

倦"，要"不妄作劳"。就是不要过劳，包括劳作强度、时间的控制，劳作内容的选择和合理安排，以及适当的、及时的休息。休息，有利于机体、脏腑功能的恢复。

其次，内无思想之患 在日常生活中保持平和的心态，对身体健康是非常必要的。中医认为，精神与形体协调一致，是人体健康长寿的根本保证。形体与神志、生理现象与心理现象是互相联系、相互影响的。健康和疾病都是生理功能与心理活动共同作用的结果。在日常生活中，如果整天心事重重，瞻前顾后，患得患失，同样会对生理功能造成极大的伤害。《灵枢·天年》说"得神者昌，失神者亡"，明代胡文焕《养生导引秘籍》说"神不疲则气不乱，气不乱则身泰寿延矣"，唐代孙思邈《备急千金要方》提出的"十二少"摄生原则中，前三少就是"少思""少念"和"少欲"。要想做到"内无思想之患"，就要志向淡泊，胸襟开阔，一切都能放得下，就要正常、适度地用神，正常、适度地休息，任何时候都不能用神过度。此外，还要经常让内心保持一片清静。只有这样，才能形神兼养，形健神旺。《素问·上古天真论》所谓"恬惔虚无，真气从生，精神内守，病安从来"讲的就是这个道理。

（四）法则天地，合同于道

法则天地，象似日月，辨列星辰，逆从阴阳，分别四时，将从上古，合同于道，亦可使益寿而有极时。（《素问·上古天真论》）

【释义】

象似："象"，形象，引申为仿来理解；"象似"，仿效的意思。

辨列："辨"，辨别；"列"，别也；"辨列"，区别的意思。

逆从：偏义副词，取"从"义。

将从上古："将"，随也；"将从"，做追随理解；"上古"，指上古真人，是本篇提到的"真人""至人""圣人"和"贤人"四种养生家中，养生水平与养生效果最好的一种人。

极：尽也，竭尽的意思。

本条原文是说，这样的人能够根据天道、地理的变化，即自然界阴阳变化的规律，制定出人的行为规则、法则，仿效日月盈亏、升降，取类比象人体的生理功能，区别星辰的位置及其变化，推演判定人体的变化改变，顺从、适应自然阴阳的消长、盛衰变化，分别春夏秋冬四时来调养身体，追随上古真人的养生行为，了解了天地自然阴阳变化的规律，同时能够顺着天道去做，行为基本符合养生之道的要求，因此也能增益寿命，但生命有竭尽的时候。

> **养生指导**
>
> 本段原文与《素问·上古天真论》的"知道者，法于阴阳"有同义，《素问·四气调神大论》的四季养生法、《素问·生气通天论》的一日养生法等又是"法于阴阳""法则天地"养生原则指导下的具体养生方法。

以下介绍《内经》的四季养生法：

《内经》的四季养生法，主要反映在《素问·四气调神大论》之中，以下做一简要介绍：

1. 春季的养生方法

春季是自然界阳气生发之时，顺应天地生发之气而养生是春季养生的重要法则。

中医认为春季对应人体的肝脏，情志的愉悦、舒畅，能够促进人们肝气的正常生发和调畅；而悲伤、恼怒等不良情绪，容易导致肝气抑郁，引发疾病。

春天自然界和人体都是阳气刚刚生发而尚未旺盛，属于"少阳"。因此，人们在春季的日常生活中，既要注意"春捂"防寒，又要适当运动，以助于人体"少阳"之气的生发。春季"人气始发"，起居上要做到"早起"，是顺应阳气的生发之性；而"早卧"，则是防止初春阴寒之气伤害"少阳之气"。

肝脏具有"体阴而用阳"的属性，即肝脏是藏血的脏器，功能上主管疏泄，因此，饮食上适度食用属阳的"辛"味，如韭菜、洋葱、香椿等辛香蔬菜，可使肝气生发，改善"春困"不适；而"酸"味属阴，少量食"酸"，像西红柿、橙子、山楂、柠檬、石榴、橄榄等酸性食物，也有助于保护肝体，防止肝气生发太过，损伤肝阴。

2. 夏季的养生方法

夏季自然界阳气旺盛，对应人体之心脏，故夏季保养人体的"长养"之气，有助于心气的长旺与心脏温煦功能的正常发挥。

在精神情志养生上，要"使志无怒"，就是情志舒畅，防止阳气运行受到阻碍。"若所爱在外"，即使人体的阳气输布在外，情志上保持欢快、舒畅，做到神清气和，胸怀宽阔，尽量避免急躁、恼怒的情绪，以防阻碍心气的宣发之性。

夏季"天地气交"，适当做一些运动锻炼，有助于"华英成秀"，即有助于人体"精气"的化生。但夏季气候炎热，必须注意防暑，以防阳气偏盛损伤阴液。既要有"若所爱在外"的宽阔胸襟，又要做到"心静自然凉"的平和心境。

夏季人体的阳气疏散于外，相对而言，在内之阳气相对较弱，因此饮食上既要吃西瓜、绿豆等寒性食物，起到清热解暑、养阴生津的作用，还要切忌因贪凉而暴食冷饮凉菜、生冷瓜果等损伤脾胃之阳气，所以自古就有"冬吃萝卜夏吃姜"的养生谚语。明代医学家张景岳说："有春夏不能养阳者，每因风凉生冷，伤此阳气。"

3. 秋季的养生方法

秋季自然界阳气收敛，阴气渐长，对应人体的肺脏，顺应秋季内敛之性，有助于人体精气的收藏。因此秋季养生即应保养此"收敛"之气。

肺脏在志为悲，阳气收敛太过，容易导致人的情绪低落，故常有"悲秋"的现象。所以在秋季，既要淡泊宁静，收神敛气，保持内心宁静；还要保持乐观开朗、宽容豁达的性格。

日常生活中，人们要"早卧"，有助于阴气的生长，保证阳气的敛藏，也要"早起"，适当运动，以防"悲秋"。做到动以强身，静以养神，动静结合，以达心身康健的养生功效。古有"春捂秋冻，不生杂病"的养生习俗，也有"白露不露"的养生格言。"秋冻"固然有益于身体的健康，但仍要把握尺寸，进入深秋则应注意保暖，防止"过寒伤精"。

秋季天气干燥，饮食上应该少食辣椒、韭菜、大葱、生姜等辛温发散的食物，避免过燥伤阴，从而预防秋燥病的发生。宜多食梨子、甘蔗、百合、山药、桑葚等甘凉养阴的食物或药食两用物品，起到养阴润肺的功效。秋季人体阳气内敛，过食寒凉，容易导致寒气敛藏于内，造成"脏寒生胀满"之类的疾病，如民间素有"秋瓜坏肚""立秋不食瓜"等养生谚语，因此，应尽量少吃过于寒凉的食物或生食大量瓜果。

4. 冬季的养生方法

冬季是自然界阳气内藏之时，对应人体的肾脏，人体的阳气也顺时敛藏于内，因此冬季养生主要是保养人体的"闭藏"之气。

冬季严寒，生活起居上要"早卧晚起，必待日光"，一方面早卧可保证充足的睡眠，有利于阳气的潜藏、阴精的积蓄，另一方面晚起以防天寒之阴气损伤人体之阳气。所以要躲避严寒，保持身体温暖，防止"冬伤于寒，春必病温"，但也不要取暖过度或运动过度，使皮肤过度疏泄出汗，导致人体阳气频繁夺失，从而避免"冬不藏精，春必病温"的情况发生。天寒则人体气血运行滞涩，所以冬季也需要适当的运动，以保证人体气血的正常运行，俗语云："冬天动一动，少生一场病；冬天懒一懒，多喝药一碗。""夏练三伏，冬练三九。"但不宜运动过度，特别不宜在大风、大寒、大雪、雾霾中锻炼，避免阳气、阴精的损耗。

冬季或冬至被认为是进补强身的最佳时机，一是顺应"冬藏"之性，以养阴精，饮食应多选含有优质蛋白质与有防寒保暖作用的食品，如鸡肉、牛肉、羊肉、狗肉、蛋类、豆制品、核桃、栗子、桂圆、红枣等都是绝好的冬季应季养生食品；二是冬至一阳生，就是说阳气从此开始生发了，乘此进补，有利于补品的有效成分发挥其最佳效能。民间有"冬令进补，来年打虎""三九补一冬，来年无病痛"的养生谚语。

冬季人们若取暖无度，食用牛肉、羊肉、狗肉等温热食物，或鹿茸、肉苁蓉、冬虫夏草等补阳药物，致使补益太过，阳热偏盛，损伤阴液，甚至纵欲损伤阴精等状况，都容易引起阴精虚损而出现口干舌燥、心烦上火、大便干结等不适或病证。故明代医学家张景岳说："有秋冬不能养阴者，每因纵欲过热，伤此阴气。"《内经》则指出要"秋冬养阴"。

（五）圣人行道，愚者佩之

道者，圣人行之，愚者佩之。（《素问·四气调神大论》）

【释义】

道：指养生之道。

圣人、愚者：两者相对，"圣人"是指珍爱生命、知晓并且践行养生之道的人；"愚者"则指轻视生命、没有践行甚至违背养生之道的人。

行之、佩之：历代医学家、养生家解释不一，各有千秋。

"行之"与"佩之"的对应解释："行之"即践行养生之道。"佩"，悖也，古通用，据此做违背、背离解，如明代医学家张景岳即作"背""违背"解释。

"行之"与"佩之"的其他解释："行之"，还有身体力行、长期坚持的意思，像《素问·刺法论》就强调"道贵长存"，故此即为《内经》"身体力行、持之以恒"的养生原则。"佩之"，"佩"，唐代医家王冰注释说："圣人心合于道，故勤而行之。愚者性守于迷，故佩服而已。"隋唐时期医家杨上善注释说："圣人得道之言，行之于身，宝之于心府也。愚者得道之章，佩之于衣裳，宝之于名利也。"两者观点相似，王注"佩"作"佩服"解，杨注"佩"作"佩戴"解，是说"愚者"只是嘴上说说、口头标榜养生之道，却没能践行养生之道。

本条原文是说，圣人珍爱生命，知晓养生之道，能够践行养生之道，同时还能做到持之以恒；愚蠢的人轻视生命，常常把养生之道作为口头标榜，不仅不践行养生之道，甚至还有可能违背养生之道。

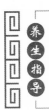

> 本条原文讲的是《内经》"身体力行、持之以恒"的养生原则。

以下介绍《内经》的道法术器与养生之道：

1.《内经》的道法术器

《素问·上古天真论》说："上古之人，其知道者，法于阴阳，和于术数，食饮有节，起居有常，不妄作劳，故能形与神俱，而尽终其天年，度百岁乃去。"这是《内经》在谈到"上古之人，春秋皆度百岁而动作不衰"的规律时的一段原文，其不仅讲了养生之道、养生法则，同时还提到了"道法术器"的问题。

由于《内经》的产生与道教有关，所以此处的"道法术器"即与道教密切相关。"道"，指天道，简单地说就是自然阴阳变化的规律；"法"，即"则"，又是人立的法，是人们根据天道、地理的变化，制定出人的行为法则、规则；"术"，是技术层面上的操作；"器"，是有形的物质，或是有形的工具。

上古时代的人，"其知道者"指那些知道自然天地阴阳变化规律的人，首先他知道、了解了这个阴阳的变化规律，他怎么去做呢？跟着天道去做，顺着天道去做，这是方法，至于术与器，就各行其便了，所谓"条条道路通罗马"即是。也就是说，要想健康长寿，生命既有质量，也有数量，首先是要通晓自然天地阴阳的变化规律，然后根据个人的身体条件、客观条件，选择适宜的几种养生方法和措施，"身体力行，持之以恒"地践行养生之道。

2.《内经》的养生之道

以下从养生的概念与特点，介绍《内经》养生之道的基本情况：

首先，养生的概念　养生即保养生命，是中医学特有的概念，古人亦称为摄生、道生、卫生，其中多称为养生、摄生，现在则常称为养生。养生一词最早见于《庄子·内篇》，摄生一词最早见于《道德经·五十》。所谓生，就是生命、生存、生长的意思；所谓养，即保养、调养、培养、补养、护养之意，摄则有摄养、调摄、保养等含义。养生就是根据人体生命发展的规律，采取能够保养身体、减少疾病、增进健康、延年益寿的手段，所进行的各种保健活动，它是人类为了自身生存和健康长寿所进行的一切物质活动和精神活动的总和。

保健，作为医学专用术语，是近代西医学传入中国以后才有的，它是指集体和个人所采取的医疗预防和卫生防疫相结合的综合措施。

养生与保健，就个体保健角度而言，两词的含义基本上是一致的，因此当代中医一般称其为"中医养生"或"中医养生保健"。

其次，养生的特点　《内经》的养生之道，以其博大精深的理论、丰富多彩的方法以及突出明确的效果而闻名于世，其特点约有以下四点：

一是独特完善的养生理论体系：《内经》的养生理论，以"天人相应""形神合一"的整体观念为出发点，去认识人体生命活动及其与自然、社会的关系。其中特别强调人与自然环境、社会环境的协调统一，生理与心理的协调一致，讲究体内气化升降，并用阴阳五行学说、脏腑经络理论来阐述人体生理病理、生老病死的规律，尤其把精、气、神作为人体三大宝，作为养生保健的核心，进而确定了指导养生实践的诸种原则，提出养生必须"法于阴阳，和于术数，食饮有节，起居有常，不妄作劳""形神并养"，自成独特完善的养生理论体系。

二是和谐中和的养生保健宗旨：养生保健必须整体协调，人与自然要和谐，人与社会要和谐，人体内部也要和谐，同时还要中和适度，其根本宗旨就是和谐、中和，务使体内阴阳平衡，中正冲和，则可健康长寿。如保持良好的情绪，避免七情过极以及节制饮食、节欲保精、形劳而不倦等，都体现了这种思想。唐代孙思邈《备急千金要方》提出"惟无多无少者，几于道矣"。养生的关键在于遵循自然及生命过程的变化规律，达到和谐中和。

三是多法综合的辨证养生方法：《内经》理论指导下的养生方法众多，有着广泛的群众基础，如太极拳作为一种养生方法，已经风靡国内外；药酒、药茶、膏方、菜肴等药膳，以及针灸、中药、气功等调养身体的方法，已经受到国内外养生爱好者的高度重视和普遍采用。然而，养生保健是一项系统工程，并非一功一法、一招一式就能实现，而是要针对人体生理病理的状况，采取多种调养方法，进行因时、因地、因人灵活、辨证地施养，才能达到健康长寿的目的。因此，养生的方法包括生活起居养生、饮食药膳养生、精神情志养生、运动健身养生、药物养生、针灸养生、按摩养生、气功养生、文化娱乐养生以及因时养生、因地养生、因人养生、脏腑养生等方面。切忌千人一法、四时一食，而是针对养生者各自的不同体质类型、亚健康状态或疾病证候特点，有的放矢，多法联用，综合调养。

四是贯穿一生的全面养生实践：人的健康长寿，非一朝一夕就能完成。养生不仅仅是中老年的事，而是要自妊娠于母体之始，直至耄耋老年，每个年龄阶段都要采用不同的养生方法，同时必须勤而行之，持之以恒，坚持不懈。养生保健强调养生保健是全生命周期的事情，要伴随人的一生一世、一言一行。养生必须"居安思危"。在未病之时，亚健康时期，患病之际，病愈之后，都要根据不同体质类型、亚健康状态或疾病证候特点采用相应的养生方法。孙思邈早就强调养生知识"必须家家自学，人人自晓"。全面普及养生知识，提高全民养生保健的自觉性，把养生保健活动作为人生活动的重要组成部分，是《内经》养生之道的一个基本特点。

（六）未病先防，预防疾病

> 是故圣人不治已病治未病，不治已乱治未乱，此之谓也。夫病已成而后药之，乱已成而后治之，譬犹渴而穿井，斗而铸锥，不亦晚乎！（《素问·四气调神大论》）

黄帝内经 养生智慧解密

【释义】

圣人：这里的圣人是指高明的医生。

锥：东汉许慎《说文解字》注释说："锥，锐器也。"此处锥指兵器、武器。

自古以来，中医学就把"治未病"当作一项高超的医疗保健行为，非高明的医生而不能为之。只有懂得"治未病"的医生，才是良医，才是真正的好医生。

《内经》以至后世，就将能否"治未病"作为检验医生水平的标杆，并将其作为区分医生等级的标志。如《素问·八正神明论》中即有"上工救其萌芽……下工救其已成"等记载，后世唐代医家孙思邈《备急千金要方》说："上医医未病之病，中医医欲病之病，下医医已病之病。"清代医学家程国彭《医学心悟》也说："见微知著，弥患于未萌，是为上工。"清代吴谦等编纂的《医宗金鉴》明确指出："上工，良医也；中工，常医也。"

名医扁鹊拜见魏文王，魏文王问扁鹊说："你们家兄弟仨人，都精于医术，到底哪一位最好呢？"扁鹊答道："长兄最好，仲兄次之，我最差。"文王再问："那么为什么你最出名呢？"扁鹊答道："我长兄治病，是治病于病情发作之前，由于一般人不知道他事先能铲除病因，所以他的名气无法传出去，只有我们自家的人才知道。我仲兄治病，是治病于病情初起之时，因为一般人以为他只能治轻微的小病，所以他的名气只及于我们本乡本土。而我扁鹊治病，是治病于病情严重之时，一般人都看到我下针放血、用药敷贴，以为我医术非常高明，因此我名气最大，全国都知道我是名医。"

本条原文是说，疾病的关键是预防重于治疗，所以高明的医生"上工""上医""良医"他们不主张治疗已病，却非常重视预防未病，这就如同治理国家一样，不要等到出了动乱再去治理，而是在动乱之前就考虑防备，预防重于治理。所以，假如疾病已经形成才去治疗，动乱之后才去平定，这就好像是口渴了才去掘井，发生战争之后才去铸造兵器，那就太晚，太迟了！

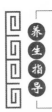
"治未病"是《内经》提出的防病养生谋略，后世多有发挥，其既是养生保健的原则，亦是治疗疾病的原则。

以下介绍"治未病"的内涵与应用：

1. "治未病"的内涵

《内经》的"治未病"包括"未病先防"和"既病防变"两个方面，后世对此多有发挥，目前一般认为"治未病"应包括"未病先防""既病防变"与"瘥后防复"三个方面，其中"未病先防"更接近养生保健的真谛。

首先，"未病先防" 未病先防，是指在未患病之前采用预防的方法从而避免疾病的发生，适用于未病的健康人群与亚健康状态的人群。包括祛除影响健康的因素和主动养生、锻炼身体。影响健康的因素包括外因和内因两类，外因包括环境因素、工作压力、人际关系、家庭或社会负担等，内因包括自身抗病能力、健康意识、不良生活方式、感情挫折等。增强健康意识，积极行动，采取各种措施，做好预防工作，可以提高机体抗病能力，防止病邪侵袭。

其次，"既病防变" 既病防变，是指当机体已经处于疾病状态时，要早期诊断，及早治疗，防止疾病转变殃及其他未病脏腑或危及生命。《黄帝八十一难经》即《难经》说："见肝之病，则知肝当传脾，故先实其脾，无令得受肝之邪，故曰治未病焉。"未病早防为上策，已病早治为中策，以败为戒为下策。因此，东汉史学家荀悦《申鉴杂言》说："先其未然谓之防，发而止之谓之救，行而责之谓之戒。防为上，救次之，戒为下。"

第三，"瘥后防复" 瘥，指病愈。瘥后防复，是指疾病的"愈后"阶段，此时正气尚虚，邪气留恋机体，人体处于不稳定状态，机体功能还没有完全恢复。此时状态与正常健康状态尚有差别，与原先疾病状态更有不同，因此要加强生活调摄，巩固治疗，防止疾病复发。如临床上有些病人在感冒痊愈后一段时间内仍有轻度头痛、身体乏力、食欲不振、全身不适等症状，对此可运用中医四诊之法，给出证候的定位、定性诊断，采用适宜的中医干预方法，以防疾病再次复发。

2. "治未病"的应用

2006年，全国中医药工作会议上，时任国务院副总理吴仪在讲话中指出："治未病在保持人的身心健康、改善和提高全民族的健康水平方面非常重要。"同年，国家中医药管理局召开"中医'治未病'试点工作座谈会"和"'中医治未病及亚健康干预研究'项目实施方案讨论会"。2007年，国家中医药管理局启动了中医"治未病"健康工程，探索构建中医特色预防保健服务体系。经过十余年的探索与实践，目前我国各级中医医院逐渐成立了中医治未病中心，社会上养生保健、亚健康调理机构也如雨后春笋般地发展壮大，其所开展的体质与亚健康辨识体检、健康调养咨询，以及传统疗法养生与其亚健康调理等"治未病"服务，受到了人民群众的普遍欢迎和认可，为提高国人的健康意识和健康水平做出了积极贡献。

体质辨识与不良体质调理，是"治未病"之"未病先防"的主要内容。目前，中医大多按照"体质九分法"来分类，约有平和质、气虚质、阳虚质、阴虚质、痰湿质、湿热质、气郁质、血瘀质、特禀质等九种类型，临床上常以两种或两种以上体质相兼出现。

以下介绍气虚质、阳虚质与血瘀质三种常见不良体质的辨识与调理：

（1）气虚质

辨识：即疲乏派，属元气虚衰、机能不足。以疲乏、气短、汗多，易患感冒，以及病后康复缓慢等为主要特征。

调理：

情志养生：气虚者，多有精神不振。所以要省思少虑，以免损气伤身，影响健康。

起居养生：气虚者，容易疲劳。因此应起居有常，劳逸结合，防止过劳伤气。

饮食养生：应以少量多餐并易于消化食物为主。可常食米粥与怀山药、人参等药食两用物品，药膳如薏苡红枣粥、黄芪母鸡汤等，以补脾益气。少食槟榔、空心菜、生萝卜等耗气的食物。

健身锻炼：气虚者，身体较弱，一般不宜运动过量，防止过汗伤气。应选择活动量小的运动，如散步、慢跑、太极拳、八段锦、六字诀的"吹字功"，或做强壮功、站桩功、保健功等气功。

药物养生：宜常服黄芪、党参、西洋参等补气药物。中成药方面，头晕疲乏、食欲不振、消化不良等脾气虚者宜选用补中益气丸、参苓白术散；气短声微、易患感冒、出汗较多等肺气虚宜者选用玉屏风散、贞芪扶正冲剂。

经络养生：选取手太阴肺经、足太阴脾经、足少阴肾经及其穴位推拿、艾灸、贴敷。

（2）阳虚质

辨识：即怕冷派，属阳气虚衰、机能不足，同时有内寒。以畏寒怕冷、手足不温、喜热饮食、精神不振、身体虚胖，易患痰饮、身体肿胀、大便泄泻等病证，耐夏不耐冬等为主要特征。

调理：

情志养生：阳虚者常有情绪不佳的表现，肝阳虚者善恐、心阳虚者善悲。因此，要善于调节自己的情绪，消除或减少不良情绪的影响。宜多听音乐、多交朋友、多参加社会活动，以振奋精神，强健身体。

起居养生：阳虚者多形寒肢冷、喜暖怕凉，且不耐秋冬。故在严寒的冬季，要"避寒就温"，在春夏之季，要"春夏养阳"，注意培补阳气。另外，夏季不可在室外露宿，睡眠时不要让电扇直吹，空调温度不能太低，同时避免在树荫下、水亭中及过堂风很大的过道久停。居室环境应温暖热烈。

健身锻炼：因"动则生阳"，故阳虚体质之人，要加强体育锻炼，春夏秋冬，坚持不懈，每天要锻炼1～2次。具体项目，如散步、慢跑、球类、游泳、太极拳、五禽戏、八段锦等，依体力强弱而定。气功方面，可坚持做强壮功、站桩功、保健功、长寿功。

饮食养生：应多食味甘性温、具温阳补益作用的食物，如鹿肉、狗肉、羊肉、鸡肉等。根据"春夏养阳"的原理，夏日三伏，每伏可食附子粥或羊肉附子汤等药膳，借助天地阳旺之时，以壮人体之阳。平日可常食当归生姜羊肉汤、韭菜炒核桃仁、良姜炖鸡块、枸杞羊肾粥等药膳温阳散寒。宜少食、少饮寒凉食品，如西瓜、苦瓜、绿豆、绿茶、冷冻饮料等。

药物养生：可选用温阳散寒的方药，常用药物有鹿茸、海狗肾、蛤蚧、冬虫夏草、巴戟天、淫羊藿、仙茅、肉苁蓉、补骨脂、胡桃、杜仲、续断、菟丝子等。中成药方面，畏寒肢冷、夜尿较多、肢体水肿等肾阳虚者可选用金匮肾气丸、右归丸、全鹿丸；胃腹冷痛、大便稀溏、肢冷疲乏等脾阳虚者可选用理中丸或附子理中丸；脾肾两虚者可选用济生肾气丸、脾肾两助丸。

经络养生：选取足少阴肾经、督脉及其穴位推拿、艾灸、贴敷。也可用扶阳罐调理。

（3）血瘀质

辨识：即面斑派，属血行不畅或血行瘀阻。以肤色晦黯、面斑较多、口唇黯淡，易患痛证、易生癥瘕包块等为主要特征。

调理：

情志养生：要培养乐观的情绪，精神愉快则气血和畅，营卫流通，有助血瘀体质的改善。反之，苦闷、忧郁则可加重血瘀倾向。

起居调摄：血瘀质有血行不畅的特质，而血得热则行，得寒则凝。故在起居调摄上，起居作息要规律，保证良好睡眠，尽量不熬夜。要注意动静结合，不可过分安逸。要注意衣着和居室环境温暖舒适，避免寒冷刺激。

健身锻炼：多做有益于心脏和血脉的活动，年轻人可做跑步、登山、游泳、球类运动，中老年人可做太极拳、八段锦、站桩功、长寿功、内养功、各种舞蹈和保健按摩，总以全身各部位都能活动起来，帮助气血运行，解除气滞血瘀为原则。

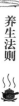

饮食养生：可常食油菜、洋葱、山楂、桃仁、白芷、玫瑰、当归、慈菇、黑大豆等具有活血祛瘀作用的食物或药食两用物品，酒可少量常饮，醋可多吃，山楂粥、三七蒸鸡、山楂牛肉干、桃花白芷酒、益母草煮鸡蛋等活血化瘀作用的药膳亦颇相宜。凡具有寒凉、油腻、涩滞作用，影响血液运行的食物如西瓜、苦瓜、花生、蛋黄、奶酪、乌梅、柿子等，都应忌食或少食。

药物养生：可选用活血化瘀的方药，常用药物有丹参、川芎、五加皮、三七、茺蔚子等，中成药可选用血府逐瘀口服液、复方丹参滴丸等。

经络养生：选取足厥阴肝经及背俞穴推拿、艾灸、贴敷。也可用砭术、刮痧、拔罐、全身推拿、芳香调理、音乐调理。

（七）知之则强，不知则老

知之则强，不知则老，故同出而名异耳。智者察同，愚者察异。愚者不足，智者有余；有余则耳目聪明，身体轻强，老者复壮，壮者益治。（《素问·阴阳应象大论》）

【释义】

知之、不知：此与《素问·阴阳应象大论》在叙述本段原文之前的"知"与"不知"相同，即"能知七损八益，则二者可调；不知用此，则早衰之节也"，是说如果懂得、知晓"七损八益"的道理，就可以做到阴阳调和，就会身体强健；不懂、不知这些道理，就会发生阴阳失调，从而引起早衰现象。关于"七损八益"，有两种解释，一是多数医学家都认为是指男女生长发育过程中七种衰老的阶段和八种成长的阶段，即《素问·上古天真论》中五七、六七、七七女之三损与五八、六八、七八、八八男之四损为"七损"，一七、二七、三七、四七女之四益与一八、二八、三八、四八男之四益为"八益"。另外，也有人认为是古代房事养生中七种有害人体精气的做法和八种有益人体精气的做法。

同出而名异："同"，指生成人体的精气相同。"异"，指由精气盛衰导致强壮与衰老的差异。

本条原文是说，知道生长发育之"七损八益"衰老与成长的阶段，同时善于养生的人，身体就健康强壮，不知道"七损八益"，不善于养生的人，身体就容易虚弱衰老。因为人本来都是由精气及其由此转化的气血构成，所以其来源一致，即每个人的身体条件都是相同的。但是"知之"者，即能根据不同生长发育阶段养生的人，因此精气、气血就旺盛，身体也就强健；"不知"者，即不知道"七损八益"状况，不会根据不同生长发育阶段养生的人，由此精气、气血就衰弱，身体就容易衰老。懂得养生之道的智者，能够察知人体壮老之精气同源于天地；不懂养生之道的愚者，只能察知人体精气已衰之后形体的差异。愚蠢的人，不珍爱生命，不愿养生，因此精气衰弱，常感精力不足；聪明的人，珍爱生命，注重养生，因此精气充沛，常感精力有余，同时精气充沛有余，耳目能够得到充养，就会耳聪目明，形体能够得到充养，就会肢体轻捷而体质强壮，即使本已年老，亦还可以表现身体强壮，而本来强壮的人，身体将会更加和调强健。

养生指导　　本条原文讲的"知之则强，不知则老"，实际是养生保健"三因制宜"原则中的"因人制宜"原则，亦即人们要根据年龄等状况差异采取适当的方法养生保健。

以下分别介绍中年期与老年期的养生保健：

1. 中年期的养生保健

首先，中年期的生理特点　中年是指从青年到老年之间的这个时段，但对年龄阶段的划分，世界各国标准不一。WHO 认为，25 岁以下为青年人，25 ～ 59 岁为中年人，60 岁以上为老年人。我国常把 35

岁以下的成年人列为青年人，把60岁作为步入老年的界限。因此，在我国中年是指从35～60岁的这个时段。

《灵枢·天年》概括了中年人的生理、心理特点："人生……三十岁，五脏大定，肌肉坚固，血脉盛满，故好步。四十岁，五脏六腑十二经脉，皆大盛以平定，腠理始疏，荣华颓落，发鬓斑白，平盛不摇，故好坐。五十岁，肝气始衰，肝叶始薄，胆汁始减，目始不明。"现代研究表明，人类在30岁以后，大约每增加一岁，功能减退1%。中年是心理成熟阶段，情绪多趋于稳定状态。但随着来自社会、家庭等多方面的压力和重任的增多，心理负担逐渐沉重。身体衰变、嗜欲较多与操劳、思虑过度是促使中年人早衰的重要原因，也是许多老年慢性病的起因。明代医家张景岳《景岳全书》强调"故人于中年左右，当大为修理一番，则再振根基，尚余强半"，说明中年的养生保健至关重要。如果养生得当，既可精力旺盛而防止早衰，预防老年病，亦可进而延年益寿。

其次，中年期的养生方法 中年期的养生保健宜注意以下三点：

一是不宜过度思虑：中年人肩负社会、家庭的重担，加上现实工作、生活中的诸多矛盾，易使情绪陷入焦虑、抑郁、紧张状态。长此以往，思虑伤脾，郁怒伤肝，必然耗伤精气神，导致早衰、多病。南朝医药学家陶弘景《养性延命录》强调"壮不竞时""精神灭想"，就是要求中年人要精神畅达乐观，不为琐事过分劳神，不要强求名利，患得患失。应注意合理用脑，劳逸结合，有意识地发展有益的兴趣爱好，或适当参加文体活动，及时释放焦虑情绪，缓解心理上的压力。

二是切勿过度劳累：中年人要注意避免长期"超负荷运转"，防止过度劳累，积劳成疾。在保证充分营养的前提下，要善于科学合理地安排工作，学会休息。根据各自情况，调整生活节奏。要善于利用各种机会进行适当地运动，闲暇时练习太极拳、八段锦、五禽戏等传统健身术，或游泳、登山、对弈、垂钓等，既可怡情养性，又可锻炼身体。必须保证睡眠时间，切不可因工作繁忙经常熬夜，切忌通宵达旦地工作。

三是注意节制房事：人到中年体力下降，加之工作紧张、家务繁忙，故应节制房事。如果房事频繁，势必损伤肾精、肾气而影响健康和寿命。应根据各人的实际情况，相应减少行房次数，以固秘精气，维护生命之根基。如元代养生家王珪《泰定养生主论》指出"三十者，八日一施泄；四十者，十六日一施泄，其人弱者，又宜慎之""人年五十者，二十日一施泄……能保持始终者，祛疾延年，老当益壮"。为经验之谈，可做参考。

2. 老年期的养生保健

首先，老年期的生理特点 人们于 60 岁以后进入老年期。WHO 认为，60～74 岁为年轻的老人或老年前期，75～89 岁为老年，90 岁以上为长寿老人。

《灵枢·天年》指出："六十岁，心气始衰，苦忧悲，血气懈惰，故好卧。七十岁，脾气虚，皮肤枯。八十岁，肺气衰，魄离，故言善误。"人到老年，机体会出现生理功能和形态方面的退行性变化。其生理特点表现为脏腑、气血、精神等生理机能的自然衰退，机体调控阴阳和谐的稳定性降低。而由于社会角色、地位的改变，心理方面易产生孤独寂寞、忧郁多疑、烦躁易怒等状态。其适应环境及自我调控能力下降，若遇不良因素刺激，易于诱发多种疾病。

其次，老年期的养生方法 老年期的养生保健宜注意以下五点：

一是注意情志养生：明代医家龚廷贤《寿世保元》说"积善有功，常存阴德，可以延年""谦和辞让，敬人持己，可以延年"。即是要求老年人明理智，存敬戒，常知足，处世宜豁达宽宏，谦让和善，从容冷静地处理各种矛盾，从而保持家庭和睦、社会关系协调，以有益于身心健康。此外，老年人应根据自己的性格和情趣怡情养生，体弱多病者，还应注意树立乐观主义精神和战胜疾病的信心。

二是注重饮食四要：宋代医家、养生家陈直《寿亲养老新书》指出："高年之人，真气耗竭，五脏衰弱，全仰饮食以资气血。"故当审慎调食，注重营养，以求祛病延年。反之"若生冷无节，饥饱失宜，调停无度，动成疾患"，则损体减寿。具体来说，要注重"四要"，一要营养丰富：老年人的饮食调摄，应该注重营养，食宜多样，补益精气，延缓衰老，以适合老年生理特点。不要偏食，不要过分限制或过量食用某些食品，又应适当补充一些机体缺乏的营养物质，获得均衡的营养。二要饮食清淡：老年人脾胃虚衰，受纳运化力薄，其饮食宜清淡。多吃鱼、瘦肉、豆类食品和新鲜蔬菜水果，不宜吃味重、肥腻或过咸的食品。要限制动物脂肪、高胆固醇饮食，宜多食植物油。三要饮食温软：老年人阳气日衰，而脾又喜暖恶冷，故宜食用温热之品以温阳护脾，勿食或少食生冷，以免损伤脾胃，但亦不宜温热过甚。老人脾胃虚弱，加上牙齿松动脱落，咀嚼困难，故宜食用软食，忌食黏硬不易消化之品。四要饮食少缓：老人宜少量多餐。进食亦不可过急过快，宜细嚼慢咽，这不仅有助于饮食的消化吸收，还可避免呛、咳、噎的发生。

三是谨慎生活起居：老年人气血不足，卫气常虚，易致外感，当谨慎调摄生活起居。《寿亲养老新书》指出："凡行住坐卧，宴处起居，皆须巧立制度。"如老年人居住环境以安静清洁、空气流通、阳光充足、湿度适宜、生活方便为好。又如老年人日常起居，首先要保证良好的睡眠，宜早卧早起、右侧屈卧为佳，注意避风防冻；其次应慎衣着，适寒暖，要根据季节气候的变化而随时增减衣衫，特别要注意胸、背、腿、腰及双脚的保暖；第三房室之事应随增龄而递减，年高体弱者要断欲独卧，避忌房事，体质刚强有性要求者，不要强忍，但应适可而止。另外，老年人机体功能逐渐减退，较易疲劳，尤当注意劳逸适度。要尽可能做些力所能及的体力劳动或脑力劳动，但切勿过度疲倦。

四是适度运动锻炼：老年人，精气虚衰，气血运行迟缓，常多瘀多滞。积极、适度的运动锻炼可以调和气血，强身健体，延年益寿。老年人运动锻炼应遵循因人制宜、适时适量、循序渐进、持之以恒的原则。参加锻炼前，要请医生进行全面检查，了解身体健康状况及有无重要疾病。在医生的指导下，选择合适的运动项目，掌握好活动强度、速度和时间。一般来讲，运动量宜小不宜大，动作宜缓慢而有节律，同时力戒争强好胜，避免情绪过于紧张或激动。适合的运动项目有太极拳、五禽戏、八段锦、气功、武术、慢跑、散步、游泳、乒乓

黄帝内经 养生智慧解密

球、羽毛球等。运动时间以早晨日出后为好，晚上可安排在饭后一个半小时以后。运动次数，每天一般宜 1～2 次。忌在恶劣气候环境中锻炼，以免带来不良后果。如盛夏季节不要在烈日下锻炼，以防中暑或发生脑血管意外；冬季外出锻炼，要注意防寒保暖，防止跌倒；大风大雨有雾天气，不宜外出。

五是注意合理用药：老年人由于生理上的退行性改变，机体功能的减退，无论是治疗用药，还是保健用药，都应遵循以下原则：宜多用补药、少用泻药，药性宜平和，药量宜小，根据体质论补、调整阴阳，多以丸散膏丹、少用汤剂，药食并举、顾护脾胃。如此方能收到补偏救弊、强身健体、防病延年之效。

（八）知天地人，可以长久

> 道上知天文，下知地理，中知人事，可以长久，以教众庶，亦不疑殆。（《素问·著至教论》）

【释义】

道：既指行医之道，也指养生之道。明代医家张景岳注释说："知此三者，则大无不通，细无不得，协议于道，永保天年，故可以长久。"隋唐时期医家杨上善说："言其所教，合道行之，长生久视也。""天年"，指天赋的寿命。"长生久视"，即健康长寿的意思。张景岳说的是"行医之道"与"养生之道"，即无论行医之道，还是养生之道，由于大道皆通，关键在于融会贯通，全面践行，所以如能知此三者，则既可使众生永保健康长寿，亦可使医道长久存留。杨上善讲的是"养生之道"，即教导众生，践行养生之道，可使众生健康长寿。

众庶：指众民、众生、百姓。

疑殆："殆"，怀疑的意思。"疑殆"，指疑惑不解。

本条原文是说，因为人的生命活动及其健康与疾病、长寿与天折，既与人本身共有的生长发育规律、个体的先天禀赋差异有关，更与自然、社会的变化息息相关，受自然天时地理、社会人情等多方面的影响。所以无论是医生的行医之道，还是众生的养生之道，都必须上知天文、下知地理、中知人事，如此医道才能长久存留，众生亦可健康长寿。

以下介绍知天文地理人事与因时因地因人制宜的养生原则：

1. 上知天文与因时制宜养生原则

上知天文，就是要知道天时气候同人体、健康、疾病的关系。人体的生理、病理活动，一般是随着天时的日月运行、季节变迁、昼夜更替，以及气候的气温、气压、湿度等的变化而变化。因此要了解天时气候的一般规律，因时制宜，随着时间气候的不同，采取相应的养生保健措施。

《素问·金匮真言论》记载："春善病鼽衄，仲夏善病胸胁，长夏善病洞泄寒中，秋善病风疟，冬善病痹厥。"清代医家雷丰《时病论》亦说："春季多春温、风温与伤风，夏季多泄泻、痢疾与寒中，秋季多疟疾、湿温与秋燥，冬季多咳嗽、伤寒与冬温。"意思是说，一年四季的天时气候变化不同，引起人体的疾病也有所区别，应因时制宜，采取各种养生保健措施，预防疾病。如春天多风邪，气候温和，应防春温、风温、伤风，鼽衄即过敏性鼻炎，以及鼻衄即鼻出血等病证；夏天、仲夏多暑湿病邪，气候炎热潮湿，应防胸胁满闷，洞泄、泄泻、痢疾等脾胃、胃肠疾病，以及饮食寒冷直接伤害脾胃的寒中等病证；夏秋之间的长夏即农历六月，湿邪最多，气候潮湿，应防洞泄、寒中，以及湿温等病证；冬天多寒邪，气候寒冷，应防风寒湿痹、肢体厥冷、咳嗽、哮喘、伤寒，以及冬应寒而反温、感受反常气候的冬温。

《灵枢·顺气一日分为四时》指出："以一日分为四时，朝则为春，日中为夏，日入为秋，夜半为冬。"虽然昼夜天时寒温气候变化的幅度并没有像四季那样明显，但对人体生理功能仍有一定的影响。所以《素问·生气通天论》说："故阳气者，一日而主外，平旦人气生，日中而阳气隆，日西而阳气已虚，气门乃闭。是故暮而收拒，无扰筋骨，无见雾露，反此三时（加夜半为四时），形乃困薄。"说明人体阳气，白天多趋向于表，夜晚多趋向于里，平旦即清晨，天刚亮的时候，太阳初生，自然界阳气升发，气温开始升高，象征春天，所以人体阳气开始升发，活跃于体表；日中即中午的时候，太阳由东而南，自然界阳气隆盛，气温在一天中最高，象征夏天，所以人体阳气也最为隆盛；日西、太阳偏西的时候即傍晚，自然界阳气开始下降，阴气开始发生，气温开始降低，象征秋天，所以人体阳气主要指体表阳气由盛实转衰少，逐渐趋向于里，此时气门即汗孔亦随之闭缩；到了夜半即黑夜，太阳落山，自然界阴盛阳衰，气温在一天中最低，象征冬天，所以人体阳气也敛藏于内，阴气隆盛。由于阴主沉静，阳主躁动，因此人们白昼起床生活、工作、学习，夜晚安卧休息、减少活动、避免外邪入侵。如若违背此一日养生即日出而作、日落而息的养生要求，阳气就会挫伤，形体就会被邪气困顿，最终会发生疾病，影响健康。

2. 下知地理与因地制宜养生原则

下知地理，就是要了解地理环境与人体、健康、疾病的关系。人体的健康与疾病，甚至寿命长短，一般与地理环境的地形、土壤、水源、阳光、温度、植被和各种化学元素的分布和变化有着直接或间接的关系。所以要了解地理环境的相关情况，因地制宜，随着地理情况，充分利用其有利因素进行养生保健，适应自然，努力达到天人合一的状态，同时还要充分发挥人的主观能动性，针对地理环境的不利因素进行预防保健，改造、保护自然，努力构建天人合一、有利于人类健康长寿的自然环境。

久居南方或北方的人，一旦南北易居，初则多不适应新的地理环境，有的甚至因不服水土而发病，影响健康。故须入乡随俗，在居住、饮食、着装、防病、保健等方面采取有针对性和适应性的防范措施。地域环境不同，人们对其环境产生不同适应性可形成不同体质，掌握地域环境特点，采取因地制宜的方法则是古今养生家辨证施养的重要体现。俗话说"一方水土养一方人"，说明了因地养生的道理。以饮食为例，同一种食物在不同的地区对人体会产生不同的食用价值。譬如，在湖南、四川等地，酷暑盛夏食用一定量的辣椒对人体会有一定的保健作用，因为这些地区潮湿多雨，多吃一些包括辣椒在内辛辣食物，可使腠理开泄以排除汗液，驱除湿气，这样，机体就可以适应气压低、湿度大的自然环境。相反，如果生活在北方干燥地区的人们，过食辛辣等食物就会给身体带来伤害。

有些地域，因某些元素存在的不平衡会导致地方性疾病。如碘缺乏引起缺碘性地方性甲状腺肿；高原地区空气稀薄，从平原去的人容易得高山缺氧病；湖泊沼泽水网密集的地方钉螺很多，容易致血吸虫病等。了解这些地域环境因素对人体的影响，在养生过程中，就可以趋利避害，充分利用对人们有利的自然条件进行全面养生。

3. 中知人事与因人制宜养生原则

中知人事就是要人们掌握认识人体的组织结构、生理功能、心理特征、病理变化，真正地了解自身的健康状况，有自知之明。从而根据自身的具体条件，实施个体化的养生保健。因人养生，就是根据年龄、性别、体质、职业、生活习惯等的不同特点，有针对性地选择相应的养生保健方法。

《内经》明确把天文、地理、人事作为一个整体看待。人不仅是自然的一部分，而且是社会的一部分，不仅有自然属性，更重要的还有社会属性。人体和自然环境是辩证的统一，人体和社会环境也是辩证的统一。所谓社会环境，包括社会政治、社会生产力、生产关系、经济条件、劳动条件、卫生条件、生活方式以及文化教育、家庭结交等各种社会联系。社会环境一方面供给人们所需要的物质生活资料，满足人们的生理需要，另一方面又形成和制约着人的心理活动，影响着人们生理和心理上的动态平衡。一旦人体与社会稳态和谐关系失调，就可以导致疾病。因此，需注意采取有针对性的措施，因人制宜，养生保健。

不同的体质，在精神心理、饮食起居、运动锻炼、药物调养、文化娱乐等方面应各有不同，必须因人而异，方可有的放矢。现代一般将体质分为九种，即平和质、气虚质、阳虚质、阴虚质、湿热质、痰湿质、气郁质、瘀血质及特禀质。如气虚体质的人，抵抗力、免疫力差，易于感冒，养生重在补气，应加强饮食营养，多食补气食品、药材，如谷米、鸡鸭、山药，以及补气的药膳食疗，像山药粥、八宝饭、黄芪鸡等；"久卧伤气"，故宜适当运动，但应避免运动过量；气功宜习练内养功、强壮功；药物调养宜选用黄芪精口服液、西洋参含片、人参蜂王浆、补中益气丸、参苓白术散等；精神情志养生应多朗诵豪言壮语，"自信人生二百年，会当水击三千里""吾养吾浩然之气"应成为座右铭。

（九）智者养生，长生久视

> 故智者之养生也，必顺四时而适寒暑，和喜怒而安居处，节阴阳而调刚柔。如是则僻邪不至，长生久视。（《灵枢·本神》）

【释义】

智者："智"，智慧、聪明。"智者"，即考虑问题周到的人，此指通晓并践行养生之道的人。

节：节制，和调。

阴阳、刚柔：为同义词，为《内经》变文避复的一种修辞方式。

僻邪：指引起人体发病的四时不正之气，即风、寒、暑、湿、燥、火等邪气。

长生久视:《吕氏春秋》注释说:"视，活也"。"长生久视"，即长生久活，有身体健康、生命绵长的意思。

本条原文是说，那些通晓并践行养生之道的智者养生保健，由于能够通过适应自然，顺应自然春夏秋冬四时阴阳盛衰与气候寒热温凉的变化，调摄精神，和调人之情志喜怒忧思悲恐惊的变化，规律生活，安适人之居处不同的生活环境，以此调节体内脏腑气血阴阳，使其脏腑安定、气血和顺、阴阳平和。因此，病邪少有侵袭人体，也就能够达到长生久视即健康长寿的养生目的。

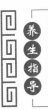

　　本条原文所谓"智者养生，长生久视"，实际说的是养生保健的意义。

以下介绍养生保健的意义与四首养生药膳方：

1. 养生保健的意义

下面分别介绍养生保健的意义与方法：

首先，养生保健的意义 《内经》非常重视养生，体系完整、内容广泛、方法具体，同时还提出了养生的作用。如本段原文所谓"僻邪不至，长生久视"即是。另外，《素问·上古天真论》强调只要善于养生，知行合一，即使时代不同，亦有可能"春秋皆度百岁而动作不衰"，突出了养生在强健身体、却病延年方面的重要作用。《素问·四气调神大论》之"治未病"还进一步把养生之预防思想提高到战略高度来论述，并提出"道者，圣人行之，愚者佩（背）之"的著名论断。

WHO 经过调研表明，人的健康 60% 决定于自己，15% 决定于遗传，10% 决定于社会因索，8% 决定于医疗条件，7% 决定于气候的影响。因此人的健康很大程度上取决于自己。换句话说，健康的钥匙掌握在自己手里。加强自我养生保健，是实现 WHO 倡导的"人人享有卫生保健""健康为人人，人人为健康"目标，《内经》养生保健追求"僻邪不至，长生久视""度百岁而动作不衰"目标的重要方法。

其次，养生保健的方法　《内经》提到的养生保健方法约有以下八方面：

一是精神调摄：包括养神与调神，养神在于加强脏腑气血的活动能力，调神又是为了排除干扰脏腑气血活动的不良精神情志因素。

二是身体锻炼：一要顺应四时调形体，二要运动肢体。在《内经》中就运动肢体方面提出了一些特殊方法，如"导引按蹻"，后人正是在这种方法的基础上，创立了五禽戏、八段锦、易筋经、太极拳等多种强健身体的方法。

三是饮食调摄：一要节制饮食，二要忌偏食。前者在于维护后天脾胃消化功能正常，保持生机旺盛；后者则是为了避免饮食五味久偏扰乱脏腑间的协调关系，预防疾病的发生。

四是起居有常：即生活起居有规律，此可保生命节律有序，气血运行稳定，对健康长寿亦有益处。

五是节制房事：即节制性生活，此实为惜精保肾，有利于先天之本、肾精肾气的强盛。

六是避免虚邪：顺应自然阴阳，调适四时寒暑，避免外界虚邪，可预防外感病的发生。

七是药物调摄：关键是审其偏盛，"损益使平"，使人体时时处于阴阳平衡的状况。

八是气功与保健灸：两者都能强盛机体的正气，而正气强盛对于养生保健、健康长寿是至关重要的。

2. 四首养生药膳方

以下介绍适用于男性、女性、青年与老年朋友养生保健的四首药膳方：

（1）景天强力酒

本方为邓沂教授自拟习用方，收录于 2015 年第 12 期《中医健康养生》。红景天、锁阳各 60g，党参、黄芪各 30g，枸杞子 50g，当归 20g。用 50°左右白酒 3500mL 浸泡 2 周后即可。每次服 10 ~ 15mL，一日 2 次。功能益气助阳、补血益精、增强体力。适用于运动过量、过度劳累，中老年人，或大病重病之后气血虚衰引起精神不振、身疲肢倦、头晕目眩、心悸失眠、面色萎黄等不适的调补。中老年男性经常饮用有强体增力的功效。

（2）阿胶核桃膏

本方源于民间验方，收录于《甘肃药膳集锦》。阿胶 250g，核桃肉、黑芝麻、桂圆肉各 150g，去核红枣 500g，黄酒 500mL，冰糖（敲碎）250g。芝麻炒熟、碾碎，核桃肉、桂圆肉、红枣切小粒，阿胶打碎用黄酒浸泡 5 ~ 7 天，然后放在砂锅或陶瓷容器中，隔水蒸至阿胶完全溶化，再将芝麻碎与核桃、桂圆、红枣粒放入锅中搅拌均匀，调入冰糖，待冰糖完全溶化后立即关火，放凉贮存在干净的容器中密封即可。空腹食用，每次吃 1、2 汤匙，一日 1 ~ 2 次。功能养血美容、补肾抗衰、润肠通便。适用于血虚之面色萎黄、心悸失眠、记忆力差，肾虚之头晕目眩、腰膝酸软、须发早白，阴血不足之咽干口燥、大便干结等不适的调养。中青年妇女经常食用有美容养颜、改善睡眠以及抗老延年的功效。

（3）杞菊明目汤

本方为邓沂教授自拟习用方，收录于 2013 年第 2 期《健康与生活》。枸杞子 20g，白菊花 8g，玫瑰花 2g，红枣 30g，猪肝或羊肝 500g，调料各适量。猪肝洗净，切厚片，沸水焯去血污，再加入枸杞子、红枣以及适量的姜、葱、黄酒，以及清汤 2000mL，如常法用小火炖煮半小时，将熟时放入菊花、玫瑰，再煮 5 分钟，弃除姜、葱，加盐、胡椒调味即可，食肉喝汤。功能滋补肝肾、补血益精、明目美颜。适用于肝肾精血不足所致眼花头昏、面色萎黄，看电视、上网过久引起视力疲劳、眼睛干涩等不适的调养。青年朋友经常食用有明目美颜的功效。

（4）补虚正气粥

本方源于《圣济总录》。黄芪 30g，人参 10g（或党参 20g），粳米 90g。黄芪、人参（或党参）煎取药汁备用，粳米加水煮粥，粥成后加入药汁，再入适量白糖调味，一日分 2 次食用。功能补元气、健脾胃。适用于劳倦内伤、五脏虚衰、年老体弱、久病之后身体羸瘦、心慌气短、体虚自汗、慢性泄泻、脾虚久痢、食欲不振、气虚浮肿等一切气衰血虚之证的调治。老年人长期食用，有益寿延年的作用。

（十）阴阳和平，是谓至治

> 阴阳和平之人，居处安静，无为惧惧，无为欣欣，婉然从物，或与不争，与时变化，尊则谦谦，谭而不治，是谓至治。（《灵枢·通天》）

【释义】

婉然从物："婉然"，和顺的样子。"婉然从物"，是说善于顺从和适应事物的发展规律。

谭而不治："谭"，即"谈"。"谭而不治"，是指善于使用说服的方法以德感人、以理服人，而不是使用压服的手段以势压人、以统治人。

至治："至"，极的意思。"治"，理也，治理、管理的意思。"至治"，即极好的治理、管理方法。

《灵枢·通天》指出"阴阳和平之人，其阴阳之气和，血脉调"，也就是说阴阳和平类型的人，体内阴阳调和，既无阴阳之气的过盛，亦无阴阳之气的过衰，而是气血经络、五脏六腑和调，阴阳无所偏颇，因此成为阴阳和平的人。

本条原文是说，因为"阴阳和平之人，其阴阳之气和，血脉调"，所以他们居处生活安静，怡然自得，心中坦荡无私，无所畏惧，清心寡欲恬惔，无多欣喜，善于顺从和适应事物的发展规律，遇到利益从不与他人争执，善于适应形势变化，地位虽高却很谦虚，常用说服的方法以理服人，从不采用压服的手段以统治人，具有非常好的调理身体、管理健康的才能。

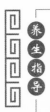
以下介绍中医体质的基本知识与《内经》养生的中和原则：

1. 中医体质的基本知识

下面介绍体质的概念、形成及其类型：

首先，体质的概念　体质，是指人体禀赋于先天，受后天多种因素影响，在其生长发育和衰老过程中，所形成的形态上和生理、心理上相对稳定的特征。体质往往决定着机体对某些致病因素的易感性及其所产生病变类型的倾向性。

体质调养，是根据不同的偏颇体质，采用适当的养生保健方法，以纠正其体质之偏，达到健康长寿目的的调养方法。

其次，体质的形成　体质形成的机理是极其复杂的，其是先天、后天以及机体内外环境多种复杂因素综合作用的结果。

一是先天因素：先天因素，即"禀赋"，是指父母先天的遗传及胎儿在母体里的发育营养状况。父母的体质强弱、体型肥瘦以及性格类型可以通过精血而遗传给后代，使后代亦可出现相类似的体型、性格和不同的生理特性。另外，胎儿的发育营养状况，对体质特点的形成亦起着至关重要的作用。形体始于父母，体质是从先天禀赋而来，所以父母的体质特征往往能对后代产生一定影响。

二是后天因素：主要包括性别、年龄、精神、营养等方面，其既可影响体质强弱变化，亦可改变体质类型。

性别因素：一般认为男子以精、肾脏为重，女子以血、肝脏为主；男子多刚悍、果敢，女子多柔弱、细腻；女子有经、带、胎、产的特点，男子有精气易泄、易亏的实际。因此男子多肾虚、精亏，多

黄帝内经
养生智慧解密

阳热实证；女子多肝血不足，多情志疾病与阴寒虚证。

年龄因素：因为人体的结构、机能和代谢是随着年龄而发生改变，所以体质可随着年龄的增长而发生变化。如《灵枢·天年》指出："人生十岁，五脏始定，血气已通，其气在下，故好走；二十岁，血气始盛，肌肉方长，故好趋；三十岁，五脏大定，肌肉坚固，血脉盛满，故好步；四十岁，五脏六腑十二经脉，皆大盛以平定，腠理始疏，荣华颓落，发颇斑白，平盛不摇，故好坐；五十岁，肝气始衰，肝叶始薄，胆汁始灭，目始不明；六十岁，心气始衰，苦忧悲，血气懈惰，故好卧；七十岁，脾气虚，皮肤枯；八十岁，肺气衰，魄离，故言善误；九十岁，肾气焦，四脏经脉空虚；百岁，五脏皆虚，神气皆去，形骸独居而终矣。"

精神因素：《素问·疏五过论》记载："暴乐暴苦，始乐后苦，皆伤精气，精气竭绝形体毁沮。"说明强烈的精神刺激可直接损伤人的机体结构，使健康体质的基础发生动摇。

饮食营养：《素问·平人气象论》指出"人以水谷为本"，说明体质不仅与先天禀赋有关，而且依赖于后天水谷的滋养，水谷是人体不断生长发育的物质基础。但营养不足或营养不当，则会引起体质虚衰或体质偏颇。

三是环境因素：自然地理环境因素和社会环境因素对体质的形成和变化都有密切关系，其中以自然地理环境因素对体质的影响较大，清代医家徐大椿《医学源流论》说："人禀天地之气以生，故其气体随地不同。西北之人气深而厚……东南之人，气浮而薄。"说明生活在不同地理环境下，由于受着不同水土性质、气候类型、生活条件的影响，从而形成了不同地区人的体质。由于外界环境不同在一定程度上影响和控制着各地区人类的发育，形成了人类明显的地区性体质差异。

第三，体质的类型 中医学对人体体质所做的分类，在《内经》时代，主要有阴阳五行分类、阴阳太少分类、禀性勇怯分类和体型肥瘦分类等。目前，大家基本认同、公认的是中华中医药学会 2009 年发布的《中医体质分类判定标准》，其将体质分为平和质、气虚质、阳虚质、阴虚质、痰湿质、湿热质、血瘀质、气郁质和特禀质九个类型。

以下为上文第（六）条"是故圣人不治已病治未病，不治已乱治未乱，此之谓也。夫病已成而后药之，乱已成而后治之，譬犹渴而穿井，斗而铸锥，不亦晚乎。"介绍的气虚质、阳虚质、血瘀质之外的其他六种体质的辨识：

一是平和质的辨识：即健康派，属阴阳气血调和。以体态适中、面色红润、精力充沛，以及平素患病较少、对外界环境适应能力较强等为主要特征。

二是阴虚质的辨识：即缺水派，属阴液亏少。以身体偏瘦、口燥咽干、喜食冷饮、大便干燥、手足心热，以及易患虚劳、不寐、咽痛、便秘等病，耐冬不耐夏等为主要特征。

三是痰湿质的辨识：即肥胖派，属痰湿偏盛、内停。以形体肥胖、腹部肥满、面部皮肤油脂较多，胸闷痰多、精神萎靡、口黏或口甜，以及易患糖尿病、脑卒中、冠心病等病，对梅雨季节及湿重环境适应能力差等为主要特征。

四是湿热质的辨识：即痘痘派，属湿热内蕴、化热。以身体偏瘦、面垢油光、身重困倦、口苦口干、大便黏滞不畅或燥结、小便短黄，以及易生痤疮痘痘、泌尿系感染，男性易得阴囊潮湿，女性易得带下增多，对夏末秋初湿热气候、湿重，或气温偏高环境较难适应等为主要特征。

五是气郁质的辨识：即郁闷派，属气行不畅或气行郁阻。以精神抑郁、性格内向、敏感多虑、烦闷不乐，以及易患身心疾病如溃疡病、高血压病、神经官能症等病，对精神刺激适应能力较差，不适应阴雨天气等为主要特征。

六是特禀质的辨识：即过敏派，属先天失常。以易患过敏反应如哮喘、鼻炎、紫癜、荨麻疹，以及遗传性疾病、胎传性疾病，对外界环境适应能力差等为主要特征。

2.《内经》养生的中和原则

首先，中和养生原则的概念　中和养生原则源于儒家的中庸思想，是《内经》养生的基本原则。中庸属于中国传统哲学的概念，是儒家思想的一个重要组成部分，最早由孔子提出，其核心理念为执中、适中、中和、不偏不倚、无过不及、权以用中，其中以平衡为关键，亦即"中和"。《中庸》说："喜怒哀乐之未发，谓之中；发而皆中节，谓之和。"朱熹解释说："不偏之谓中，不易之谓庸。""中庸者，不偏不倚，无过不及，而平常之理，乃天命所当然，精微之极致也。"可见，中庸思想、中和养生原则的实质是"执两用中"，亦即凡事宜追求不偏不倚，无过不及的中和状态。

《内经》作为中医学经典著作之一，较早提出了中和养生学说，其核心即为防病胜于治病，养生是为了更好地预防疾病。《内经》养生理论中强调"法于阴阳，和于术数"的中和养生之道，提出了"天人合一""形神合一""动静结合"的中和养生原则，是儒家"中庸"思想在中医养生理论及临床实践中的最佳体现。

其次，中和养生原则的举例

一是精神养生的中和原则：《灵枢·本脏》说："志意和则精神专直，魂魄不散，悔怒不起，五脏不受邪矣。"强调的是精神情志和调，就会精神集中，思维敏捷，魂魄正常活动而不散乱，没有懊悔、愤怒等过度的情绪改变，由此人体的气血就会平和，五脏的功能也就正常，所以可免受邪气的侵袭。《素问·举痛论》说："百病生于气也，怒则气上，喜则气缓，悲则气消，恐则气下……惊则气乱……思则气结。"《素问·疏五过论》说："精神内伤，身必败亡。"强调的则是情志太过，失去中和，可使人体气机紊乱，脏腑功能失调，因此即会危害健康，身体虚衰进而危害生命。

二是饮食养生的中和原则：《内经》的饮食养生，无不体现着中和之道。《素问·上古天真论》的"食饮有节"，即要求人们建立健康的饮食习惯，规律饮食，不暴饮暴食。《素问·痹论》说："饮食自倍，肠胃乃伤。"《素问·五常政大论》说："谷肉果菜，食养尽之，无使过之，伤其正也。"意思就是饮食不能太过，不然就会伤害脏腑，损伤正气，损害健康。《素问·生气通天论》提到："阴之所生，本在五味；阴之五宫（即五脏），伤在五味。是故味过于酸，肝气以津，脾气乃绝。味过于咸，大骨气劳，短肌，心气抑。味过于甘，心气喘满，色黑，肾气不衡。味过于苦，脾气不濡，胃气乃厚。味过于辛，筋脉沮弛，精神乃央。是故谨和五味，骨正筋柔，气血以流，腠理以密，如是则骨气以精。谨道如法，长有天命。"

　　三是运动养生的中和原则：《内经》主张生命在于运动，动以养形，静以养神，动静结合，形神共养，才能达到《素问·上古天真论》所谓"形与神俱，而尽终其天年"的养生目的。但动应有度，动应有节，这个度就是"中和"。《素问·上古天真论》的"形劳而不倦""不妄作劳"，是说适度劳作或适度运动，可使人体气机通畅，气血调和，脏腑功能旺盛，有利于人体健康，达到健康长寿的养生目的。《素问·举痛论》说："劳则喘息汗出，外内皆越，故气耗矣。"《素问·宣明五气》说："久视伤血，久卧伤气，久坐伤肉，久立伤骨，久行伤筋，是谓五劳所伤。"又是说过劳则会耗损人体的气血、皮肉筋骨、五脏六腑，出现劳伤病证，影响健康，祸害生命。

黄帝内经
养生智慧解密

二、因时养生

（十一）春季发陈，养生之道

> 春三月，此谓发陈，天地俱生，万物以荣。夜卧早起，广步于庭，被发缓形，以使志生，生而勿杀，予而勿夺，赏而勿罚，此春气之应，养生之道也。（《素问·四气调神大论》）

【释义】

春三月：指代春季，即中国农历正月、二月、三月的三个月，按节气则指自立春日始，至立夏前一日止的三个月。

发陈："发"，发芽的意思，有生发、发散的含义，是指气的趋势往上、往外走。"陈"，敷陈、布陈，就是陈现出来的意思。唐代医家王冰注释说："春阳上升，气潜发散，生育庶物，陈其姿容，故曰发陈也。"春季自然界阳气生发，万物因此复苏，天地间焕然一新，万物的姿容得以陈现，此谓"发陈"，即春季的气象特征为"发陈"。

天地俱生，万物以荣："荣"，指草木茂盛。是说春季自然界阳气渐旺，气温转暖，天地间一切生物皆禀此阳气而萌生，万物生机盎然，呈现出一派欣欣向荣的景象。

本条原文是说，春季是自然界阳气生发之时，天人相应，春季亦是人体阳气生发之时，按中医五行学说的理论，春季与肝脏均属"木"行，木主生发，故春季也是人体肝脏功能调畅之际。因此，春季养生即应保养此"生发"之气。从生活起居养生来说，春季宜早卧早起，起床后，不要忙于束结头发，整肃衣冠，而要披散着头发，宽衣广袖地着装，从容自在地在庭院中散散步。如此才能"以使志生"，使自己的精神情志开始生发，宣发舒畅，这既有利于肝气调畅，使精神情志舒畅，亦有利于人体气血由内向外疏泄，促进春天人们生长发育与身体健康的需求。另外，从工作、学习来说，也利于人们思路的开启。就精神情志养生而言，春季人们要顺应天地生发之气而养生，不可违逆草木生发之机而滥行杀伐，要多施予而少敛夺，多奖励而少惩罚，向大自然和他人施以爱心。

> **养生指导** 本条原文包括其后的夏季、秋季和冬季养生方法合称"四时养生"，属"因时养生"的重要内容，是《内经》"天人相应，整体调摄"养生原则的具体体现。

根据《内经》养生的理论，春季养生宜从以下四个方面着手进行：

1. 情志养生

首先，精神愉悦，促肝生发 《内经》要求"以使志生，生而勿杀，予而勿夺，赏而勿罚"，即在春季要适应春生之气调摄精神情志，保持愉悦、舒畅的情绪，避免恼怒等不良情志，少有刑罚之念，学会给予，即使别人有错，也不应该在春天立刻"算账"，促进人们肝气的生发、调畅。

其次，户外活动，陶冶性情 春天阳光明媚，风和日丽，鸟语花香，自然界一派生发之气，此时人们应多在户外活动，踏青赏景，陶冶性情，使自己的精神情志与春阳生发协调一致。切忌独居、默坐，免生郁结之气，妨碍肝气的舒发。另外，春季踏青赏景也可抒发人们冬季郁结的情志。如元代养生家丘处机《摄生消息论》提出："春日融和，当眺园林亭阁，虚敞之处，用摅滞怀，以畅生气。不可兀坐，以生抑郁。"

2. 起居养生

首先，早卧早起，预防春困 "春眠不觉晓"，许多人在春天，感到觉总也睡不够，白天也时常昏昏欲睡、精神不振，这种现象叫"春困"。改善"春困"，一要保证睡眠：早卧早起，晚上早点睡觉，早上比起冬天来说要早点起床，每天保证 6 ～ 8 小时的睡眠，养精蓄锐，以适应春天活动较多的需要。二要运动锻炼：积极参加运动锻炼和户外活动，中医讲"动则生阳"，运动锻炼，可使阳气旺盛，气血运行流畅，精神饱满，有效改善"春困"。三要注意饮食：适当增加营养，给人体提供活动增多的给养，可多吃一些富含优质蛋白、易消化的食物，如瘦肉、鱼虾、豆制品、奶制品等即为最佳食物。同时适度食"辛"，如韭菜、洋葱、香椿等辛香蔬菜，可使肝气生发，改善"春困"不适。

其次，防风御寒，预防疾病 由于冬季人们大多都在室内度过，在春季对外界的适应能力即会下降，难以抵挡初春忽冷忽热的多变气候，加上春季毛孔腠理初开，易于感受病邪。《内经》讲春天"发陈"，也指多年的旧病到春天会复发。因此，春天是很多疾病暴发的季节。春季养生应特别重视"春捂"，防风御寒，预防疾病。如民间就有"二月休把棉衣撤，三月还有梨花雪""吃了端午粽，再把棉衣送"等养生箴言，清代养生家曹庭栋《老老恒言》也说："春冻未泮，下体宁过于暖，上体无妨略减，所以养阳之生气。"早春从棉衣换到毛衣或者夹衣不要匆忙，要根据天气的变化，随热随减，一件一件地减。此外，被褥也不应该马上减薄，以符合"春捂"的养生之道。

3. 饮食养生

首先，减酸增甘，不可大补 因为春季、肝脏均属五行的"木"行，同气相求，春季肝气常常偏旺，肝脏强盛会伤害属"土"的脾脏，为了避免肝木克伐脾土而引起脾胃病，所以应减少助肝的酸味食物而增加补脾的甘味食物。如谷米、红薯、土豆、山药、鸡蛋、鸭蛋、鸡肉、鸭肉、牛肉、瘦猪肉、鲜鱼、花生、芝麻、红枣、栗子、蜂蜜、胡萝卜、菜花、大白菜、蘑菇等均为春季适宜的甘味食物。而像西红柿、橙子、山楂、柠檬、石榴、橄榄等酸性食物，在春季食用时则要适可而止。

春主生发，不宜大补，尤其是不可多用大辛大热如参类、鹿茸、附子等益气助阳的补药，少饮高度数白酒、少食羊肉，以免助阳生热生火。同时，春季也不可过早贪吃冷饮等寒凉食品，以免伤胃损阳而影响脾胃的消化功能。

其次，多吃蔬菜，慎食发物 春季尤其是初春要多吃有生发作用的蔬菜，如香椿、荠菜、芹菜等辛香发散，或春笋、姜芽、豆芽、豆苗等"种生"芽菜。"蔬"字上面是个草字头，下面是个疏通的疏，说明其为植物，有疏通的功效。因此，春季在饮食上强调多吃一些有疏通、生发作用的蔬菜，就是为了促进肝气生发而有助于气血向外走，气血旺盛则脏腑功能强健。

春季"发陈"，万物复苏，一般宿疾如高血压病、哮喘病、皮肤病及过敏性疾病等容易在此时复发。所以在春季，应慎食发物。发物，指具有刺激性或含有异体蛋白，容易诱发某些疾病尤其是旧病宿疾的食物。一般认为，羊肉、公鸡与韭菜、香菜、茴香、大葱、生姜、白酒等味辛性热之物，以及鸡肉、蛋类、猪头肉、鱼、虾、蟹等对人体而言为异体蛋白的食物均属发物，均需谨慎食用。

4. 运动养生——春季宜动，促阳生发

中医整体观念认为，春季与人体肝脏相应，肝藏血、主筋，与人体运动有密切关系。春天自然界和人体都是阳气刚刚生发，一般叫"少阳"，就是阳气已经生发却还没有旺盛，而阳是主动的，因此春季宜于运动，但应该是适度运动。通过运动锻炼，使体内的阳气慢慢抒发出来，以发挥畅达经络、疏通气血、和调脏腑、增进健康的养生目的。春季适度运动，有助人体阳气的生发，改善机体新陈代谢，调和气血，增强血液循环和心肺功能，调节中枢神经系统功能，提高思维能力，并使下肢力量增强，筋骨更加灵活。

春季适宜做一些节奏和缓的运动，具体可根据个人自身身体状况

选择适宜的运动项目，如散步、慢跑、放风筝、打太极拳、春游踏青以及不太剧烈的球类运动等，将身心融入大自然之中，天人合一，修身养性，强健身体。如本篇所谓"夜卧早起，广步于庭"即是。清代医家石成金也说："三春月乃万物发生之时，频宜步行，以和四肢，不可郁郁久坐也。"

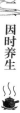

（十二）夏季蕃秀，养长之道

夏三月，此谓蕃秀，天地气交，万物华实。夜卧早起，无厌于日，使志无怒，使华英成秀，使气得泄，若所爱在外，此夏气之应，养长之道也。（《素问·四气调神大论》）

【释义】

夏三月：指代夏季，即农历四月、五月、六月的三个月，按节气则指自立夏日始至立秋前一日止的三个月。

蕃秀："蕃"，茂盛的意思。"秀"，指草木开完花后结满青色果实的状态。明代医家马莳注释说："阳气已盛，物蕃且秀，故气象谓之蕃秀也。"夏季自然界阳气旺盛，天地气交，万物繁荣茂盛，此谓"蕃秀"，即夏季的气象特征为"蕃秀"。

天地气交，万物华实："华"，做花解释，开花的意思。"实"，结果的意思。是说夏季自然界阳气旺盛，气温炎热，地之阴气微微萌发上交于天，天之阳气盛极而下交于地，即地气蒸腾上升变成云，天气凝结下降变成雨，一切生物都会因此长养，所以说"万物华实"。也就是说，夏季万物繁荣茂盛、植物开花结果，自然界呈现出茂盛壮美之象。

本条原文是说，夏季自然界阳气旺盛，应于心脏，故夏季亦是人体阳气旺盛、心气长旺的季节。因此，夏季养生即应保养此"长养"之气。从生活起居养生来说，夏季应该调整作息时间，宜晚卧早起，无厌于日，不要讨厌太阳光照、气候炎热，适当从事一些户外活动，晒晒太阳，补充人体的阳气，促进阴精气血等各种物质的孕育、长养，热热身体，切忌过度趋冷，感寒受凉，伤害我们的身体。同时夏季适度出汗，有利于人体阳热之气宣泄，既可降温消暑，又能排出陈气浊物。就精神情志养生而言，夏季人们要顺应天地长养之气而养生，不要郁闷、憋怒，使自己的情志压抑，应该尽情地去找合适的场合、时间、方式，去把它表达出去，发泄出去，如同植物开花受粉孕育果实一样，若有所爱，要充分地表达自己的心志、自己的情感。

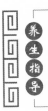

养生指导

　　根据《内经》养生的理论，夏季养生宜从以下四个方面着手进行。

1. 情志养生

　　首先，精神振奋，促阳宣发　夏季与心脏均属五行的"火"行，而心主神志。所以在赤日炎炎的夏季，要重视心神的调养，"使华英成秀""若所爱在外"，即要神清气和，胸怀宽阔，精神振奋，对外界事物要有浓厚兴趣，培养乐观外向的性格，以利于阳气的宣发。可参加一些有意义的文娱活动，如下棋、游泳、打扑克等。若条件许可，亦可参加消夏避暑、外出旅游、夏令营等活动。

　　其次，调节情绪，使志无怒　夏季要注意调节情绪，"使志无怒"。切莫因天热、事繁而生急躁、恼怒之情，以免助阳升动太过而伤正气。精神振奋，正常表达自己的心志，调节不良情志，不生郁怒，阳气得到宣发，自然能在夏季暑蒸气耗的季节里，凉从心生，健康长寿了。如三国时期曹魏养生家嵇康《养生论》指出："夏季炎热，更宜调神静心，常如冰雪在心。"养生歌也说："避暑有要法，不在泉石间，宁心无一事，便到清凉山。"

2. 起居养生

　　首先，晚卧早起，无厌于日　夏季自然界阳热之气旺盛，人们应晚睡早起，无厌于日，适当参加户外活动，晒晒太阳，顺应自然，培

黄帝内经 养生智慧解密

补阳气。另外，夏季昼长夜短，气温较高，出汗较多，津液、阳气极易损伤，使人感觉疲劳。因此，夏季保持充足的睡眠对于促进身体健康、提高工作和学习效率都具有重要的意义。为了保证充足的睡眠，首先应做到起居规律；其次应注意卧室通风、凉爽；第三要保持宁静的心境，力求"心静自然凉"；第四还要有适当的午睡时间，午睡可使大脑和身体各系统都得到放松，恢复阳气，培养阴气，有利于下午的工作和学习，同时也是预防中暑的良好措施。

其次，趋避时邪，预防疾病 夏季酷热多雨，暑热、暑湿邪气容易乘虚而入，易致中暑、阴暑等时令病。

预防中暑：注意劳逸结合，睡眠要充足；避免在烈日下过度曝晒；注意室内降温；讲究饮食卫生。另外，也可饮用绿豆汤、酸梅汤等饮料和使用仁丹、十滴水、清凉油等药物来防暑。

预防阴暑：阴暑是夏季因气候炎热而吹风纳凉，或饮冷无度，以致暑热与风寒之邪乘虚侵袭引起的时令病。夏季应避免过分贪凉就阴，致使寒邪乘虚侵袭，如室外露宿、对扇当窗坐卧、空调温度过低、睡卧露腹不盖衣被等，均应避免。发生阴暑，病症轻缓的可食用赤豆酒酿等食疗药膳，病情较重者可在医生或药师指导下服用藿香正气液等中成药。

3. 饮食养生

首先，省苦增辛，适当食寒 夏时心火当令，心火偏旺则乘肺金，味苦之物可助心气、味辛之物可助肺气。因此，夏季一般不主张多吃苦味食物，以免心气过旺。辛味归肺经，多有发散、行气、活血、通窍、化湿等功用，可防夏季心脏功能过强引起的肺脏功能虚弱，所以夏季特别是素有肺病的人应该适当多吃些白萝卜、葱、姜、蒜等辛味食物，如民间就有"冬吃萝卜夏吃姜"的养生谚语。

酷暑盛夏，阳热盛极，出汗很多，常感口渴，可适当食用味苦性寒的食物，以制约阳热之气太过，帮助体内散发热量，并补充水分、盐类和维生素，起到清热、解暑、生津的作用。如苦瓜、芥菜等苦味食物，或西瓜、绿豆等寒性食物可经常食用，也可适当用些冷饮，但切忌因贪凉而暴食冷饮凉菜、生冷瓜果等。否则，食冷无度会使胃肠感寒、脾胃阳气损伤，引起疾病。

其次，春夏养阳，清淡营养　明代医家张景岳说："有春夏不能养阳者，每因风凉生冷，伤此阳气。"盛夏，烈日炎炎，暑气逼人，人们汗液大出，阳气易于耗散。加之许多人不知夏季如何养阳，常常乘凉外感风寒，饮冷内伤寒湿，使阳气进一步挫伤，所以人们阳气多有亏虚。故本篇指出要"春夏养阳"。如元代养生家丘处机《摄生消息论》主张夏季"宜桂汤、豆蔻、熟水"，在我国各地也都有夏季吃羊肉、狗肉或鹿茸、附子等补养阳气的习俗。

夏季气候炎热，人体气血趋向体表，常形成阳气在外、阴寒内伏的状况，同时夏季胃酸分泌减少，加之饮水较多，冲淡胃酸，导致机体消化功能较弱。但夏季由于出汗较多，睡眠不够，常常致使人们能量消耗较多。因此，饮食调养应清热消暑，健脾益气，宜选清淡爽口、少油腻、易消化的食物，并适当选择酸味的、辛香味的食物以增强食欲。但是，清淡不等于素食，长期吃素容易导致营养失衡。所以在夏日不要拒绝荤菜，可适当摄入一些瘦肉、鱼肉、蛋类、奶品以及豆制品，关键是在烹调时多用清蒸、凉拌等方法，切记不要做得过于油腻。

4. 运动养生——劳逸结合，适量运动

夏季自然界阳热之气旺盛，人体气血趋向体表，阴静阳动，应"夜卧早起，无厌于日"，进行适量的运动锻炼。夏季经常参加锻炼，可增强体质，提高机体的抗病能力。实验观察发现，夏天经常参加运动锻炼比不坚持运动锻炼的人其肺活量、心脏功能、消化功能都要好，而且发病率也较低。

夏季宜于运动锻炼，但夏天气候炎热，人体消耗较大，若长时间在阳光下锻炼可能引起中暑。所以，只有合理地安排才能收到良好的健身效果。一是运动的时间：最好在清晨或傍晚天气凉爽的时候进行，同时应在室外锻炼。二是项目的选择：宜选择慢跑、太极拳、太极剑、广播体操、保健气功，或晚饭之后户外散步、骑车、打球等强度不太剧烈的项目。三是运动量适度：运动量要适度，不要过度疲

劳，不要出汗太多，运动后出汗较多时，可适当饮用盐开水或绿豆盐汤。四是运动后保健：运动后不要立即用冷水冲头淋浴，否则易招致感冒、头痛，或引起风湿痹痛、皮肤痤疮等。

（十三）秋季容平，养收之道

> 秋三月，此谓容平，天气以急，地气以明。早卧早起，与鸡俱兴，使志安宁，以缓秋刑，收敛神气，使秋气平，无外其志，使肺气清，此秋气之应，养收之道也。（《素问·四气调神大论》）

【释义】

秋三月：指代秋季，即农历七月、八月、九月的三个月，按节气则指自立秋日起至立冬前一日止的三个月。

容平："容"，指容貌、形态，也有从容的含义。"平"，平定、安定的意思。"容平"，是说自然界万物经过春天的生发、夏天的长养已趋成熟，形态平定，处于一种丰硕、从容的平定景象。如明代医家马莳注解说："阴气已上，万物之容至此平定，故气象谓之容平。"也指平时有准备，即注意养生的人，在秋天是非常从容、平和的。平时没有准备，即不注意养生的人，看到秋叶飘落，自己没有收成、没有结果的状态就会悲伤；或者春天的"生"和夏天的"长"没有做好，这样的人在秋天就会忧愁。因此健康人的状态是"容平"，不健康人的状态是"悲"与"忧"。秋季自然界阳气收敛，阴气微生，万物成熟而形态平定，不再生长，此谓"容平"，即秋季的气象特征为"容平"。

天气以急，地气以明："急"，指秋风劲急。"明"，指大地清明。是说秋季自然界阳气收敛，阴气微生，天气转凉，秋风劲急，而在秋气肃杀作用下，草木花凋叶落，果实成熟，因此大地山川呈现出清肃明净之象。

与鸡俱兴：清代医家张志聪注释说："鸡鸣早而出埘（鸡窝）晏，

与鸡俱兴，与春夏之早起少迟，所以养秋收之气也。"

本条原文是说，秋季自然界阳气收敛，阴气微生，一派清肃，秋季应于肺脏，故秋季亦是人体阳气收敛、阴精微生与肺气清肃的季节。因此秋季养生即应保养此"收敛"之气。从生活起居养生来说，在秋季，人们一方面比起夏季来说要早点睡觉，另方面仍然要早起，但较之夏季之早起可以稍迟，如同鸡的活动规律那样，天黑就回窝睡觉，天亮睡醒就打鸣而稍晚再出窝。就精神情志养生而言，秋季人们要顺应天地收敛之气而养生，"使志安宁"，让心神、志向回归身体，不要想入非非，这样才会使心志安定而无所畏惧，否则当秋天肃杀之气来临之际，心神、情志就会受到伤害，就会产生莫名的恐惧、害怕等不良情志。"收敛神气"，收获自己历经春天生发、夏天长养而得到的成果，将发散、发泄在外的阳气和能量收回来，收敛心神与精气，学会放弃，准备来年的"生"与"发"。"无外其志"，拘谨收敛，不要向外表露自己的心思和志向。如此，才能"使秋气平""使肺气清"，让人们适应秋气并达到相互平衡，保持肺气清肃的生理状态。

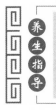

养生指导

    根据《内经》养生的理论，秋季养生宜从以下四个方面着手进行。

1. 情志养生

首先，调摄精神，远离悲秋　中医五行学说认为，人体的肺脏、情志的悲与忧，以及四季的秋季等，均属"金"行。"立秋"后凉风急，白露生，寒蝉鸣；"霜降"后草木凋零，万物败落，自然界一派萧条、凄凉景象。因此在秋天就特别容易引起人们悲愁、忧郁的情绪，这就叫"悲秋"。悲秋，是人们对自然现象的一种正常反应，一般没有太大问题。但如果调养不当，悲秋过度，就容易引起抑郁症及其他一些疾病。所以秋季要注意调摄精神，远离悲秋。预防悲秋，首先应养成不以物喜、不为己悲，乐观开朗、宽容豁达、淡泊宁静的性格，收神敛气，保持内心宁静。其次由于香蕉含有一种能帮助人脑产生 6-羟色胺的物质，使人心情变得愉快，活泼开朗。因此易于忧郁者，秋季可多吃香蕉来减少情绪低落，使悲观失望、厌世烦躁的情绪逐渐消散。

其次，收敛神气，使志安宁 秋季宜安心静养，安定情志，不宜妄动七情而暴怒狂喜悲忧。人们尤其是中老年人，或外出秋游、登高赏菊，饱览大自然秋景烂漫、红叶胜火的胜景，或参加一些有益而力所能及的社会活动，收神敛气，保持内心宁静，减缓秋季肃杀之气对精神情志的影响，使肺气清肃，才能顺应自然界阳气收敛、阴气微升、"秋气平"的特点，也才能符合秋季养"收"的养生要求。如本篇指出秋三月"使志安宁，以缓秋刑，收敛神气，使秋气平，无外其志，使肺气清"。

2. 起居养生

首先，早卧早起，与鸡俱兴 秋季自然界和人体的阳气从夏季的向外疏泄趋向于向内收藏，人们的起居作息应做到"早卧早起，与鸡俱兴"。早卧，以顺应阳气的收藏、阴精的内蓄，以养"收"气；早起，以顺应阳气的疏泄，使肺气得以舒展。为了保养肺的秋收之气，在秋季要适当延长睡眠时间，相较而言，与春夏季节之早起宜稍稍迟点起床。

其次，适当秋冻，不生杂病 我国自古以来流传着"春捂秋冻，不生杂病"的养生习俗，即要适当"秋冻"。夏去秋来，秋风拂面，虽凉还不至于寒，人们还能耐受，因此为了能使机体从夏热顺利地与秋凉接轨，提高人体对冬天的御寒能力，不生杂病，应进行秋冻。秋冻不仅能提高人体在冬天的御寒能力，同时还可避免多穿衣服产生的身热汗出、汗液蒸发、阴津耗伤、阳气外泄，也符合秋季阴精内蓄、阳气内收的养生要求。秋冻一般宜在初秋，当然还要根据天气变化来决定，应以自己感觉不过于寒冷为标准。初秋，暑热未尽，凉风时至，天气变化无常，即使在同一地区也会有"一天有四季，十里不同天"的情况。所以应多备几件秋装，做到酌情增减。特别是老年人由于阳气虚衰、肺气不足，阴精亏乏、血虚不足，既怕冷，又怕热，对天气变化非常敏感，应及时增减衣被。"白露不露"，进入深秋则应注意保暖，若遇天气骤变，气温明显下降，阴雨霏霏，应加衣添被，无论出门在外的人，还是居家的人，都应注意防寒保暖，避免受凉感冒或旧病复发，否则就违背了"秋冻"的本意。

3. 饮食养生

首先，减辛增酸，慎食秋瓜 秋季肺脏当令，肺脏功能较强，而肺属金行、味辛，肝属木行、味酸，肺强则易于伤肝，因此秋季饮食宜减辛增酸。秋季宜多食山楂、石榴、柠檬、酸枣、青果、乌梅等酸味食物或药食两用物品。食酸味可以强肝以防肺金克伐肝木，同时酸味、甘味的食物、药食两用物品亦可化阴以润燥，后者如梨、甘蔗、百合、山药、桑葚、枸杞子等。秋季宜少食辣椒、韭菜、大葱、生姜，少饮白酒，即减少辛温的食物。此既可避免肺气过强伤肝，也可减少辛温耗伤津液而预防秋燥病的发生。如民间即有"一年之内，秋不食姜；一日之内，夜不食姜"的养生箴言。

立秋之后，由于自然界和人体阳气收敛、阴气微生，即人体阳气相对春夏季节要虚弱一些，尤其是很多人夏季爱吃苦寒食物，或是冷饮，到了秋季，人的脾胃阳气多有损伤而处于虚弱状态。因此入秋后，尤其是脾胃虚弱的人，应尽量少吃过于寒凉的食物或生食大量瓜果，特别是不吃或少吃西瓜、苦瓜、黄瓜等瓜类，以免损伤阳气、损伤脾胃，出现手脚发凉、胃凉腹痛，或是腹泻拉肚。饮食讲求顺应时节，建议秋季多吃应季水果，如梨子、鲜枣和葡萄等凉润之品，以养阴润肺、生津润燥。如民间素有"秋瓜坏肚""立秋不食瓜"等养生谚语。

其次，润肺防燥，贴膘强体 秋季过了"秋分"之后，由于雨水逐渐减少，空气中湿度较小，秋燥便成了中秋到深秋的主要气候。秋季又是肺金当令之时，稍有疏忽，人体的肺脏即易被秋燥病邪耗伤津液，引发口干舌燥、咽喉疼痛、皮肤干燥、咳嗽咯痰、大便干结等症。因此，秋季宜常吃养阴生津、润燥润肺的食物，如梨、甘蔗、柑橘、红枣、莲子、白果、芝麻、百合、山药、白木耳、蜂蜜、牛奶、泥鳅、鲫鱼、鸭肉等都是秋季最好的食物。

民间流行在立秋这天以悬秤称人，将体重与立夏时对比来检验肥瘦。因为人到夏天，暑湿难耐，脾胃消化功能较差，饮食清淡简单，营养摄取多有不足，加之出汗较多，睡眠较少，身体常有损耗，一个夏天过下来，人们的体重大都要减少一点。秋风一起，胃口大开，瘦了当然要"补"，补的办法就是"贴秋膘"，在立秋这天或是秋天，要多吃肉来"贴秋膘"，以此增加营养，补偿夏天的损失，适当增加一些皮下脂肪的含量，让形体强健，为过冬御寒打下良好的基础。"贴秋膘"和"以肉贴膘"的养生习俗源自过去生活水平较低的时代，对于现代人来说不一定适用，需要因人而异。但对于那些形体瘦弱、神疲乏力、畏寒肢冷，乃至贫血、低血压的人，可趁此秋凉来临适当多吃点动物肉类，配以足够的主食和适量蔬菜、水果，对于改善健康、提高抗寒能力有一定的好处。

4. 运动养生——金秋时节，最宜运动

金秋时节，天高气爽，是全民开展各种健身运动的最好时期。秋季健身锻炼，应因人而异选择锻炼项目，如中青年人可跑步、打球、爬山、游泳等；老年人可散步、慢跑，打太极拳、做健身操，练五禽戏、八段锦，自我按摩等。在进行"动功"锻炼的同时，可配合"静功"锻炼，如松字功、意守功、真气运行五步功等，动静结合，动则强身，静则养神，可达到心身康健之养生功效。

秋季运动养生，需注意以下事项：第一，早晨以进行跑步、打球、太极拳、健身操等运动为主的项目最宜，晚上则以散步、慢跑、自我按摩等强度不大的运动或"静功"锻炼最好。第二，运动锻炼要循序渐进，持之以恒，由简到繁，由易到难，运动量则宜由小到大。第三，锻炼时要注意防寒保暖，清晨气温较低，不可穿单衣做户外运动，应根据户外气温变化灵活增减衣物。

（十四）冬季闭藏，养藏之道

> 冬三月，此谓闭藏，水冰地坼，勿扰乎阳。早卧晚起，必待日光，使志若伏若匿，若有私意，若已有得，去寒就温，无泄皮肤，使气亟夺，此冬气之应，养藏之道也。（《素问·四气调神大论》）

【释义】

冬三月：指代冬季，即农历十月、十一月、十二月的三个月，按节气则指自立冬日始至立春前一日止的三个月。

闭藏："闭"，关闭、封闭的意思。"藏"，有闭藏、潜藏的含义。明代医家马莳注释说："阳气已伏，万物潜藏，故气象谓之闭藏。"唐代医家王冰也说："草木凋，蛰虫去，地户闭塞，阳气伏藏。"冬季自然界阳气内藏，阴气最为隆盛，天寒地冻，生机潜伏，万物因此闭藏，闭藏是描写自然界冬季万物潜藏的气象，即冬季的气象特征为"闭藏"。

水冰地坼："冰"，名称做动词，有水寒、滴水成冰的意思。"坼"，裂开，名称做动词，有大地冻裂的含义。

本条原文是说，冬季自然界阳气内藏，阴气隆盛，气温寒冷，草木凋零，蛰虫离去，潜入土中，水寒成冰，大地冰裂，自然界万物生机潜伏，养精蓄锐，处于封闭、潜藏的状态。冬季是自然界阳气内藏之时，天人相应，冬季亦是人体阳气内藏之时，而冬季应于肾脏，故冬季也是人体肾阳闭藏之际。因此冬季养生即应保养此"闭藏"之气。从生活起居养生来说，冬季宜早卧晚起，必待日光，应该早些睡觉，晚些起床，待到阳光照耀时出门活动才好，以免早上过早出门伤害阳气。同时要躲避严寒，保持身体温暖，但不要取暖过度或运动过度，不要让皮肤过度疏泄出汗，以免人体阳气频繁夺失。就精神情志养生而言，冬季人们要顺应天地闭藏之气而养生，精神情志要深藏于内，要含蓄而不外露，如同军队之埋伏，伏而不露，人之有隐秘，秘而不宣，心之有收获，藏而满足一样，不可过分张扬、暴露。如此，才不会扰动内藏的阳气与神气，也才符合冬"藏"的养生要求。

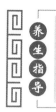

　　根据《内经》养生的理论，冬季养生宜从以下四个方面着手进行。

1. 情志养生：

首先，涵养精神，固密心志　冬季就精神情志调摄来说，要按《内经》"使志若伏若匿，若有私意，若已有得"那样，涵养精神，固密心志。即冬季宜重视精神情志调养，使自己的情绪始终处于淡泊宁静的状态，并做到含而不露，秘而不宣，让内心世界充满乐观和喜悦，勿使情志过极，以免扰动内藏的阳气。

其次，调摄情绪，平静心志　精神情志调摄，除了保持精神情志上的安静以外，还要学会及时调摄不良情绪，当处于紧张、激动、焦虑、抑郁等状态时，在阳光明媚的时候，可到室外适度活动，或运动锻炼，或会亲访友，或吹拉弹唱，尽快恢复心理平衡，使心志平静。另外，冬季还要防止季节性情感失调症的发生。季节性情感失调症是由于冬季特有的寒冷气候作用于人体所致的情绪抑郁、无精打采，甚至精神沮丧、意志消沉的疾病，多见于青年，尤其是女性。预防该病发生的最佳方法是多晒太阳，适当加强运动，让阳气强盛一些，维护我们健康的精神情绪。同时也要适度增加营养，多吃富含维生素 C 的新鲜蔬菜和水果，以及富含维生素 B_1、维生素 B_2 的豆类、乳类、花生和动物内脏等，以保障身体在寒冷环境的适应性和大脑对精神情绪的调控。

2. 起居养生

首先，早卧晚起，必待日光　冬季养生宜"早卧晚起，必待日光"。即人们在寒冷的冬天要早睡晚起，起床活动最好在太阳出来之后。早卧早睡，可以保证充足的睡眠，有利于阳气的潜藏、阴精的积蓄；晚起、必待日光，则能躲避严寒，避免寒邪挫伤阳气。

其次，去寒就温，护卫阳气　寒为冬季主时之气，若气温骤降，或机体抵抗力下降不耐寒冷的气候，寒邪极易侵袭，常引起感冒、急性支气管炎等病症，或致使慢性支气管炎、支气管哮喘等急性发作，痹病、疼痛性病症加重，或诱发心肌梗死、脑卒中等心血管病症。因此去寒就温、护卫阳气非常重要，除使用室内取暖设施之外，因背部胸廓内有心肺等重要脏器、背部脊柱两侧有脏腑俞穴，双脚位在下部属阴、"寒从脚下生"，故年老体弱者应特别注意胸背部与双脚的保暖，如穿棉马甲、棉鞋等即为很好的保健措施。同时，也要注意颜面、四肢的保护，防止冻伤。另外，冬季外出一定要做好防寒保暖，户外活动时不能衣着过于单薄，更不宜在户外逗留过久，以免寒邪损伤阳气。

3. 饮食养生

首先，饮食宜温，多苦少咸　冬季气候寒冷，阳气闭藏，人体处于能量蓄积的时期，饮食宜温热，应以"藏热量"为主。所以冬季饮食应多选含有优质蛋白质与有防寒保暖作用的食品，如鸡肉、牛肉、羊肉、狗肉、蛋类、豆制品、核桃、栗子、桂圆、红枣等都是绝好的冬季应季养生食品。同时，生冷、黏硬如瓜果、冷饮、年糕、粽子等性质属阴，容易伤阳，极易损伤脾胃阳气，冬季也要少食或忌食。

明代养生家高濂《遵生八笺·四时调摄笺》指出："冬日肾水味咸，恐水克火，故宜养心。"由于冬季肾脏当令，肾气偏亢，而肾属水、味咸，心属火、味苦，肾强则易于伤心，因此冬季饮食养生还要"多食苦，少食咸"。另外，冬季人们若取暖无度，食用或使用温热的食物或药物补益太过，又易引起阴精虚损而出现口干舌燥、心烦上火、大便干结等病证，对此可多食鸡蛋、豆制品、百合、银耳等平补养阴食物或猪肉、鸭肉、梨子、荸荠、香蕉等味甘性凉、养阴清热食物，以调理阴阳失衡的状况。

其次，冬季进补，秋冬养阴　冬季或冬至是进补强身的最佳时机。冬季进补，是因冬季是潜藏的时节，由于气候寒冷，人体对能量与营养的要求较高，同时人体的消化吸收功能相对较强，故适当进补不但能提高机体的抗病能力，而且还可把补品中的有效成份储存在体内，为新一年的健康打下良好的基础。至于冬至进补，又是因为从冬至起人体阳气开始生发，生机旺盛，乘此进补，补品的有效成分容易积蓄而能发挥最佳效能。所以民间有"冬令进补，来年打虎""三九补一冬，来年无病痛"的养生谚语。进补的方法有食补与药补两种，食补用食品、药膳，药补用药物、药剂，此外膏方、药酒最宜冬令进补。不论食补还是药补，均应遵循辨证进补和不虚不补的原则。

明代医家张景岳说："有秋冬不能养阴者，每因纵欲过热，伤此阴气。"冬季，天寒地冻，气候寒冷，人们活动量减少，腠理闭固，阳气潜伏于体内，外泄较少，致使阳气相对过盛。加之许多人不知冬季如何养阴，人们常常取暖无度，恣食肥甘厚味等食物，或一味通过牛肉、羊肉、狗肉等补阳食物，或鹿茸、肉苁蓉、冬虫夏草等补阳药材，补养阳气，致使阳热偏盛，损伤阴液，还有纵欲损伤阴精等状况，所以人们阴液多有亏虚。因此，冬季人们一方面感觉天寒地冻而畏寒怕冷，另方面许多人又同时出现口干舌燥、大便干结，甚至口疮疼痛，或是心烦胸闷等不适。故《素问·四气调神大论》指出要"秋冬养阴"，在我国许多地区就有冬季食冻梨、喝梨汤等养阴的习俗。

4. 运动养生——适度运动，必待日光

俗语云："冬天动一动，少生一场病；冬天懒一懒，多喝药一碗。""夏练三伏，冬练三九。"事实证明，冬季适度参加室外活动，使身体受到适当的寒冷刺激，可使心脏跳动加快，呼吸加深，体内新陈代谢加强，身体热量增加，有益健康。冬季可进行运动锻炼，但不宜运动过度，特别不宜在大风、大寒、大雪、雾霾中锻炼，避免阳气、阴精的损耗，以符合养"藏"的养生要求。

冬季气温较低、天亮较迟，在日出之前，林中植物尚未进行光合作用而吸收二氧化碳、释放氧气；同时大气层在天亮前结构稳定，空气中积存了许多的二氧化碳等各种污染物质；另外雾霾在冬季也比较多。因此凌晨外出锻炼容易遭受寒气、浊气、雾霾的伤害，并且容易

增加诱发呼吸系统和心脑血管疾病的风险。所以，冬季晨练特别是老年人冬季晨练时间不宜过早，应于太阳出来之后再进行晨练。

（十五）春夏养阳，秋冬养阴

> 夫四时阴阳者，万物之根本也。所以圣人春夏养阳，秋冬养阴，以从其根，故与万物沉浮于生长之门。（《素问·四气调神大论》）

【释义】

四时阴阳，万物之根本也："四时阴阳"，即春夏秋冬四季自然阴阳之气的盛衰变化，如春温、夏热为阳，秋凉、冬寒为阴。是说有了四时阴阳的变化，自然界万物包括人类才有生长收藏的变化，亦即万物都生于春之温、长于夏之热、收于秋之凉、藏于冬之寒，故四时阴阳是万物变化的根本。

圣人：此处是指高明的医生、养生有修养的人。

与万物沉浮于生长之门："沉"，隐没，此指收藏。"浮"，与沉相对而言，此指生长。"沉浮"，意为运动。"门"，门径、道路。与万物沉浮于生长之门，即人与自然界万物一样在生长收藏的生命过程中运动不息。

本条原文是说，由于人类不仅是生物的人，也是自然的人，人与自然是相应的。因此高明的医生、养生有修养的人，注重春夏之时顺其生长之气，以调养阳气，重视秋冬之时顺其收藏之气，以调养阴精，使人体阴阳气血盛衰与自然四季阴阳寒热消长变化协调一致。所以，他们才能与自然界万物一样在生长收藏的生命过程中运动不息，从而达到健康长寿的养生目标。

> **养生指导**
> 本条原文讲的"春夏养阳，秋冬养阴"，既是《内经》"天人相应，整体调摄"养生的原则，也是"四时养生"的具体方法。

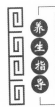

以下介绍《内经》"春夏养阳，秋冬养阴"的本意与后世"春夏养阳，秋冬养阴"的发挥：

1.《内经》"春夏养阳，秋冬养阴"的本意

《内经》"春夏养阳，秋冬养阴"的本意，是春夏宜养生、养长以养阳与秋冬宜养收、养藏以养阴。

这里的"阳"是指生、长之气，"阴"是指收、藏之气。《内经》根据四季不同的变化特点，把生、长划归为阳，将收、藏划归为阴，并且依据天人相应的原则，分别与不同的脏腑相联系，即春主生气、应于肝脏，夏主长气、应于心脏，秋主收气、应于肺脏，冬主藏气、应于肾脏。

春夏之季，自然界阳气活动旺盛，万物生机盎然，气候温热，人体阳气也于此时旺盛，故人们活动较多，腠理汗孔开泄，出汗较多，阳气因此消耗亦多，加之人们乘凉饮冷，更易损伤阳气，所以要"春夏养阳"。如就春夏所宜的起居作息而言，春季为少阳，阳气始生，因此与秋冬相比要适当增加醒觉与活动时间，助神气外散以应之春"生"之势，即如"春三月……夜卧早起，广步于庭，被发缓形，以使志生"；夏季为太阳，阳气盛大，较春季更应加大活动以应之夏"长"之势，即如"夏三月……夜卧早起，无厌于日，使志无怒，使华英成秀，使气得泄"。饮食上春夏季节则应稍食温热之品如姜、葱、蒜等，既可抵御胃腹之虚冷，又可补外越之阳气。

秋冬之季，自然界阳气收藏，阴气充盛，万物开始成熟，气候寒冷，人体于此时也是阳气收藏而阴气充盛，故人们活动减少，肌表致密，阳气内敛而致偏盛，加之人们为了御寒而常食辛辣温热之品，每易耗阴助阳，因此要"秋冬养阴"。如像秋冬所宜的起居作息来说，秋季为少阴，阴气始生，所以与春夏相比要适当减少醒觉与活动时间，助神气内敛以应秋"收"之势，即如"秋三月……早卧早起，与鸡俱兴，使志安宁，以缓秋刑，收敛神气，使秋气平，无外其志"；冬季为太阴，阴气盛大，宜在秋季基础上再度增加睡眠时间，减少醒觉与活动时间，注意力更多指向内部以应冬"藏"之势，即如"冬三

月，此谓闭藏，水冰地坼，无扰乎阳，早卧晚起，必待日光，使志若伏若匿，若有私意，若已有得，去寒就温，无泄皮肤，使气亟夺”。饮食上秋冬季节则应稍食寒凉之品如梨子、百合、枸杞子等，既可清解体内之虚热，又可补损伤之阴精。

人们遵循"春夏养阳，秋冬养阴"的原则，调养适当，不仅对本季节及相应脏腑的健康非常重要，而且也是保证下一个季节健康必不可少的条件。如春季养"生"得当，使人体在春季始生的少阳之气能正常地生发，那么到了夏季阳气才能旺盛，才能适应夏季阳气旺盛、长养的需求。否则不仅会使与春季相应的肝脏功能失常，到了夏季还会出现阳气虚衰不足而易于产生内寒，引起诸如食欲不振、脘腹饱闷、腹痛腹泻、畏寒肢冷等病证。只有夏季很好地养"长"，使人体在夏季阳气既能旺盛，又能宣散，到秋季阳气才能正常收敛。否则不仅会伤害与夏季相应的心脏，至秋还会出现由于机体防御机能下降，暑热郁于内而又感寒凉之邪，所致的寒热交争的疟疾等病证。同理，秋养"收"、冬养"藏"是否得宜，也会影响肺、肾二脏的健康和各相应下一个季节阴阳气血的调畅，稍有疏忽，即可发生许多疾病。

2. 后世"春夏养阳，秋冬养阴"的发挥

后世养生家、医家对《内经》"春夏养阳，秋冬养阴"多有发挥。其不仅扩大了中医"因时养生"的应用范围，并且还延伸到了临床治病方面。

首先，春夏多用寒凉制约亢阳、秋冬多用温热制约盛阴　唐代医家王冰认为，"春夏养阳，秋冬养阴"应该"春食凉，夏食寒，以养于阳；秋食温，冬食热，以养于阴"。"养"即制也，制约的意思。春夏阳盛易伤阴，故宜食寒凉以制其亢阳，秋冬阴盛而易伤阳，故宜食温热以抑其盛阴。元代医家朱丹溪著《丹溪心法》认为："以之食凉食寒而养其阳，圣人春夏治未病如此……以之食温食热而养其阴，圣人秋冬治未病者如此。"指出在饮食调养上防病于未然，此说同于王冰。

王冰、朱丹溪皆为借食物包括药物寒热温凉之性，以制约春夏秋冬四季体内阴阳之偏盛，通过互制，达到互养，从而取得人体阴阳的

平衡协调。故两人实从阴阳相互制约立论。也就是说，春夏阳盛之时使用寒凉之品以制约亢阳之盛，防止阳热病邪伤人阴精；秋冬阴盛之际使用温热之品以制约阴寒之盛，防止阴寒病邪伤人阳气。

如若体内阴阳之气未亢而先抑之，则难免有扼杀阳气、损伤阴精之虑。因此，具体需根据个人状况灵活应用，如春夏之季人们出现躁热心烦、口干便干，甚至疮疡肿毒等阳气偏亢表现者，可使用西瓜、苦瓜、绿豆、赤豆或竹叶、大黄、连翘等寒凉的食物或药材以制约亢阳之盛；秋冬出现畏寒肢冷、口淡不渴、小便清长、大便稀软，甚至腹泻等阴气偏盛表现者，可使用葱、蒜、生姜、干姜或桂枝、红景天、制附子等温热的食物或药材以制约阴寒之盛。

其次，春夏阳气常内虚宜养阳、秋冬阴精多内虚宜养阴 清代医家张志聪认为："春夏之时，阳盛于外而虚于内；秋冬之时，阴盛于外而虚于内。圣人春夏养阳，秋冬养阴，以从其根而培养之。"

张志聪是从机体内外环境阴阳盛衰对比来说明春夏养阳、秋冬养阴的重要性。春夏体内存在相对的阳虚，即春夏阳气旺盛，天气炎热，人们出汗较多，人体内的阳气由于随汗外泄就相对虚弱，同时春夏阳热，人们通常的饮食习惯，在春夏多偏于寒凉食物，恣食冷藏冷冻食物，加上长期吹电扇、吹冷空调，则可致外感风凉、内伤生冷，伤阳较多，所以阳气多有虚衰。秋冬体内存在相对的阴虚，即秋冬阴气旺盛，天气寒冷，人们厚加衣被，近火取暖，同时秋冬阴寒，人们通常的饮食习惯，在秋冬多偏于温热食物，嗜食麻辣火锅、烧烤，妄施参茸壮阳温补保健品，则可引起阳热偏亢，阳亢又易于伤阴，加之秋冬人们房事较多，更易内伤阴精，因此阴气常有虚衰。

对于春夏相对阳虚，出现神疲乏力、食欲不振，甚至头痛身痛、便稀腹泻等不适者，需严格控制寒凉饮食，不能长期吹电扇、吹冷空调，同时可辅以葱、姜、蒜或桂枝、红景天、制附子等辛温助阳散寒的食物或药材，振奋阳气，散寒通脉，亦属"春夏养阳"的范畴。对于秋冬相对阴虚，出现躁热心烦、失眠多梦、口干便干，甚至口疮疼痛、牙龈肿痛等不适者，需严格控制辛辣温热食物，衣被不能太厚，取暖要适度，切忌房事过频，另外可辅以梨子、百合、蜂蜜或麦门冬、枸杞子、竹叶、连翘等寒凉养阴清热的食物或药材，滋补阴液，清热解毒，也为"秋冬养阴"的范围。

第三，春夏季补阳以冬病夏治、秋冬季滋阴以夏病冬治　中医临床上目前常用的"冬病夏治""夏病冬治"亦是以《内经》"春夏养阳、秋冬养阴"理论为指导而应用的。

一是春夏季补阳以冬病夏治："冬病夏治"属于"春夏养阳"的范畴，具体应用于夏季施治。如阳虚体质或久病阳虚的人，易于秋冬感受寒邪等外邪，使旧病复发或加重，对此可于春夏尤其是阳气最为旺盛的夏季，借助自然界和人体阳气旺盛之势，给予适当的养阳之品，药物之阳借机体旺盛之阳而起到补阳作用，从而使阳虚体质得到纠正或改变。阳气得以补养，秘藏于体内，至秋冬尤其是天寒地冻、阴寒充斥的冬季，方能使此类患者阳气强盛，御寒抗邪，强身愈疾，有减少旧病在秋冬复发或减轻旧病发作症状的防治作用。

临床上对慢性支气管炎、慢性支气管哮喘、慢性结肠炎、风湿性类风湿关节炎（中医称"痹病"）等患者，若秋冬尤其是冬季经常感受外邪，旧病经常复发或加重，表现咳嗽气喘、咯痰白黄量多，或脘腹冷痛、大便稀软、泄泻清稀、五更泄泻，或肢体关节疼痛肿胀、喜热恶寒，同时伴有神疲乏力、畏寒肢冷等不适，即中医诊断为阳虚证者，可采取"冬病夏治"的方法来调治。如"三伏天"白芥子泥丸贴敷背部腧穴防治慢性支气管炎、慢性支气管哮喘，夏季服用中成药附子理中丸等防治慢性结肠炎、金匮肾气丸等防治痹病等，均属"冬病夏治"的具体运用。

二是秋冬季滋阴以夏病冬治："夏病冬治"属于"秋冬养阴"的范畴，具体应用于冬季施治。如阴虚体质或久病阴虚的人，易于春夏感受温热病邪，使旧病复发或加重，对此可于秋冬尤其是阴气最为旺盛的冬季，借助自然界和人体阴气旺盛之势，给予适当的补阴之品，药物之阴借机体旺盛之阴而起到养阴作用，从而使阴虚体质得到纠正或改变。阴精得到补养，固藏于体内，至春夏尤其是夏季天暑地热阳热充斥之季，才能使此类患者阴精充沛，抵御温邪，强身愈疾，有减少旧病在春夏复发或减轻旧病发作症状的防治作用。

　　临床上对夏热综合征（中医称"疰夏"）、高血压病（中医称"眩晕"）、复发性口腔溃疡、甲状腺功能亢进症等患者，若春夏特别是夏季经常由于气候炎热，旧病复发或加重，表现发热烦躁、食欲不振，或头晕头痛、血压升高，或口疮疼痛，或性情急躁、发热多汗，同时伴有神疲乏力、口干便干等不适，即中医诊断为阴虚为病者，可采取"夏病冬治"的方法来调治。像冬季服用中成药生脉散（口服液）等防治疰夏、杞菊地黄丸等防治眩晕、增液颗粒（口服液）等防治复发性口腔溃疡、丹栀逍遥散（丸）等防治甲状腺功能亢进症等，均属"夏病冬治"的具体运用。

（十六）昼夜晨昏，作息规律

> 　　故阳气者，一日而主外，平旦人气生，日中而阳气隆，日西而阳气已虚，气门乃闭。是故暮而收拒，无扰筋骨，无见雾露，反此三时，形乃困薄。（《素问·生气通天论》）

【释义】

　　平旦：太阳初生之时，按照十二地支计时指"卯"时，相当于清晨5～7时。

　　人气：此指人体的阳气。

　　生：开始行于体外。

　　气门：指皮肤汗孔。

　　本条原文是说，人体阳气，在白天的时候，主要保卫着人体的体表外部，平旦即清晨、天刚亮的时候，太阳初生，自然界阳气生发，象征春天，所以人体阳气开始生发，主要活跃于体表；日中即中午，太阳由东而南，自然界阳气隆盛，象征夏天，所以人体阳气最为旺盛；日西即傍晚、太阳偏西的时候，自然界阳气开始下降，阴气开始发生，象征秋天，所以人体阳气主要指体表阳气由盛实转衰少，逐渐趋向于里，此时气门即汗孔亦随之闭秘；假如到了夜半，太阳落山，自然界阴盛阳衰，则象征冬天，所以人体阳气闭藏于内。由于阳主躁动，阴主沉静，人体阳气白昼旺盛，夜晚虚衰。因此人们日出而作，日落而息，夜晚宜减少活动，安卧休息，不要扰动筋骨，以免因过度活动而影响阳气的闭秘，不要接近雾露，以免因阳气内藏、虚少而感受病邪。如果违背此一日养生即日出而作、日落而息"昼夜晨昏，作息规律"的养生要求，人体阳气就会损伤，形体就会被邪气困顿、损伤，最终阳气与形体都会虚衰，由此就会发生各种疾病。

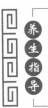

养生指导

　　本条原文讲的"昼夜晨昏，作息规律"，是《内经》"因时养生"中"一日养生"的具体方法。

　　根据《内经》养生的理论，一日养生宜从以下两个方面着手进行：

1. 一日作息规律具体要求

　　一日作息宜注意以下三个问题：

　　首先，注意早起早睡　根据平旦、日中、日西以及夜半一日昼夜晨昏四个时段人体阳气变化的规律，一般要求早起早睡，但冬季要求早卧晚起。

　　一是一般要求早起早睡：早起，《素问·四气调神大论》在提到四季起居养生时均指出要"夜卧早起""早卧早起"。如成语"一日之计在于晨""闻鸡起舞""黎明即起"等即是。所以上午最宜于工作、学习，同时也是户外运动锻炼的好时段。早睡，晚上阳气收藏于内，人们应减少活动，不要待在室外，早点休息，如本篇所谓"是故暮而收拒，无扰筋骨，无见雾露"。

　　二是冬季要求早卧晚起：《素问·四气调神大论》提出，冬季养生宜"早卧晚起，必待日光"。即人们在寒冷的冬天要早睡晚起，起床或出门时间最好在太阳出来之后。早卧早睡可以保证充足的睡眠，利于阳气收藏，阴精积蓄，晚起必待日光，则能躲避严寒、保养阳气。

黄帝内经

养生智慧解密

其次，睡好午觉子觉

一是要睡好午觉：根据《内经》理论，人们经上午半日活动，阳气耗散，加之午时即 11 时～ 13 时属一日的阳中之阳，是阴气开始初生的时段，阳气由此即会由盛转衰，所以午后需稍事休息以培补阳气。此外，由于中午环境气温较高，使得体表血管扩张，血液被迫向外分流，因此午餐后应注意适当休息，以保证消化器官的血液供应和营养物质的吸收。据调查，许多老寿星多有保持午后小睡的养生经验。

二是要睡好子觉：23 时～ 1 时为子时，1 时～ 3 时为丑时，3 时～ 5 时为寅时，5 时～ 7 时为卯时，均是人们睡觉的最佳时间。《内经》认为，子时属一日的阴中之阴，是阳气开始初生的时段，所以此时必须休息。另外，现代研究认为子时体内以副交感神经兴奋为主，体温下降，呼吸、心率及脉搏减慢，肾上腺素水平降低，外周血管扩张，内脏各器官功能下降，但大脑松果体内分泌的褪黑激素含量却开始增高，从而诱导人体进入睡眠放松状态。因此子、丑、寅、卯这一时段，不宜进食、看书、运动，以免引起机体兴奋，影响正常的睡眠休息。

第三，不轻易加夜班

一是作息与节律：时间生物医学研究证实：早晨醒来后神清意爽，生机勃勃，与肾上腺皮质激素分泌的昼夜节律在此时处于高峰有关；白天体力充沛，精神饱满，工作、学习效率高，也与昼夜节律所致体温升高有关。美国《商业周刊》之"适应生物钟变化，调整好倒班时间"一文提出："自然节律实际上控制着人体的各项功能，从睡眠、警觉状态，到毛发生长及心脏跳动，等等……公司倒班制度造成员工生物钟的极大混乱。当雇员在短时间内过多地改变上班时间，其睡眠周期就不能适应。调查发现在每个星期都轮班时，有高达 60% 的人在班上打盹。倒班给员工造成许多身心危害，还造成许多工业事故，如三里岛核电站和契尔诺贝利核电站事故等，这些事故均发生在后半夜。"又如乘飞机做长途旅行，由于时差的原因，昼夜突然逆转，会出现睡眠、消化和精神活动等方面的障碍，或是机能低下，人会感到非常疲劳，需要一段时间才能慢慢适应。

二是不轻易加班：长期上夜班者，他们与白天工作者比较，其生物钟节律的相位正好倒转180°。当其他人起床时才去睡觉的人，别人体温上升时他们反而下降；别人血中肾上腺皮质激素含量高时他们却很低。说明人的生物钟是可以"拨动"的，以此来适应现实生活的需要。就养生保健来说，一是采取弹性作息：要在身体机能达到高峰时，多工作、多学习；低潮时，注意休息，条件允许的话，可采取弹性工作时间、弹性学习时间。二是不轻易加夜班：不要轻易地加夜班，即使要加夜班，也要循序渐进，逐步调整好自己的生物钟。

2. 一日饮食养生具体要求

一日饮食宜注意以下三个问题：

首先，早中晚饭好饱少　我国自古以来就有"早饭宜好，中饭宜饱，晚饭宜少"的养生箴言。清代养生家曹庭栋《老老恒言》曾说："《内经》曰：'日中而阳气隆，日西而阳气虚'，故早饭可饱，午后即宜食少，至晚更必空虚。"由于人与自然是一个统一的整体，早上太阳初生，中午太阳隆盛，天地的阳气都在生发、旺盛之中，这些时候人们脏腑功能也处于生发、旺盛的状态，营养需求大，代谢也旺盛，所以早饭宜好、中饭宜饱。晚上太阳落山，自然界一派阴寒之气，人们阳气需要收藏，同时活动也较少，营养需求变少了，代谢减退了，因此晚饭宜少。不知养生，晚上依然大吃大喝，摄入的食物既由于阳气相对较虚无力运化、代谢，又由于晚上活动较少能量得不到消耗，因此极易引起肥胖。当然学生、夜班工作者因为晚上还要学习、工作，又不能机械地要求晚饭宜少。

其次，上床萝卜下床姜　民间素有"上床萝卜下床姜，不用医生开药方"的养生谚语。早晨起床后喝点姜汤、姜茶，早饭小菜吃点鲜姜丝、腌姜片，在于振奋阳气，提神醒脑，并有御寒作用；晚饭喝喝萝卜汤，吃吃拌萝卜、腌萝卜，在于消食导滞，和降胃气，可避免《素问·逆调论》所谓"胃不和，则卧不安"的改变而促进阳气敛藏，使晚上睡眠安定。

第三，晚饭少预防肥胖　俗语云："马无夜草不肥、人无夜宵不胖。"国外有人通过实验观察，发现夜间食用碳水化合物易于储存，而早晨进食则易于分解，分析其原因是因为体内糖异生与糖酵解两个生化过程各在一天的不同时间占优势，前者在夜间，后者在早晨。因此，晚饭宜少又能预防肥胖症的发生。因为晚上多食易致肥胖，肥胖又是冠心病、高血压、胆石症、糖尿病等诸多病症的始发原因，所以养生家、医学家都不主张临睡多食。东晋时期养生家张湛《养生要集》即记载："晚饭少吃口，活到九十九。"

（十七）因时养生，参伍相合

> 以日之寒温，月之虚盛，四时气之浮沉，参伍相合而调之。（《素问·八正神明论》）

【释义】

人体阴阳之气的盛衰消长、经脉气血的循环流注及其五脏六腑的功能活动等有其明显的时间节律，同时由于"天人相应"的关系，人体的时间节律常随着自然的时间节律如日月运行及其昼夜更替、季节变迁而出现周期性的变化，如《灵枢·岁露》即认为"人与天地相参，与日月相应"。

《素问·四时刺逆从论》有以天人相应观点阐释人体气血在一年不同季节分布特点的记载。本篇提出人体气血的运行及盛衰，不仅随季节气候的更替而变化，而且同太阳光照之强弱以及月亮盈亏之变化密切相关。

本条原文是说，由于人有时间节律、自然也有时间节律，因此人们应主动适应自然的时间节律，因时养生，顺应自然规律，从而达到健康长寿的养生目的。也就是说人们要根据自然界一日太阳的起落盛衰与寒温变化，月亮的盈亏圆缺明暗改变，以及一年春夏秋冬四时阴阳之气的浮沉盛衰消长，彼此参合互证，来对人们的身体加以调整。

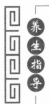

本条原文讲的是《内经》"天人相应，整体调摄"养生原则的具体方法，属于现代"时间养生"的范畴。"因时养生"主要体现在"一日昼夜晨昏养生""春夏秋冬四时养生"与"月亮盈亏按月养生"等三个方面。此前已介绍了"一日养生"与"四时养生"，以下介绍"月亮盈亏按月养生"。

以下通过《内经》和现代对月亮与健康的认识、月亮盈亏与中医传统养生保健的要求，介绍"月亮盈亏按月养生"的相关内容：

1.《内经》及现代对月亮与健康的认识

首先，《内经》对月亮与健康的认识　本篇即《素问·八正神明论》说："月始生则血气始精，卫气始行。月廓满则血气实，肌肉坚。月廓空则肌肉减，经络虚，卫气去，形独居。"意思是说月圆时，人体气血比较旺盛、充实，而月缺时，人体气血比较衰弱、虚少。

满月时，由于人体气血充实，肌肉皮肤致密，腠理汗孔闭合，因此这时人体即使遇到外界病邪的侵袭，也较为表浅而患病轻微。月亏时，因为人体气血衰弱，肌肤松弛，腠理开泄，所以此时遇到贼风邪气的侵袭，亦多是深在而患病急重。如《灵枢·岁露论》即说："月满……当是之时，虽遇贼风，入浅不深。至其月廓空……当是之时，遇贼风则其入深。"

月亮的盈亏影响着人的诸多生理病理变化，因此在治疗疾病、养生保健方面就应该根据月节律、月亮的盈亏变化等时间节律"因时制宜"。像本篇就说："月生无泻，月满无补，月廓空无治，是谓得时而调之。"意思是说月亮在生长的时候处于精气不足的状态，人体受此外环境的影响精气也不足，若是此时用泻的方法，会使人体脏腑更虚，有可能损伤人的正气；月满时聚集了大量的精气，人体受此外环境的影响精气充盈，此时若再施行补法，会使精气外溢、血留络外；月亮还未成形时处于精气空虚无物的状态，人体阴阳营卫之气皆随月亮而虚，此时若施行针刺等治法，正不胜邪，有可能使阴阳气血逆乱而出现邪留不去、正气逆乱的恶果。

其次，现代研究对月亮与健康的认识 现代研究证实，月亮盈亏不仅造成地球上潮涨潮落，还对人类健康有一定影响。

研究发现，月亮盈亏对人们精神状态有影响，满月时精神病院病房比平时更加混乱、嘈杂，入院治疗的精神病患者也特别多。

月亮的周期性变化对女性生殖系统有影响，在一定的地域，月亮的盈亏对女性经带分泌及其妊娠分娩有着一定的影响。

月亮盈亏对内科疾病有影响，研究发现，内科疾病的发生与月亮盈亏的运动变化有着一定的相关性，内科疾病的发病节律大多与月亮盈亏变化中的朔、上弦、望和下弦相位相对应。

2. 月亮盈亏与中医传统养生保健的要求

依据月亮盈亏养生保健宜从以下四个时段着手：

首先，朔日养生 朔日即新月，是在农历初一前后，此时精气不足，月缺无光，人体白天阳气渐弱，夜间阴气渐虚，人们精神、体力较差，同时机体抵抗力下降，是肺心病、风心病、冠心病、心绞痛、心肌梗死、脑梗死易于发生和加重的时期。

朔日人体阳气弱、阴气虚，人们精神、体力较差，可适当减少工作、学习时间，适度增加睡眠时间。普通人群宜注意补气养血、扶正固本，如可于朔日前后两三天，根据需要食用民间验方红枣花生龙眼汤以补养气血，方法是取红枣、龙眼肉各 15g，花生仁 50g，加水煮熟饮汤；坚持晚上 9 ~ 10 点就寝前拍打后背，先拍打正中，再拍两侧，从上至下 50 ~ 100 次，由于背部有心肺等脏腑俞穴，因此通过拍打刺激能振奋心阳、肺气，有助于夜间体内血液运行的畅通。心脑血管疾病患者此时要注意及时添加衣服，避免风寒等邪气的侵袭，亦可根据需要于朔日前后每天服用三七粉，在一定程度上，有减少疾病发生、减轻疾病的作用。方法是取三七粉 1 ~ 3g，早晨一次服完，或早晨、临睡前分次服用。

其次，望日养生 望日即圆月，是在农历十五前后，此时精气充足，月圆光亮，人体白天阳气旺盛，夜间阴气充盈，人们精神亢奋、体力较强，同时机体抗病能力增强，但是由于血气上浮，一方面头痛、头昏、失眠、多梦等病症高发，另方面高血压病、上消化道出血、脑出血、肺结核、支气管扩张咯血等病症易于在此时发作和加重。

望日人体阳气旺盛、阴气充盈，人们精神亢奋、体力较强，可适当增加工作、学习时间，适度减少睡眠时间。普通人群，此时段可加强运动锻炼，不要服用补药，否则静养、补益过度，"月满而补，血气洋溢"，会引起人体阴阳失衡，不利健康。对于在望日前后易于发作和加重疾病的患者，在望日前应注意静养，稳定情绪，保持良好心态，注意使用预防性用药，同时尽量不吸烟、少饮酒，切忌进食辛辣或过于温补的食物，以防加重病情。高血压病患者可于望日前两三天清晨食用《随息居饮食谱》雪羹汤，方法是取荸荠、海蜇头各 30g，加水煮熟饮汤。脑血管疾病患者，可在午睡前、临睡前两个时段按摩足部涌泉穴 50～100 次，能起到补肾降逆、调血宁神的作用，有预防望日血压升高、预防脑出血的功效。

第三，上弦到圆月养生 上弦即农历初七前后，从上弦到圆月，精气逐渐充足，月亮由缺到圆、月光由暗到亮，人体阳气、阴气也逐渐旺盛、充盈，人们精神良好、体力充沛，同时机体抗病能力较强。

上弦到圆月，普通人群可适当增加工作、学习时间，适度减少睡眠时间。高血压病、心脑血管病、出血性疾病等患者，此时段应注意不要进食过于辛辣刺激或是过于温补的食物，稳定情绪，调节恼怒、郁闷等不良情志，以免加重病情。

研究发现，弦日（阴历初六、初七、初八和二十二、二十三、二十四共 6 天）时段支气管炎、肺炎、传染性肝炎、慢性胆囊炎等感染性疾病易于发病或是病情加重。所以，对于体质虚弱尤其是经常罹患呼吸系统疾病的中老年人和儿童，在弦日前后要注意气候冷热变化，适时防寒保暖，尽量不与患有呼吸系统疾病的病人接触。做好防寒保暖，特别注意胸背部与双脚的保暖。另外，根据需要，可使用邓沂教授经验方黄芪杞菊茶或中成药玉屏风散（颗粒），以补肺益气、增强抵抗力，可有效预防呼吸系统疾病。黄芪杞菊茶（《生活与健康》2014 年第 2 期），方法是取黄芪、枸杞子、黄菊花各 10g，先加水煮黄芪、枸杞子 20 分钟，再加菊花煮 5 分钟，加入适量冰糖调味，代茶饮用。对于患有传染性肝炎或者慢性胆囊炎的患者,在弦日前后,饮食宜清淡,少吃油腻、辛辣食物,避免情绪急躁,同时应注意避免过劳,可减轻病症表现。

第四,圆月到下弦养生　下弦即农历二十三前后,从圆月到下弦,精气逐渐虚衰,月亮由圆到缺、月光由亮到暗,人体阳气、阴气亦逐渐虚弱、衰减,人们精神、体力较差,同时机体抵抗力较弱。

圆月到下弦,普通人群可适当减少工作、学习时间,适度增加睡眠时间。贫血、低血压,以及气血不足、脾肾虚弱等患者,此时段可进行食补或药补,有助于气血的充盛、脾肾等脏器的强健,有益于疾病的痊愈康复、虚弱状态的改善。如可于此时段,根据病症、证候差异,或使用民间验方当归炖乌鸡补血益精调治贫血等疾病与血虚状态,方法是取当归10g、乌鸡一只,加水炖煮,食肉饮汤;或使用《随园食单》黄芪蒸鸡益气升阳调治低血压等疾病与气虚状态,方法是取黄芪10g、母鸡半只,上笼蒸制,食肉饮汤;或艾灸足三里强健脾胃调治食欲不振、消化不良、腹痛腹泻、神疲乏力等脾胃虚衰病证,方法是点燃艾条,置于足三里部位的皮肤,保持一定距离,让人只觉有温热而无灼痛,一般每次灸10分钟左右,每日1次;或通过气功锻炼强健肾脏调治小便频数、夜尿较多、畏寒肢冷、神疲乏力等肾阳虚衰病证,如《素问·刺法论》记载:"肾有久病者,可以……静神不乱思,闭气不息七遍,以引颈咽气顺之,如咽甚硬物,如此七遍后,饵舌下津令无数。"

(十八)秋冬伤阳,手足寒厥

> 　　此人者质壮,以秋冬夺于所用,下气上争不能复,精气溢下,邪气因从之而上也。气因于中,阳气衰,不能渗营其经络,阳气日损,阴气独在,故手足为之寒也。(《素问·厥论》)

【释义】

夺于所用:"夺",强取也,即耗损夺失。"所用",泛指足之三阳经脉的经气、藏于肾脏的肾精肾气。"夺于所用",指强力劳作,纵欲过度，耗损足之三阳经气，夺失肾精肾气，因此即会损伤肾中阳气。

下气上争不能复："争"，东汉许慎《说文解字》说："引也。"段玉裁注："凡言争者，谓引之使归于己也。""下气上争不能复。"明代医家张景岳注释说："精虚于下，则取足于上，故下气上争也。去者太过，生者不及，故不能复。"即肾之精气虚于下，必然取之于上之脾胃水谷精气，而由于下虚太过，即使取之于上，亦不能立即恢复其常。

邪气因从之而上：气随精泄，元阳虚衰，阳虚则阴盛为邪，故阴寒之邪气因此乘虚上逆。

气因于中："因"，隋唐时期医家杨上善作"居"，当据改。"气因于中"，指阴寒之气居留于内。

本条原文是说，有这样一类人自恃体质强壮而不善养生保健，在秋冬自然界及其人体阳气敛藏、不足之时，违背养生规律，强力房劳，纵欲过度，耗损足之三阳经气、夺失肾精肾气而损伤肾中阳气。肾之精气虚于下，则取之于上之脾胃水谷精气，而由于下虚太过，即使取之于上，亦不能很快恢复。肾气不足，肾气不固，则出现男子滑精、女子带下等精气溢泄的病证。而精气溢下则气随精泄，引起肾阳进一步虚衰，阳虚则阴盛为邪，故阴寒之邪气因此乘虚上逆。阴寒之气居留于内，渐致阳气虚衰，不能助血运行，渗灌营养经络，阳虚阴盛，四肢失于温养，所以出现以手足寒冷为主要表现的阳虚体质或寒厥病证。

养生指导

本段原文提出手足寒厥等阳虚体质是由秋冬季节纵欲太过引起。

阳虚体质属不良体质，由于全身功能低下，因此会影响人们的生活质量，若不及时调理，又会进一步导致多种慢性疾病，所以说阳虚体质等不良体质的养生保健有其积极的意义。基于"天人相应"的中医养生理论，此阳虚体质的养生保健最宜在秋冬季节进行。

黄帝内经 养生智慧解密

以下介绍阳虚体质的秋冬养生方法：

首先，生活起居方面　阳虚体质之人，机体代谢较慢，加之活动量减少，身体产热不足，因而在属阴的秋冬季节会更加怕冷，多有形寒肢冷、喜暖怕凉、喜春夏恶秋冬的表现。故在深秋季节特别是严寒的冬季，阳虚体质者更要"避寒凉就温暖"。如赵志伟撰文（《工友》2011 年第 12 期）提出冬季保暖应该做到"六暖"，很有指导意义。"六暖"即暖头、暖脚、暖背、暖胸、暖脐、暖室。"暖头"，指寒冬季节外出时戴上帽子；"暖脚"，指秋冬常穿保暖鞋袜，常用热水泡脚、揉擦足心涌泉穴；"暖背"，指秋冬穿贴心的棉背心或皮毛背心，睡觉时不让背部着凉；"暖胸"，指秋冬经常坚持用手掌上下摩擦前胸 100 ～ 200 下；"暖脐"，指秋冬经常按摩肚脐，睡觉时覆盖肚脐；"暖室"，指冬季室温应保持在 18 ～ 24℃之间。

阳虚体质之人还应注意房事养生，性生活不能过频，尤其是秋冬人体阳气收敛、闭藏之时，宜静养休息，不可房事过频，以免损伤肾精、肾阳，动摇生命之基。

其次，经络药物方面　经络养生方面，秋冬季节尤其是严寒的冬季，阳虚体质之人可自行按摩气海、足三里、涌泉等穴，或常灸足三里、神阙、气海、关元、命门等穴，以温阳补肾、增强体质。

药物、中成药养生方面，在进入寒冬之前的秋季以及冬季，肾阳虚表现畏寒肢冷、精神萎靡、夜尿较多、小便频数、大便稀溏等不适者可选用金匮肾气丸、右归丸等；脾阳虚表现胃腹冷痛、食欲不振、大便稀溏、消化不良、畏寒肢冷等不适者可选用理中丸或附子理中丸；脾肾两虚表现下肢水肿、早轻晚重、五更泄泻、完谷不化、小便不利等不适者可选用济生肾气丸、脾肾两助丸。

第三，食疗药膳方面　阳虚体质之人，平时应适度食用或饮用味甘性温、具温阳作用的食物或饮品，如鸽肉、鹿肉、狗肉、羊肉、牛肉、鸡肉、虾、韭菜、生姜、葱与红茶、普洱、黄酒、白酒等。平素宜少食、少饮寒凉食品，如西瓜、苦瓜、绿豆、绿茶、冷冻饮料等。"秋冬进补"，在进入寒冬之前的秋季以及冬季，可选择食用当归生姜羊肉汤、山药鸽子汤、补肾温阳膏、壮阳狗肉汤等药膳，以蓄养、培补虚损的阳气。介绍两首药膳方：

一是补肾温阳膏： 本方收录于《膏方临床应用指南》。熟地黄120g，山萸肉100g，怀山药120g，肉桂60g，白茯苓100g，炒白术100g，红参20g，炒薏苡仁100g，当归100g，炒白芍100g，补骨脂100g，菟丝子100g，淫羊藿100g，巴戟天100g，枸杞子100g，麦冬100g，防风100g，陈皮100g，炙甘草30g，鹿角胶300g，阿胶200g，冰糖500g，黄酒250g。以上除鹿角胶、阿胶、冰糖、黄酒外，其余各物加水煎煮3次，滤汁去渣，合并滤液，加热浓缩为清膏；再将鹿角胶、阿胶隔水炖烊，冰糖溶化后，和黄酒一起冲入清膏和匀，收膏即成。放凉后瓷罐或玻璃瓶等容器收贮备用。在进入寒冬之前的秋季以及冬季连续服用，每日2次，每次10～20g，在两餐之间，用温开水冲服。1个月为1疗程，或服用至症状消失。本方有温阳益气、健脾补肾的功效。适用于平素畏冷、手足不温、喜热饮食、精神不振等不适阳虚体质之人的秋冬季节的调补。

二是壮阳狗肉汤： 本方收录于《小食疗妙治百病》。狗肉250g，附片15g，菟丝子10g，食盐、味精、生姜、葱、料酒各适量。将狗肉洗净，整块放入开水锅内氽透，捞入凉水内洗净血沫，切成3.2cm长的方块；姜、葱切好备用。将狗肉放入锅内，同姜片煸炒，加入料酒，然后将狗肉、姜片一起倒入砂锅内，同时将菟丝子、附片用纱布装好扎紧，与食盐、葱一起也放砂锅内，加清汤适量，用大火烧沸，小火煨炖，待肉熟烂后即成。服用时，拣去药包不用，加入食盐、味精，吃肉喝汤。在冬季可经常食用，每日2次，佐餐食用。本方具温肾助阳、补益精髓的作用。适用于阳虚体质之人出现精神不振、腰膝酸软、畏寒肢冷、胃腹冷痛等不适的秋冬季节的调补。

三、脏腑养生

（十九）养心为上，主明下安

> 心者，君主之官也，神明出焉……故主明则下安，以此养生则寿，殁世不殆，以为天下则大昌。主不明则十二官危，使道闭塞而不通，形乃大伤，以此养生则殃，以为天下者，其宗大危，戒之戒之。（《素问·灵兰秘典论》）

【释义】

主：此处指的是"心脏"，即"心者，君主之官也"。

殁世不殆：三国时期曹魏张揖《广雅》注释说："殁，终也。"东汉许慎《说文》注释说："殆，危也。""殁世不殆"，即终生没有危险。

十二官：指的是人体十二个脏腑，即心、肝、脾、肺、肾、膻中"六脏"，以及胆、胃、大肠、小肠、三焦、膀胱"六腑"，《素问·灵兰秘典论》以封建社会的不同官吏来比喻人体脏腑的作用和地位，故称"十二官"。此外，膻中即心包络，因其为心脏的外围组织，故常将其并入心脏，一般不称"六脏"而称"五脏"。

使道：指十二脏腑相互联系的通道。

《内经》和中医学讲的"心"，有两个概念，一是指居于胸腔的解剖学上的心脏，即"血肉之心"，其负责"主血"，即所谓"心主血脉"；二是指以心来概括人体精神、意识、思维与情志活动的功能，即所谓"心主神明"，其负责"藏神"，即所谓"心藏神"。什么是神呢？神就是精神活动的总称，包括思维、意识和情志活动等。因为精、气、神为人身之宝，精足、气充、神全，是养生延年益寿之根本。本固而精生，精生而化气，气生而化神，神全而身健，故心为诸脏之主宰，亦为精气神之主宰。

本条原文是说，人的心脏在脏腑之中居于首要地位，从取类比象的角度来看，譬如一个国家，心脏的地位就好比一国最高的君主一样，其他脏腑都是在心的主持下，各司其职，分工合作，便能保持身体健康，延年益寿。心脏的功能正常，则十二脏腑即相互为用，协调平衡，人能健康长寿，故说"主明则下安，以此养生则寿"。"心主血脉"与"心藏神"两种功能之间是相互关联的，血液是精神活动的物质基础，精神活动能调节和影响血液循环。如果心血不足，血不养心，可导致心神不安，出现心悸、失眠、多梦等病证。因此，发生病变后，两者之间亦可以互相影响，如血液亏虚，可以导致心神不安；心神不安，又可以引起血行不畅。病久还会影响到各个脏腑的功能，引起气血运行道路的闭塞，脏腑之间失去协调配合，人体整体功能即会遭到破坏，"形乃大伤"，人的生命就会发生严重的危害，故说"主不明则十二官危"。

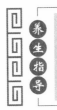

养生指导

本条原文在强调"心主神明"、心为诸脏主宰的基础上，提出"养心则安"的养生方法。

以下介绍心脏的生理功能与养生方法：

1. 心脏的生理功能

心脏位于胸腔，横膈膜之上，两肺之间，并有心包络裹护于外。中医认为，心脏的功能主要是主血脉、主藏神：

首先，心主血脉 心脏与血脉相联系，有"主血脉"的功能。心主血脉，包括心主血和心主脉两个方面：

一是"**心主血**"：心主血有两个含义。第一个含义是指心气能推动血液的运行，从而将营养物质输送至全身，使五脏六腑、四肢百骸、肌肉皮毛以及血脉本身都受到濡养以维持它们的功能活动。这里所说的"心气"，是指推动心脏搏动、血液流通及振奋精神的动力。第二个含义是指心有生血的作用。中医认为，由饮食水谷而化生的营气和津液，进入血脉后要经过心火亦即心阳的化赤过程而生成血液，所以有"心能生血"的说法。

二是"**心主脉**"：是指心与脉管直接相连，形成一个密闭循环的管道系统。脉管是容纳和运送血液的通道，必须富有弹性，舒缩有力，畅通无阻，才能保证血液的正常运行，这叫作"脉道通利"。

以上心主血、心主脉相互配合，心、血、脉密切相连，构成一个血液循环系统。这一系统中，心气充沛，心血充盈，脉道通利，是保证血液正常运行的必要条件，可以说是缺一不可的。

其次，心主藏神　心脏还是可以接受外界客观事物的刺激并做出反应，进行心理、意识和思维活动的脏器。

心主藏神，即心主神明，包括心脏主宰脏腑协调活动和心脏主管神志活动两个方面：

一是"**心脏主宰脏腑协调**"：人体的脏腑，各有不同的生理功能，但它们都必须在心脏的主宰和协调下，分工合作，才能共同完成人的整体生命活动。所以，《灵枢·邪客》称心脏为"五脏六腑之大主"。心气强盛，心主神明的功能正常，各脏腑的功能在心脏的主宰下即会互相协调，彼此合作，身体安康。反之，如果心气虚衰，心主神明的功能失常，其他脏腑的功能活动就会发生紊乱而失调，就会引起疾病，甚至死亡。

心脏在脏腑之中居于重要的地位，需要一刻不停地搏动，却不能没有规则地乱动、躁动。试想，一国之君如果躁动不安，恐怕就要民不聊生，生灵涂炭，战乱频繁了。因此，心脏不可虚弱，否则人就生机不旺，血脉不畅，先天性心脏病患者的生长发育不良和口唇面色发紫就是明显的例证。但是也不能躁动不安、没有牵制，否则人就会经常躁动不安、烦躁恼怒、失眠健忘。

二是"**心脏主管神志活动**"：是指心脏有主管人们的精神、意识、思维与情志等心理活动的功能。

中医认为，心脏主宰脏腑协调活动，主管神志活动，这与西医所说的大脑功能相似。如我们平常讲的"心心相印""促膝谈心""心旷神怡""心花怒放"等成语，说的都是"心"，从西医来讲实际都指大脑皮层的功能活动。也就是说，心脏具有相当于大脑的某些生理功能。心主神明的功能正常，则人的精力充沛，意识清楚，思维敏捷，情志正常。反之，就会出现精力情志反常，如精神错乱、意识不清、思维障碍、神志昏迷、情志失调等表现。

心主神明是基于心主血脉的功能之上，心血是心神的物质基础，所以有"血者，神气也"之说。

2. 心脏的养生方法

心脏的养生，一般包括涵养精神和保护心脏两个方面：

首先，涵养精神　中国传统养生十分注重"以德立身""养生必先养性"，这里的"性"是指品德、禀性，即培养高尚的道德情操，不断完善人格，是养生必先养心的重要内涵，也是现代所谓心理健康的重要标志。

"心主神明"，人的精神、心理活动是由心所主宰的，因此养生必先养心。心不病则神不病，神不病则人不病。养心又在凝神，神凝则气聚，气聚则形全。未患病之前，"养心重于养身"，唐代著名医家、养生大家孙思邈就以其独特的见解，实践了注重养心的保健养生法，身体力行，在当时平均年龄只有二三十岁的时代，实现了寿高百多岁的奇迹。

孙思邈收集东晋养生家张湛的《养生要集》提出了"十二少"的养心真谛与"十二多"的丧生之本。"十二少"即"少思、少念、少事、少语、少笑、少愁、少乐、少喜、少好、少恶、少欲、少怒"；"十二多"即"多思则神殆，多念则志散，多欲则志昏，多事则形劳，多语则气亏，多笑则脏伤，多愁则心摄，多乐则意溢，多喜则忘错混乱，多怒则百脉不定，多好则专迷不理，多恶则憔悴无欢"。只有将两者紧密地结合起来，有所倡又有所忌，才能达到真正的养生境界。当然若是患病，对疾病不过于忧虑担心，既来之，则安之，乐观对待，谨遵医嘱，配合医生安心治疗，宋代文学家苏轼《病中游祖塔院》所言"因病得闲殊不恶，安心是药更无方"，讲的正是这个道理。

现代心理学认为，道德愉快是一个人在利他活动中自我体验到的愉快，有减轻或消除心理痛苦的作用。一个具有一定道德修养的人，往往是一个心理健康的人，具有良好的心理素质，能理性地处理问题，自制力强，为人豁达大度，对未来充满信心，碰到困难和挫折不会灰心丧气，以快乐的生活态度面对人生。情绪与人类健康关系密切。人的情志活动以五脏精气为物质基础，也是各脏腑功能的一种表现。但情志活动对脏腑有反作用，如怒伤肝、喜伤心、思伤脾、忧伤肺、恐伤肾。因此，保持良好的情绪是庇护身心健康的重要保证。

其次，保护心脏　心脏有节奏地跳动伴随着生命的整个过程，一旦心脏停止跳动，生命也就终结了。因此，保护心脏也就是保护生命。

介绍几种保护心脏的方法，供大家参考：

一是注意饮食调养：《素问·通评虚实论》说"肥贵人则高粱之疾也"，是说肥胖都是由于经常偏嗜高粱即膏粱，常吃肥肉、油脂或精米细面等肥甘食物引起。西晋时期张华《博物志》也说"所食逾多，心逾塞，年逾损焉"，是说饮食不节，膏粱饮食过度，痰湿、瘀血阻滞，易致冠心病、高血压等心脑血管疾病，同时还会影响寿命。因此，应当摄入均衡膳食，脂肪、蛋白质、碳水化合物、维生素、微量元素等营养要素搭配要合理。尤其注意不可膏粱厚味太过，要保持正常体重，超重者应减肥。

二是注意减少用神：《灵枢·本神》说"所以任物者谓之心"。对于外界各种信息进行接受、分析和处理的首先是我们的"心神"，然后才由君主心脏调动五脏六腑、精气血津液、四肢百骸、五官九窍等统一协调行动进行应答。所以，要注意避免"用神过度"，如减少看电视、用电脑、玩手机的时间，特别要注意避免或减少"一心二用""一心三用"的用神过度，以免伤神、伤心。另外，要经常使心理保持平衡，避免不良精神情志因素损耗心脏。像有资料表明，易怒、无端敌意可使冠心病发生率大大增加。

三是戒烟限酒：香烟和酒精对心脏均有损害。据 WHO 调查，死于心肌梗死者，吸烟的占 25%；研究表明，香烟中的尼古丁是缺血性心脏病如冠心病的主要致病因素之一。心脏在酒精长期作用下可发生变性，这些改变早期如能及时戒酒，可以逆转，否则将会演变成酒精性心肌病；长期过量饮酒还会增加高血压、脑卒中的危险。因此，为保护心脏，维护健康，必须要戒烟限酒。

四是避免细菌病毒：妇女妊娠期间，特别是前三个月，应当避免感冒、风疹及其他病毒感染。儿童及青少年也要避免感冒及其他上呼吸道感染。病毒感染虽无特效药物，但适当休息及对症治疗可以帮助康复，并可避免或减轻心肌损害。

五是参加体育活动：中医讲"动则生阳"，也就是说适度的体力劳动和形体锻炼能够兴奋阳气，强盛阳气。而阳气最为旺盛的是心脏，心脏又有主血脉、主神明的功能。因此运动可以强健心气，增强心脏功能，促进血脉畅通，同时也使心血充沛，心情舒畅，少有恼怒、郁闷等不良情绪。研究表明，每周3次、每次20分钟的有氧运动可使心脏得到有效的锻炼。

六是治疗心脏疾病：现代科学技术发展，使心脏病的预后大为改观。例如，高血压病通过持久地控制血压，可避免发生心、脑、肾功能衰竭，从而使患者接近正常人的寿命。先天性心脏病及心脏瓣膜病患者选择适当时机手术，可获治愈。冠心病患者通过手术治疗，可明显提高生活质量，部分患者可以明显延长寿命。

（二十）五脏所恶，慎而避之

五脏所恶：心恶热，肺恶寒，肝恶风，脾恶湿，肾恶燥。是谓五恶。（《素问·宣明五气》）

【释义】

本条原文按照五行学说的理论，推演和归类出"五脏所恶"，提示五脏各自容易受到自然界某一致病邪气的侵害。

"心恶热"，首先是指心气旺盛于自然界阳气隆盛的夏季，夏季暑热天气最容易引起心火亢盛的病变，出现身热头痛、心烦失眠、面赤口渴、舌质红赤、口舌生疮等病证。其次是指心中阳热之气不能偏亢，如心阳偏亢、心火亢盛则易于出现心烦失眠、面赤口渴、口舌生疮，甚则狂躁谵语，或兼见小便赤涩刺痛、尿血等病证。第三是指心病患者多有恶热的特点。

"肺恶寒"，肺在五脏之中与自然界关系最为直接，当自然界气候寒冷，外寒侵袭，最易引起肺气不宣，出现鼻塞、流涕、喷嚏、咳嗽、恶寒、发热等病证。同时，当老年人脾肾阳虚、痰湿内停之时，若复感自然界的寒邪，则寒邪易引动体内痰湿上逆，形成寒水射肺的改变，出现形寒肢冷、气短喘促、咳喘痰多清稀，甚则不能平卧、面肿肢浮等病证。

"肝恶风"，肝与自然界的风气相似，在五行肝与风均属"木"。肝开窍于目、主筋膜，因此"风"主要指"内风"，也就是"肝风"，尤其是在肝肾阴虚的基础上，阴虚不制阳，水不涵木，肝阳过亢而化风，这时因肝风上扰，即会出现头晕目眩、肢体筋脉震颤抽搐等表现，类似于自然界"风邪"致病，所以称"内风"。因此说"肝恶风"。

"脾恶湿"，脾主运化水液、水湿。脾气虚衰，脾阳不足，不能运化水液，即会产生水湿。自然界的湿邪，也最易侵犯脾脏，困阻脾气、脾阳，影响脾胃运化水液，产生水湿。湿病的表现，如身体困重、脘痞腹胀、食欲不振、大便稀溏、舌苔白腻，甚至出现肢体浮肿。所以说"脾恶湿"。

"肾恶燥"，肾为水脏，主藏精，主津液。自然界气候干燥除易于伤肺之外，亦易伤肾。同时人体本身津液、精液损伤，也会产生类似于燥邪致病的病证。燥病的表现，像形体消瘦、眼目干涩、耳聋耳鸣、干咳无痰、口干口渴、皮肤干燥、大便干结、舌头干燥。因此说"肾恶燥"。

本条原文概述五脏分别对"热""寒""风""湿"与"燥"五种邪气的耐受不同，因此"五脏所恶，慎而避之"。由于五脏所恶，五脏病证在饮食、穿着、起居生活等方面，均应遵守相关禁忌，避免风、热、湿、寒、燥等邪气，伤害五脏。

以下介绍针对"五脏所恶"适用的五脏养生保健药膳，供大家选择使用：

1. "心恶热"养生保健药膳

外感温热之邪，如夏季暑热病邪，可引动心火。同时，过食辛辣食物、温补药食，可助阳生火；七情不调，情志过极亦会生热化火，从而出现心烦、心悸、失眠、躁热、大便干结等心火病证。

莲心甘草茶（《药茶700方》）：莲子心2g，生甘草3g，以开水冲泡，酌加白糖适量调味，代茶饮用，随喝随添水，至味淡为止。本方源于民间，以清心安神、消暑除烦的莲子心为主，配伍清热解毒、调和药味的生甘草，以及清热利尿兼以矫味的白糖组成。全方共奏清心安神、泻火解毒之功。适用于心火偏盛所致烦躁不眠、眩晕头痛、手足心热、口舌糜烂、尿赤便秘等病证的调治。也适用于夏季气候炎热、情绪紧张、焦虑不安、头昏头痛、失眠多梦等不适的调养。

2. "肺恶寒"养生保健药膳

外感寒邪，如冬季的寒邪，冬春、秋冬交接时期的风寒病邪，以及寒凉冷饮都可引发肺寒。心、脾、肾脏阳气虚衰则虚寒内生，肺、脾、肾脏功能虚弱则寒饮停聚，内寒、内饮亦会损伤肺脏，由此出现恶寒、咳嗽、痰多质稀等肺寒病证。

款冬定喘茶（《泡杯好茶不生病》）：款冬花9g，冰糖适量，放入保温杯之中，倒入沸水，加盖泡闷10分钟之后即可开盖饮用。方中款冬花温肺化痰、止咳定喘、润肺下气，现代研究有解除支气管痉挛、兴奋呼吸等作用。本方以款冬花为主，合入润肺、止咳、矫味的冰糖组成。全方具有温肺化痰、润肺止咳之功。适用于肺寒所致咳嗽气喘、痰多质稀、畏寒肢冷等病证的调治。肺火偏盛咳嗽、阴虚劳嗽的病证不宜饮用。

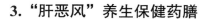

3. "肝恶风"养生保健药膳

外感风邪,如春季风热偏盛可伤肝动风,而肝肾阴虚、肝阳上亢,肝血不足、血不养筋更易生风,从而出现头晕目眩、肢体拘挛抽搐、肌肉麻木震颤等肝风病证。

杞菊猪肝汤(《生活与健康》2014 年第 4 期):猪肝 500g 洗净,切大块,用沸水焯去血污;生姜、葱洗净,生姜切片、葱切段;枸杞子 20g,白菊花 8g,玫瑰花 2g,红枣 30g 洗净,将枸杞子、红枣装入纱布袋、扎紧袋口,菊花、玫瑰另放备用。将焯过的肝块与配料袋,以及适量的生姜片、葱段、黄酒和清汤 2000mL 放入炖锅内,如常法用小火炖半小时,将熟时放入菊花、玫瑰,再煮 10 分钟,捞出配料袋,弃除姜、葱,加精盐、胡椒粉调味,猪肝稍凉切薄片,即可上桌。佐餐食用,食肉喝汤。本方为邓沂教授经验方,以滋补肝肾、补血益精的枸杞子,平肝明目、祛风清热的菊花,以及养血补肝、以脏补脏的动物肝脏为主,合入理气解郁、活血散瘀的玫瑰花,益气养血、健脾益胃的红枣组成。全方合用,具有滋补肝肾、补血益精、清肝明目的功效。适应于肝肾精血不足、阴虚阳亢所致眩晕的调养,如阴虚体质或高血压患者眼花头昏、头痛目涩、面色萎黄、腰膝酸软,或看电视、使用手机、上网过久视力疲劳、眼睛干涩等,均可使用。

4. "脾恶湿"养生保健药膳

外感湿邪,如夏秋交接的长夏季节的桑拿天气固然可以伤脾,而过食肥甘厚味、过度贪凉饮冷亦能化湿生痰,困遏脾气、脾阳而出现胃脘痞闷、呕恶欲吐、身重肢困、食欲不振、大便稀溏等脾湿病证。

莲子芡荷粥(《家庭科技》2012 年第 6 期):先将荷叶一张(干品 20g)洗干净,切细,以水煎取浓汁约 1500mL,去渣后与莲子肉、芡实各 60g,以及糯米 50g 同入砂锅,加水适量,以小火慢煮,待粥将熟时,加入冰糖,搅匀稍煮片刻即可,稍凉温食。方中莲子肉清心安神、祛湿止泻,芡实固肾涩精、补脾止泻,荷叶清暑利湿、益气升阳，糯米补中益气、健脾止泻，冰糖既能调味，亦可润肺生津。全方合用，具有健脾渗湿止泻、补肾固精止带、清心安神定志的功效。适用于脾肾不足之人夏季出现食欲不振、胃腹胀满、大便泄泻、小便不利、心烦失眠等不适的调养，以及妇女白带较多、男子滑精遗精等病证的调治。

5."肾恶燥"养生保健药膳

外感燥邪，如秋季燥邪伤肺，久病失治，可致肾燥，而各种感染性、传染性疾病后期，热邪、毒邪稽留亦易伤肾，房事不节更可耗伤肾水，因此出现腰膝酸软、耳鸣耳聋、形体消瘦、咽干口燥、尿少便结等肾燥病证。

防燥桑葚茶（《泡杯好茶不生病》）：桑葚子、锁阳各20g放入保温杯中，倾入沸水，加盖静置15～20分钟之后，加入适量蜂蜜，搅拌均匀之后，即可饮用。方中桑葚子滋阴养血、生津润燥，锁阳补肾益精、润肠通便，蜂蜜补脾益肺、润燥通便。三者合用，具有滋阴养血、补肾益精的作用。适用于肾之精津不足所致形体消瘦、腰膝无力、大便燥结等病证的调治。肾虚腹泻的病证不宜饮用此茶。

（二十一）肺为脏长，清肺防痿

肺者，脏之长也，为心之盖也。有所失亡，所求不得，则发肺鸣，鸣则肺热叶焦。故曰：五脏因肺热叶焦，发为痿躄，此之谓也。（《素问·痿论》）

【释义】

肺者，脏之长也：因肺脏在脏腑之中位置最高，居于人体脏腑的上部即上焦，而居于上焦的肺脏，有输布精血津液以润养全身的功能，若雾露灌溉大地一般，故《灵枢·营卫生会》有"上焦如雾"的说法。另外，肺主气而朝百脉，与肺相应的经脉手太阴经又为十二经脉之首，亦即经脉、脏腑的气血运行与肺关系密切。所以说肺为五脏之长，肺脏在五脏之中占有重要的地位。

肺者……为心之盖也：肺位置在心脏之上，犹如心的上盖一样，故有"肺为华盖"的说法。

有所失亡，所求不得："失亡"，指情志不遂，好像所好之物亡失、遗失一样。"所求不得"，即要求、愿望不能得到满足的意思。

肺鸣：指喘咳有声。

痿躄："痿"，指四肢痿弱，"躄"，指两足不能行走。"痿躄"，此处统指以四肢痿废不用为主要表现的痿病，原文既指发生于皮毛的"皮毛痿"，亦指所有痿病的通称，包括本篇所述"皮毛痿""脉痿""筋痿""肉痿""骨痿"五种痿病。

本条原文是说，由于肺为脏之长、为心之盖，肺脏与脏腑尤其是心脏关系密切。因此如果情志不遂，好像所好之物失亡、遗失一样，个人要求、愿望不能得到满足，因为心藏神、主情志，所以会引起心气内郁。心气内郁，郁而化火，火旺克金，可使肺热而灼伤精血津液。肺热津伤，肺主呼吸，肺合皮毛，故发喘咳有声、气促气短以及皮毛干枯失润的"肺痿""皮毛痿"。情志不遂，郁而发热，肺叶干燥焦枯，肺热津伤，"上焦如雾"功能失调，不能输布精血津液以润养全身，五脏由于肺热津伤而得不到营养，由此影响五脏所主管的五体组织失养，就会发生各种痿病，讲的就是这个道理。

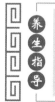

本条原文突出"肺热叶焦"在痿病发病中的重要作用，提示养生保健、预防痿病应"清燥防痿"。

以下介绍痿病的基本知识与调养方法：

1. 痿病的基本知识

首先，痿病的概念 "痿"，有痿弱、衰弱的意思，指肢体痿弱、四肢痿弱不用；亦通"萎"，有枯萎、枯槁的含义，指肢体枯萎、肌肉枯萎不荣。

痿病即痿证，是指肢体痿弱无力，甚至不能运动，以及肌肉逐渐枯萎的病证。因其多见于下肢，故又称"痿躄"。

痿病以肢体痿弱，不能随意运动，甚至肌肉萎缩为临床特征，本篇有"皮毛痿""脉痿""筋痿""肉痿""骨痿"五痿证之分，但在临床上，其症状表现是不能截然分开的，一般统称为痿病或痿证。痿病，相当于西医所谓感染性多发性神经炎、运动神经元病、重症肌无力、肌营养不良等病症。

其次，痿病的发病　痿病系由外感或内伤病因，使精血津液受损，皮肉筋脉骨失养，以致肢体软弱无力，甚至日久不用，最终引起肌肉萎缩。

本篇认为，肺热为引起痿病的主因："五脏因肺热叶焦，发为痿躄。"肺热虽为致痿的主因，但五脏有热皆能致痿，像本篇具体就提出五脏热致痿，原因有三：一是七情所伤，气郁化火，与情志有关，如心热的"悲哀太甚"、肝热的"思想无穷，所愿不得"即是；二是房劳、劳伤太过，伤阴耗精，阴不制阳而生热，与劳伤有关，如肝热的"入房太甚"、肾热的"远行劳倦"即是；三是受湿化热或感热冒暑引起，与感邪有关，如脾热的"有渐于湿，以水为事……居处相湿"、肾热的"逢大热而渴"即是。因此情志失调、劳伤太过及感受外邪等外感或内伤病因均可作用于五脏，致使人体阴阳失调而生热，五脏精血津液受损，肢体组织不得濡养，遂成痿病。

2. 痿证的调养方法

以下介绍痿病尤其是皮毛痿的调养方法：

首先，调神养肺　"皮毛痿"及"脉痿""筋痿"等均属情志为病。由于肺主"悲"，过度悲伤即可引起"肺热"，肺热伤津、伤气则可发生"痿病"。《素问·举痛论》指出"悲则心系急，肺布叶举，而上焦不通，荣卫不散，热气在中，故气消矣"，就是说由于悲生于心、为肺之志，因此过度悲伤可使上焦"心系急"，心与肺相连的脉络拘急，"肺布叶举"，肺脏扩张，肺叶上举，导致上焦之气郁滞，气郁则营卫之气乃至精血津液得不到输布，热郁化热，消灼精气津液，所以精气即会消损。而精气津液消损，则会发生痿病。

古典名著《红楼梦》里的林黛玉，性情孤僻，多愁善感，稍有不适，就暗自哭泣流泪，所以"悲则伤肺"，引起形体消瘦、潮热盗汗、咳嗽气喘、气短懒言、声低息微、神疲乏力、意志消沉、易患伤风感冒的肺之气阴两虚、"肺热叶焦"的病证，最后亦因忧伤而死。这是典型的"因悲生痿"。

调神养肺，预防"痿病"，具体应注意以下两点：

一是知足自满，克服悲哀：《素问·上古天真论》说"美其食，任其服，乐其俗，高下不相慕"，知足自满，乐观向上，对克服悲哀情绪很有帮助。首先是要知足，不要盲目攀比，人生的道路充满坎坷，不是每个人都能一帆风顺，人生没有十全十美，人各有命，一个人的能力有大有小，家家有本难念的经，面对挫折和失败，不怨天尤人，不责怪自己，只问耕耘，不问收获。其次是要自满，不要徒生悲伤，人生的最高境界是心情愉快，金钱、地位并不是唯一的追求目标，一个健康的身体，一个知心的爱人，一个温暖幸福的家庭，一份自己喜爱的工作，这些并不都是用金钱多少和地位高低来衡量的。人都是平凡的人，天生我才必有用，人只要在适应自己的地方、位置，就能散热发光，做不了大树，但可以做一棵小草，同样可以让春天充满生机，让人类赖以生存的自然环境更加洁净美丽。

二是乐观开朗，避免悲秋：秋季草木凋零、败落，自然界一派萧条、凄凉景象。因此在秋天就特别容易引起人们悲愁、忧郁的情绪，这就叫"悲秋"。预防悲秋，首先主观意识上应不以物喜，不为己悲，要养成乐观开朗、宽容豁达、淡泊宁静的性格，收神敛气，保持内心宁静。其次通过合理安排生活，积极参加集体户外活动，远足旅游，体育锻炼，通过唱歌跳舞，登山观景，打球做操，转移注意力，广交朋友，让悲伤的情绪有倾诉和抒发的渠道，排解因季节变换给自己带来的忧思愁闷，使身心保持愉快、健康。第三由于香蕉含有一种能帮助人脑产生 6–羟色胺的物质，使人心情变得愉快，活泼开朗。因此易于忧郁者，秋季可多吃香蕉来减少情绪低落，使悲观失望、厌世烦躁的情绪逐渐消散。

其次，避邪护肺 肺为"娇脏"，喜润而恶燥，既不耐寒，亦不耐热。在人体脏腑之中，肺脏是最易受外界自然环境因素影响的脏器。因为肺位于胸腔，在脏腑中居位最高，覆盖心君和诸脏腑，为脏腑之外卫，因此外界的风、寒、暑、湿、燥、火等六淫邪气侵袭人体的时候，首当其冲的往往是肺。肺通过气管、喉、口鼻直接与外界相通，不仅六淫邪气侵犯肺脏会引起感冒、鼻炎、咽喉炎、气管炎等外感病证，也会发生肺痈、痿病等疾病。

肺部疾病的病因不同，既可由病毒、细菌等微生物所致感染，也可由大气污染、雾霾、吸烟、粉尘或有害气体引起。长期吸烟，"烟为辛热之魁"，燥热灼阴，"火邪刑金"，炼液为痰，形成积聚；或大气污染、雾霾、粉尘等邪毒袭肺，则肺之宣降失司，肺气郁滞不行，气滞血瘀，毒瘀结聚，日久而成"肺热叶焦"，最终可引起慢性气管炎、慢性阻塞性肺疾病、肺癌或尘肺等疾病。

避邪护肺，预防"肺热叶焦"，具体介绍吸烟者的养生保健与雾霾接触者的药膳：

一是吸烟者的养生保健：香烟必须戒除。研究表明，包括肺癌和其他癌症、心脏病及肺部疾患在内的 25 种危及生命和健康的疾病与吸烟有关。香烟中含焦油、尼古丁、一氧化碳等有害物质，焦油、亚硝酸与肺癌、慢性支气管炎、肺气肿等疾病有关；香烟中的尼古丁是缺血性心脏病如冠心病以及溃疡病的主要致病因素之一；香烟中的一氧化碳和铝能降低学习能力，影响智力，出现头痛、头晕、乏力以及思维判断和共济能力下降等病症。基于香烟对人体的危害，不吸烟者应尽量不吸，吸烟者要积极戒烟。

科学吸烟方法：吸烟者，需注意以下三点。第一点黄金分割处是最佳的抽吸位置，只吸烟的大约前三分之一处，剩下的三分之二就不要再吸了。因为在吸前三分之一时，剩下的三分之二的香烟也在起着过滤作用，随着烟支的缩短，有害物质会不断增加，烟的味道也变得越来越差，一般的吸烟族吸到此处时恰好可以缓解自己的烟瘾。第二点尽量选择抽吸混合型香烟，混合型香烟与烤烟型香烟相比，烟气中的焦油含量低，对人体损害小；劲头足，抽吸时自然将三分之一的烟气吐出去不吸进到肺里，比抽吸烤烟型香烟的人少吸了三分之一烟气。因此，目前发达国家像美国、欧洲、日本等国家，混合型香烟消费占80%以上。第三点三种情况吸烟危害更严重。一是清晨吸烟不可取，二是饭后吸烟不科学，三是喝酒吸烟害处大。

二是雾霾接触者的药膳：预防雾霾，除在雾霾横行、PM2.5超标的气候条件下，尽量减少外出，出门戴口罩，必要时使用空气净化器之外，亦可尝试药膳食疗方法。这里介绍邓沂教授自拟的三首食疗药膳方剂（《中国中医药报》2014年12月1日）：

补肺抗霾汤：母鸡1只（1000g左右），黄芪、党参、枸杞子各10g，升麻6g，红枣10枚，生姜、葱、精盐、黄酒、清汤各适量。鸡宰杀后燀毛，除去内脏，冲洗干净，切块，沸水焯去血污；黄芪等配料洗净，装入纱布袋，扎紧袋口。将焯过的鸡块与配料袋以及适量的姜、葱、黄酒、清汤放入炖锅内，如常法用小火炖1小时。捞出配料袋，弃除姜、葱，加精盐调味即可。佐餐食用。本方有补肺益气、强体抗霾的作用。适用于年老体弱、身体虚衰或易患感冒、感冒后不易痊愈之人预防雾霾天气有害物质侵袭，长期食用有强健身体、抗御雾霾的作用。

润肺消霾汤：雪梨2只（其他梨亦可，约100g），银耳10g，百合干25g（鲜品增倍），川贝3g（研粉），陈皮1块，冰糖或蜂蜜适量。梨子连皮切块，银耳温水洗净、泡发、撕碎；川贝研粉；余者洗净。除川贝粉外，其余全部放至砂锅内加水，如常法用小火炖半小时，去陈皮，加川贝粉、冰糖或蜂蜜化开即可。喝汤食梨。本方有润肺清热、止咳化痰、消霾解毒的作用。适用于雾霾天气，灰尘或烟尘刺激，所致鼻子和咽喉不利以及患有鼻炎、咽炎、气管炎等出现鼻痒、喉痒、咳嗽、呼吸不畅、胸闷不舒等不适的调养。

宣肺排毒汤：鸭血（或猪血）500g，韭菜250g，桔梗、杏仁（去皮尖）、决明子（炒、研粗末）各10g，生姜、小葱、精盐、清汤、橄榄油、胡椒粉各适量。鸭血（或猪血）洗净切块；韭菜洗净切段状；

生姜10g去皮后，切为大块，刀背拍裂；桔梗、杏仁、决明子加水煎汁。锅中加清水或清汤，放入拍姜，大火煮沸后，兑入煎汁，加鸭血，鸭血稍熟时，加入韭菜，煮沸后下适量精盐、橄榄油和少许胡椒粉即可。佐餐食用。本方有宣肺祛痰、通肠通便、排除霾毒的作用。适用于经常处于雾霾地区或雾霾地区室外工作者，长期食用有祛痰通便、排除霾毒的功效。

（二十二）饮食劳倦，伤害脾脏

 人饮食、劳倦即伤脾。（《素问·本病论》）

【释义】

劳倦：《中医大辞典》注释："属内伤病因，又名劳伤，泛指劳累过度、七情内伤、房事不节、饥饱失常等虚损性因素。致病多伤及脾气与肾精，症状表现为困乏懒言、动则喘乏、烦热自汗、心悸不安等症。"此为广义劳倦。狭义劳倦不包括饮食失宜，仅指过劳，具体又包括劳力、劳神、房劳。

本条原文是说，由于脾为气血生化之源、后天之本，又主肌肉、四肢，因此饮食不节、饥饱不时，以及劳倦过度，即会伤害脾脏。

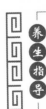

养生指导

本条原文明确提出"饮食劳倦"是伤害脾脏的主要原因。

金元时期医家、补土（脾胃）派代表人物李东垣《兰室秘藏》指出："今时之人……饮食失节，起居失宜，妄作劳役，形气俱伤……推其百病之源，皆因饮食劳倦而胃气、元气（即肾气）散解，不能滋荣百脉，灌溉脏腑，卫护周身之所致也。"是说饮食失宜，妄作劳役，形气俱伤，主要伤害脾胃，并且成为百病之源。故防止饮食劳倦伤害脾胃，对维护身体健康、确保生命绵长至关重要。

以下分别介绍饮食伤脾的现代原因与劳倦伤脾的养生方法：

1. 饮食伤脾的现代原因

中医学认为，脾脏主运化，即脾脏具有将饮食水谷转化为精微物质，并将它们输送到全身的功能。脾胃关系密切，脾的功能主运化，胃的功能主受纳，脾主升，胃主降，脾胃相互配合，共同承担受纳、消化食物和输布、转输营养的职能。因此称脾胃为"仓廪之官"，为"气血生化之源""后天之本"。

饮食水谷入胃，经过胃的受纳、腐熟，脾的运化、升清等作用，使得气血精微物质布散、营养全身，维持脏腑的正常功能与人的生命活动。所以李东垣说"脾胃为血气阴阳之根蒂""精气升降之枢纽"，饮食失宜即可损伤脾胃，而"内伤脾胃，百病由生"。

《内经》认为"饮食……伤脾""饮食自倍，肠胃乃伤"，现代生活之中，饮食伤脾最常见的原因有以下两方面：

首先，食欲亢进，劳伤脾胃　脾虚是血脂、胆固醇、血尿酸异常以及肥胖病、2 型糖尿病、非酒精性脂肪肝等诸多代谢疾病的主要原因，也是各种中老年疾病的发病基础。

饮食伤脾引起脾虚发生的原因，在现代社会主要是食欲亢进、劳伤脾胃，具体原因主要有以下五种：

一是食量过大：能吃多吃、饭量超大，或节假日、亲朋好友相聚暴饮暴食，致使脾胃超负荷工作。

二是肥腻较多：饮食结构不合理，喜欢肥甘厚腻、油炸煎炒等膏粱厚味，肥之性滞，甘之性缓，致使脾胃运化功能虚衰。

三是饮食偏凉：饮食生冷，既不管饮食寒温适宜，过食冷饮冰水、冷藏食物，更不问饮食寒热性质，一年四季、不同体质绿茶、西瓜、凉茶不断，挫伤脾胃阳气，引起运化功能不足。

四是进食太快：食速过快，狼吞虎咽，风卷残云，咀嚼不够，既增加脾胃负担，又使消化液不能充分分泌，引起脾胃虚衰。

四是忽视早餐：不吃早餐，或简单对付，影响胆汁分泌，引起脾胃运化失调。

五是重视晚餐： 晚饭大吃大喝，由于夜晚人们要安卧入寝，需要的营养供给较少，饮食量相应略小，因此晚饭超量，会增加脾胃负担。

其次，吃药过多，伤害脾胃 现代社会，由于医疗条件改善，出现治疗过度、吃药过多较为普遍，这不仅导致医疗资源的浪费，同时吃药过多，不仅会伤害脾胃，亦会引起许多医源性的疾病。吃药过多，伤害脾胃，具体见于三种情况：

一是减肥通便： 人们喜欢壮阳、滋阴、补益，常吃各种补药、保健品，结果补得身体发胖、血压升高、腹胀胸闷、头昏头涨、大便不通、头油面垢增多、痘痘疮疖不断，又转而去减肥、降压、通便、清热，最终伤害脾胃。

二是清热解毒： 人们工作、生活节奏紧张、急功近利，容易上火；火锅、油炸、烧烤食物红遍全国、热遍神州，烟酒不离口，也容易上火。因此咽喉不适疼痛、便干便秘、口苦口臭、口疮痤疮非常常见，凉茶、药茶、牛黄上清丸、牛黄解毒丸、双黄连口服液等清热解毒药经常被大量使用，而且是预防性地服、小题大做地服、穷追猛打地服，使脾胃受到严重的伤害。

三是抗生素滥用： 抗生素滥用在当下较为普遍，抗生素类药物的副作用主要集中在肝毒性、肾毒性以及影响消化功能上，抗生素滥用可伤脾胃，引起脾胃虚弱。

2. 劳倦伤脾的养生方法

《内经》认为"生病起于过用""劳则气耗""劳倦伤脾"。因为脾为气血生化之源，又主肌肉、四肢，所以过劳则伤脾，由此即可出现形体倦怠、惰怠嗜卧等虚劳病证。《素问·太阴阳明论》说："今脾病不能为胃行其津液，四肢不得禀水谷气，气日益衰，脉道不利，筋骨肌肉，皆无气以生，故不用焉。"表明脾胃虚弱，气血生化乏源，势必导致四肢肌肉运动与能量合成障碍，产生四肢乏力、极易疲劳等不适或病证。

劳倦伤脾与现代以疲劳为主症的亚健康状态比较相像，以下介绍劳倦伤脾的两种养生方法：

首先，自我按摩法 重庆市中医骨科医院主任中医师郭剑华，采用自我按摩十四法调治疲劳综合征（《家庭医药》2004 年第 5 期），效果较好，介绍如下：

一是预备式：仰卧于床上，双眼微闭，呼吸调匀，全身放松。

二是外踝推下肢外侧：将左（右）外踝关节轻轻地放在对侧下肢外侧外膝眼下，然后适当用力，沿下肢外侧推至外踝关节处。可连续推 3～5 遍，双下肢交替进行。本法具有调中理气、健脾和胃、通络导滞、振奋精神的功效。

三是足跟推下肢内侧：将左（右）脚的足跟部，放在对侧下肢内侧（内膝眼下），然后适当用力，沿下肢内侧推至内踝关节处。可连续推 3～5 遍，双下肢交替进行。本法具有养心安神、活血通络、健运脾胃的功效。

四是足掌推足背：将左（右）前足掌，放在对侧的足背上，用足掌推足背 10～20 次，双足交替进行。本法具有安神清脑、活血镇痛、镇静除烦的功效。

五是双足底对搓：左、右足的足底相互对搓 1～3 分钟，至足底微微发热。本法具有醒脑开窍、清心除烦的功效。

六是揉捏大腿内外侧：坐在床上，双下肢伸直，用双手掌从上而下揉捏大腿 1～3 分钟，双腿交替进行。本法具有除湿利尿、活血镇痛的功效。

七是叠掌团摩脐四周：将一手的掌心放在肚脐上两寸处，另一手掌掌面重叠在掌背上，然后适当用力沿脐四周作环形按摩 30～50 圈。本法具有益气活血、健脾除湿的功效。

八是拳击腰骶部：盘腿坐于床上，双手握拳，将拳头的掌指关节分别放在腰椎两侧，适当用力从腰部往骶部捶击 30～50 次。本法具有强健腰肌、温补肾阳、振奋阳气的功效。

九是推揉肋下：用双手掌根分别放于两侧肋下，适当用力沿肋下向上腹正中推揉 10～20 遍。本法具有疏肝解郁、理气止痛的功效。

十是对按内关、外关穴：用左（右）手的拇、中指尖，分别放在

三
脏腑养生

对侧手腕横纹近心端 3 横指的内关、外关穴上，手指对合用力按揉内关、外关穴 0.5 ～ 1 分钟，双手交替进行。本法具有舒心解郁、理气除烦的功效。

十一是分推前额：将双手拇指指腹分别放在前额正中两侧，其余四指分别附于头部两侧，双手适当用力，拇指指腹分别沿前额两侧分推至太阳穴处 20 ～ 30 遍。本法具有醒脑提神、除烦镇痛的功效。

十二是点揉百会穴：用中指或食指按于头顶正中的百会穴上，用力由轻到重按揉 20 ～ 30 次。本法具有健脑安神、益气固脱的功效。

十三是揉捏牵耳：将双手半握拳，用拇、食指分别捏住同侧耳上部，然后适当用力从耳上部捏揉至耳垂，再将耳垂向下牵拉 5 ～ 10 遍。本法具有醒脑明目、通窍提神的功效。

十四是梳理头部：双手呈"爪"状，分别放于面部眉毛处，指尖微用力从前额向头部两侧作梳理动作 10 ～ 15 遍。本法具有平肝明目、宁神除烦的功效。

以上自我按摩十四法，每日早晨起床前和晚上睡前各做 1 次。

其次，中药敷脐法　中药敷脐法调治慢性疲劳，简单易行，介绍如下：

一是填药方：天津市天和医院中医科主任张越林主任医师（《中医外治杂志》2000 年第 1 期）以及王永兰（《快乐养生》2015 年第 5 期）等，取人参（可用党参代替）、丹参、苦参、黄芪各 30g，当归、熟地、郁金、茯苓、白术、陈皮各 15g，干燥、粉碎或研末。填药前先用温水洗净脐部，再以 75% 酒精棉球擦拭消毒。取药末 1g，用醋调成糊状，填满脐窝，外用麝香膏固封 24 小时。隔日 1 次，10 次为 1 疗程，每疗程间隔 7 天，共三个疗程。本法具有益气升阳、滋阴养血、扶正祛邪的功效。适用于长期疲乏无力和劳动后疲劳加重，兼头晕、失眠、气短、低热、食欲不振和关节疼痛等不适或症状的调治。

二是熏脐法：湖南中医药大学针灸推拿学院教授易受乡（《中国中医药信息杂志》1999 年第 8 期）以及王永兰（《快乐养生》2015 年第 5 期）等，取乳香、没药、小茴香、白芷、木香、胡椒、丁香、吴茱萸、肉桂、附子各等份，研末，取 20g 加 10g 艾绒混匀，塞进直径为 10cm 的布袋中备用，再取药末适量，用黄酒调成膏状敷脐，并将点燃的艾条借助艾灸架置于脐上 3cm 处施以温灸，每次 20～30 分钟，隔日 1 次，其余时间让病人将布袋系于腹部，药袋对准脐眼，45 天为一个疗程。本法具有健脾和胃、驱寒化湿的功效。适用于脾虚所致疲劳倦怠，常有不思饮食、腹胀便溏、头晕失眠、少气懒言等不适或症状的调治。

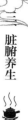

（二十三）邪伤五脏，各不相同

愁忧恐惧则伤心。形寒寒饮则伤肺，以其两寒相感，中外皆伤，故气逆而上行。有所堕坠，恶血留内，若有所大怒，气上而不下，积于胁下，则伤肝。有所击仆，若醉入房，汗出当风，则伤脾。有所用力举重，若入房过度，汗出浴水，则伤肾。（《灵枢·邪气脏腑病形》）

【释义】

愁忧恐惧则伤心：因为心藏神，所以愁忧恐惧这类情志变化过久、过激，就会使心脏受伤。心主血脉、主藏神，因此精神、意识、思维以及情志、情绪等"神"的表现都由心脏主管。而五脏是藏精气的器官，是"神"这种功能活动的物质基础，所以"神"统于心脏而分之为五，分别由五脏主管，五脏亦因此称为"五神脏"。如就精神意识思维活动而言，肝主魂、脾主意、心主神、肺主魄、肾主志；就情志情绪活动来说，肝主怒、心主喜、脾主思、肺主忧与悲、肾主恐与惊。

形寒寒饮："形寒"，指形体皮毛外受寒邪的侵袭。"寒饮"，指胃腑、肺脏内受寒冷饮食的伤害。

入房：即房事、性生活。

本条原文是说，心主血脉、主藏神，即神统于心，因此愁忧恐惧这类情志变化虽然伤害相关的脏腑，但是常常都会首先伤心，出现胸闷、心悸、失眠等心的病证。形体外受寒邪伤肺，是由于肺主皮毛，因此寒邪侵犯皮毛很容易影响到肺的功能失常而出现咳嗽、气喘等病证；寒冷饮食内伤胃腑肺脏，是因为肺脉起于中焦胃口，突然吃了寒冷饮食，寒气就随着肺的经脉而上入到肺，致使肺脏受伤，既可出现胃凉胃痛的表现，亦能出现咳嗽、咯痰的病证。所以说人体皮毛与胃腑感受寒邪，都会影响到肺脏，因此导致肺气失于肃降，出现咳嗽、咯痰、气喘等肺气上逆的病变。由于肝主疏泄能够调节一身血量的分配，所谓"人卧则血归于肝，人动则血行于诸经"，同时肝的经脉循行于胁下，在志为"怒"，因此如果从高处堕坠跌伤，就会使瘀血留滞在体内，若此时又有大怒的情志刺激，就会导致气上逆而不下。因为气血是相辅相成的，即气行则血行、气郁则血瘀，所以气上逆而血亦随之上行，气郁则血瘀，气血郁结于胁下，由此可使肝脏受伤，出现胁肋胀满、疼痛、包块以及情绪不佳、抑郁恼怒等病证。因为脾主肌肉，所以被击打或跌倒于地，脾所主管的肌肉受伤，可使脾脏运化水谷、营养肌肉的功能受到伤害。饮酒酒醉、饮食不节，则会直接伤脾。汗出受风伤脾，按五行学说的理论，风木强盛则乘土，故可使属"土"的脾脏功能受到影响，出现脾虚而运化失调的病证，实际是出汗后汗未尽，又受风邪侵袭，致使湿邪存内而影响脾脏的运化功能失调。所以说击仆、酒醉、汗出当风，均可使脾脏受伤，出现食欲不振、胃腹胀满、大便稀软、身疲乏力、四肢懈怠等病证。由于肾主骨，为作强之官，主藏精、主生殖，因此用力举重、房室过度则伤肾。因为肾主水，为寒水之脏，所以汗出浴水，寒水之邪同类相求则易于伤肾。用力举重、入房过度、汗出浴水，均可伤害肾脏，出现腰膝酸软、畏寒肢冷、尿频遗尿等病证。

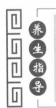

养生指导

本条原文讲的是邪伤五脏，病邪各不相同。

以下主要介绍心、肺、肝三脏的常用养生保健方法：

1. 情志病变以养心为主

由于"五脏主藏精气"，有"五神脏"的称呼，而"心主血

黄帝内经 养生智慧解密

脉""心主藏神"，情志、情绪等"神"的病变既与相关五脏有关，更与心脏关系密切，因此"愁忧恐惧则伤心"。情志病变以养心为主，具体来说，宜注意以下两点：

首先，笑口常开，愉悦心脏 中医学认为，笑为心之声，为喜之形。笑口常开能使人精神振奋、心情舒畅，可通利营卫、和调五脏气血。现代生理学研究证实，笑是一种独特的运动方法，是一种有益于人体的活动，笑一笑可以使人体的膈肌、胸腹部、心肺甚至肝脏等脏器得到短暂的按摩锻炼，笑还能够调节神经功能，促进肌肉运动，加强血液循环，增进新陈代谢。另外，笑可减轻各种精神压力，驱散愁闷；笑可缓解情绪紧张，消除疲劳，改善睡眠；笑可克服孤独、寂寞，调节生活情趣；笑还可以发挥人的创造性，提高学习、工作效率等。所以，笑口常开，有愉悦心脏、养生保健的价值。

其次，愁忧恐惧，以情胜情 情志、情绪化生于五脏精气，而五行具有生克运动规律，故情志、情绪之间也具有相互克制和相互制约的关系。

一是悲伤肺者，以喜胜之：悲忧皆为肺志，太过则使人之肺气耗散而见咳喘短气、意志消沉，还可由肺累及心脾导致神呆痴癫、脘腹痞满疼痛、食少。悲伤肺者，以喜胜之，又称笑疗，即设法使患者欢快喜悦而促进肺病的痊愈。对于由于神伤而表现得抑郁、低沉的种种病症，皆可使用。

二是恐伤肾者，以思胜之：过度或突然的惊恐会使人肾气不固，气陷于下，出现惶惶不安、提心吊胆、神气涣散、二便失禁、意志不定。恐伤肾者，以思胜之，主要是通过"思则气结"以收敛涣散的神气，可以用各种方法引导患者对有关事物进行思考，以制约过度恐惧，使患者主动地排解某些不良情绪，促进疾病康复。

2. 肺寒病变以避邪为主

由于肺主皮毛，肺脉起于中焦胃口，所以寒邪侵犯形体皮毛、寒冷饮食侵袭胃腑可致肺寒，从而影响到肺的肃降功能而出现咳嗽、咯痰、气喘等肺气上逆的病变，所以说"形寒寒饮则伤肺"。肺寒病变以避邪为主，具体来说，宜注意以下两点：

首先，虚邪贼风，适时趋避　由于冬春、秋冬交季及冬季风寒病邪与寒邪等虚邪贼风较多，易于侵袭肺脏，引起肺寒，出现咳嗽、咯痰、气喘等肺气上逆的病变。因此需根据季节气候变化，适时趋避。譬如"春捂"就是民间常用的避邪以防肺寒的养生措施。因为春季人体汗孔、腠理疏松，容易感受外邪，加之气候变化较大，乍暖还寒，风寒病邪较多。所以此时人们特别是年老体弱者，不宜过早脱去棉衣，而要根据天气、温度的变化，随热随减，一件一件地减。同时特别注意"首足"两头防寒。"春捂"得宜，阳气旺即所以正气盛，"正气存内，邪不可干"，"虚邪贼风"便无缘侵袭人体。

其次，补肺强卫，正强抗邪　给平时易患感冒的朋友，介绍一首邓沂教授自拟预防外感病的药膳方"黄芪菊花茶"（《生活与健康杂志》2014 年第 2 期）。黄芪、枸杞子、黄菊花各 10g，冰糖少许。前三味药洗净，放入茶壶中，加 1000mL 沸水冲沏，盖盖闷 10 分钟后放入冰糖调味，当茶饮用。也可先将前两味加水 1200mL，大火煮沸，小火煎煮 10 分钟，再将菊花放入，大火煮沸后熄火 5 分钟，加入适量冰糖调味当茶饮用。本药茶甘甜爽口，具有补脾益肺、强健卫气、疏散风邪的功效，适用于平时精神不振、身体疲乏、易患感冒的人群饮用。

3. 恼怒情志以疏肝为主

因为肝主疏泄，在志为怒，所以"有所大怒"，肝失疏泄，气逆于上，气郁则血瘀，气血郁结，由此可使肝脏受伤而积于胁下。恼怒情志以疏肝为主，具体来说，有以下四种方法：

首先，谈话法　是把在日常生活中受到误解、委屈而产生的不满、烦恼、愤怒的情绪，通过与亲人、朋友的交谈，或向领导及上级机关的申诉，尽情地倾诉出来，以使自己郁积的不良情绪得到正确的疏泄。

其次，书写法　是把各种明显意识到的不良情绪，通过赋诗、写日记等疏泄出来，也可直接给造成自己某种屈辱和不悦的人写信以宣泄自己的不满和愤怒。切记不可将写出的信发出，事后也要注意对上述诗词、日记、信件的保存，或将其全部烧毁，避免之后引起不必要的麻烦。

第三，运动法 是把过于强烈而难以遏止的愤怒等不良情绪，通过打球、捶击枕头或被子、撕碎废纸等方式予以疏泄。如在美国、日本和我国的心理咨询中心或某些大的公司里，就专门设有"泄气室""发泄吧"供人们或员工发泄、排解不良情绪，人们在此可以任意摔打家具、器物，也可以拳打脚踢模拟的出气对象。本法在具体运用时，必须选择好场所、控制好运动量，以免造成破坏性后果。

第四，哭泣法 是把郁积于内心的愤怒等情绪和创伤通过哭泣流泪宣泄出来。如平常女子常通过哭泣流泪来调节情绪，而由于传统习惯的缘故，男子不能轻易流泪，因此男子的不良情绪就难以排解。运用本法时，需注意时间和场合，也要注意哭泣的方式，有时可以号啕大哭，有时则只能偷偷流泪。

（二十四）五脏藏精，伤则失守

> 是故五脏主藏精者也，不可伤，伤则失守而阴虚，阴虚则无气，无气则死矣。（《灵枢·本神》）

【释义】

精：即精气，包括精、气、血、津液等，在广义上指构成人体和维持正常生命功能与活动的物质基础，包括父母给予的遗传物质和后天所获取的营养物质等。

阴虚：此指五脏之精气不足。

气：指人体的生命活动与各种机能。

本条原文是说，精、气、神是人体"三宝"，三者各司其职，但以精为根基，五脏精气可化为"气"和"神"，"神"既指人这个生命体的存在，即人活着就是有"神"，亦包括精神、意识、思维与情志情绪活动。由于五脏主藏精，精为维持人体生命活动与五脏功能活动的物质基础，同时也是"气"与"神"产生的重要保证，所以任何一脏都不能受到伤害。五脏安和，精充，气足，则神旺，身体健康，寿命绵长。而五脏受累，精气"失守"，精衰，阴虚，气亏，则神衰，精竭，阴尽，气竭，则神亡，神亡则死，精衰必然致病，精竭则夭折生命。

养生指导：　　本条原文论述五脏损伤会导致精、气、血、津液及其"气"与"神"的亏耗，由此会引起形神疾病乃至死亡，凸显了《内经》重视五脏精气养生保健的重要意义。

以下介绍五脏精气损伤的常见原因与保养五脏精气的养生方法：

1. 五脏精气损伤的常见原因

首先，禀赋薄弱　此与父母有关，是先天禀赋薄弱引起。如父母体弱多病、年老体衰，或胎中失养、孕育不足，致使先天不足，禀赋薄弱，因此先天精气虚衰。

其次，饮食失节　此由后天饮食不节，脾胃受损导致。如暴饮暴食，饥饱不调，饮酒过度，损伤脾胃，嗜食偏食，营养不足，所以气血化源不足，引起后天五脏精气不足与先天之精气失充，致使精气虚衰不足。

第三，烦劳过度　烦劳过度指劳心、劳力过度。正常的劳心、劳力活动，为人的正常生活以及保持健康所必需。但烦劳过度，用神太过则会伤神，神伤则会伤精，如忧郁思虑，积思不解，所欲未遂，则劳神过度，易使心失所养，脾失健运，心脾损伤，致使气血精气亏虚。而劳力太过，亦会损伤气血，日久则引起精气亏损。

第四，房劳过频　房劳过频，如早婚多育、房事不节、频犯手淫等，精泄无度，易使肾精直接亏虚。

第五，久病损精　大病之后，邪气过盛，精气等正气严重损伤；病久及肾，损伤精气，犹如灯油熬干，致使精气虚衰。

2. 保养五脏精气的养生方法

以下介绍节欲保精、食养滋精、清静养精等保养五脏精气的养生方法：

首先，节欲以保养先天之精　保先天之精充盈、旺盛，关键要节欲保精，具体包括欲不可早和节欲保精等。

一是欲不可早：主要指优生优育，以保先天之精充盈。《素问·上古天真论》认为，女子到三七即二十一岁，男子到三八即二十四岁，"肾气平均"，肾精才能充盈，肾气才能旺盛。"欲不可早"，是说只要不过早地损阳破阴，耗精失血，都对健康有利。据此，应依据《周礼·地官·媒氏》之"三十而娶，二十而嫁"之原则，适度晚婚，以求先天之精无伤。此既可保自身健康，延年益寿，更可保子女先天之精充盈、禀赋强盛。

二是节欲保精：保先天之精首先要节欲，这是最关键的一种做法。因为泄精太多，会泄掉人的精气。《素问·上古天真论》提倡"积精全神"，就是说追求健康、长寿一定要把肾精蓄积在那里，作为生命的基石，就像水库有水才能源源不断地滋养农田一样。精藏在肾里可以化生肾气，还有"生精化血"与"生髓主骨"的作用。肾精虚损，生命的根基动摇，既会影响身体的健康，亦会影响生命的数量。所以《素问·上古天真论》说："欲竭其精，以耗散其真（指肾精、肾气），不知持满……故半百而衰也。"

其次，食养以滋养五脏之精　滋养、补养五脏之精，既要注意食养以直接滋益五脏之精，亦要重视保养以避免饮食失节伤脾。

一是食养以直接滋益五脏之精：先天之精气，必须有后天之精气的滋养，才能得到充实和壮大。后天之精气又必须有先天之精气的温化才能够产生。"精"字由米和青组成，意为挑选的好米，是饮食水谷化生的精细物质，故饮食营养是后天之精、五脏之精的物质基础。因此，需重视药食补养，尤其是食养以直接滋养五脏之精气。如《素问·阴阳应象大论》所谓"精不足者，补之以味"，即通过食用谷肉果菜等食物以补养精气。唐代孙思邈提出脏器疗法，称动物的内脏为血肉有情之品，食用有极好的填精补益之功。精气虚亏、身体羸弱之人要依据饮食营养来充实精、气、血、津液，通过食养以滋养五脏之精。在饮食中，要多吃益精的品种，如动物肾脏、动物血、黑豆、核桃、芡实、莲子等食物，以及山药、百合、大枣、黄精、阿胶、当归、龙眼肉、黑芝麻、枸杞子等药食两用物品。

二是保养以避免饮食失节伤脾：饮食失节，如过食寒凉生冷、辛辣燥热，或暴饮暴食，或偏食嗜食均可导致脾胃损伤，水谷精微无以滋养五脏之精，无以充奉先天之精，因而虚损之病迭起。女性朋友尤其是月经期、妊娠期、产褥期、围绝经期、老年期等特殊的时期，有不同的生理特点和生理内环境，需要有不同的饮食要求，若饮食不节，更易发生月经过少、闭经、胎萎不长、妊娠贫血等病证。

第三，清静以安养五脏之精　五脏主藏精气，是精神、意识、思维与情志情绪活动"神"产生的重要保证。所以清静养神，即可安养五脏之精。

清静养神，就是要求人们保持生理和心理的平衡，即《内经》所谓"和喜怒，养心神"的意思。只有做到"内无思想之患，以恬愉为务"，才能排除不良情志、情绪对机体精、气、血、津液的干扰，使精气充沛，气、血、津液运行流畅。现代研究发现，当人的身心都入静之后，人的腑器、肌肤、心血管、神经等系统都处于松弛状态，这时机体的气血调和，经脉流通，脏腑功能活动有序，从而证实了清静养神的目的也在于调畅气血。

明代著名书画家董其昌，史载其才溢文敏，通晓禅理，精于鉴藏，专工诗文，擅常书法，精于绘画。董其昌寿高80余岁，可谓养生有术，养生有得，在其所著《画禅室随笔》中，载有养神十戒，对清静以安养五脏之精大有益处，具体如下："戒浩（豪）饮，浩饮伤神；戒贪色，贪色灭神；戒（饮食）厚味，厚味昏神；戒饱食，饱食闷神；戒多动，多动乱神；戒多言，多言损神；戒多忧，多忧郁神；戒多思，多思扰神；戒久睡，久睡倦神；戒久读，久读苦神。"

（二十五）悲哀心动，动摇脏腑

> 故悲哀愁忧则心动，心动则五脏六腑皆摇。（《灵枢·口问》）

【释义】

悲：指悲伤、悲痛，为"喜""乐"的反义词，由肺脏主管。

哀：与"悲"为同义词，指哀伤、哀楚，悲伤、悲痛、悲哀。

愁：指愁苦、愁楚，亦为"喜""乐""高兴""愉快"的反义词，也由肺脏主管。

忧：与"愁"为同义词，指担忧、发愁、忧愁。

本条原文是说，五脏是藏精气的器官，有"五神脏"之称，但由于心主血脉、主藏神，因此情志情绪等"神"的功能活动总体上是由心脏来主管。悲伤、哀楚、愁苦、担忧等不良情志、情绪，虽说与五脏关系密切，可因情志、情绪与五脏的配属不同而影响相关脏腑的功能，但首先会影响主管情志、情绪活动即"神"的主要脏器"心脏"的功能，致使心脏功能失调、心神不安，而心神不安，又会由于具有主宰脏腑作用"君主之官"的心脏功能失调，进而引起五脏六腑的功能都发生异常。

本条原文讲的是"悲哀心动，动摇脏腑"，即情志、情绪与脏腑、健康的关系。

以下介绍情志的概念及其与五脏的关系、调适不良情志活动的养生方法：

1. 情志的概念及其与五脏的关系

首先，情志的定义概念 情志是指人的精神意识对外界客观事物的正常反应，包括喜、怒、忧、思、悲、恐、惊等七种，故简称"七情"；七情与人体脏腑功能活动关系密切，分属于五脏，以喜、怒、思、悲、恐为代表，又称为"五志"。

七情在正常的活动范围内，一般不会使人生病。只有突然、强烈或长期持久的情志刺激，超过人体本身的正常生理活动范围，使人体气机紊乱，脏腑阴阳气血失调，才会导致疾病的发生。由于七情是造成内伤疾病的主要致病因素之一，故又称"内伤七情"。

其次，情志与五脏关系 因为五脏是主管藏精气的器官，所以情志、情绪等活动都由五脏来主管，由此人体的情志活动与脏腑特别是五脏有密切关系。其基本规律是：心主喜，过喜则伤心；肝主怒，过怒则伤肝；脾主思，过思则伤脾；肺主悲与忧，过悲过忧则伤肺；肾主惊与恐，过惊过恐则伤肾。这说明脏腑病变可出现相应的情绪反应，而情绪反应过度又可损伤相关脏腑。

第三，情志致病的特点

一是直接伤害五脏： 情志过激虽可伤及五脏，但《灵枢·邪客》认为"心脏者，五脏六腑之大主也"，一切生命活动都是五脏功能集中的表现，又必须接受心脏的统一指挥，心神受损必然涉及其他脏腑，因此情志致病与心脏关系尤为密切。然而七情之伤各有所主，不同的情志刺激可伤及不同的脏腑，产生不同的病理变化。如"喜伤心"，喜极则损心，导致心神不安，出现乏力、出汗、胸闷、心悸、失眠，重则神志错乱、语无伦次、举止异常等。"怒伤肝"，大怒则气盛，导致气血逆乱，出现头晕头痛、面赤耳鸣、胁肋胀痛、性情急躁，重则月经不调，或生癥瘕包块。"思伤脾"，思虑过度会影响脾之运化功能，出现食欲不振、脘腹胀满、大便溏稀，甚至形体消瘦、面色萎黄、心悸健忘、失眠多梦等。"悲伤肺"，过度悲哀，致使肺气运行阻滞，出现心神沮丧、胸闷气短、面色惨淡、萎靡不振等。"恐伤肾"，长期恐惧，致使肾气不固，气机阻滞，出现二便失禁、精遗滑泄、心神不安、夜不能寐等。

二是影响脏腑气机： 七情为病，可使脏腑气机紊乱，血行失常，阴阳失调。不同的情志变化，其气机逆乱的表现也不尽相同。如《素问·举痛论》记载："怒则气上，喜则气缓，悲则气消，恐则气下……惊则气乱……思则气结……怒则气逆，甚则呕血及飧泄（指大便泻下不消化的食物），故气上矣。喜则气和志达，荣（营）卫通利，故气缓矣。悲则心系急，肺布叶举，而上焦不通，荣（营）卫不散，热气在中，故气消矣。恐则精却，却则上焦闭，闭则气还，还则下焦胀，故气下行矣……惊则心无所依，神无所归，虑无所定，故气乱矣……思则心有所存，神有所归，正气留而不行，故气结矣。"

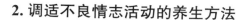

2. 调适不良情志活动的养生方法

调适不良情志活动的常用养生方法有以下三种：

首先，节制情志法 节制情志法，即节制、调和情志，避免忧郁、悲伤、愤怒等不良情志活动，使精神情志处于怡然自得的乐观状态。以制怒为例，具体可使用以下四法：

一是遇事冷静：因为不管是怎样的愤怒，常常是不能冷静思考的结果。所以遇到不如意的事，一定要遇事冷静，才能积极思考，想出对策，尽最大可能挽救或解决问题。

二是以理制怒：即以理性克服感情上的冲动。在日常工作和生活中，虽遇可怒之事，但想一想其不良后果，可理智地控制自己过极情绪，使情绪反映"发之于情""止之于理"。

三是调肝防怒：经常发怒的人，往往是肝脏功能失常的表现，若是肝气郁结所致发怒，当舒肝解郁，可用玫瑰花茶，或中成药逍遥散（丸）调治；若是肝火上炎发怒，当清泻肝火，可用决明子茶，或中成药龙胆泻肝丸调治。

四是怒后反省：每次发怒之后，吸取教训，在自己的床头或案头写上"制怒""息怒""遇事戒怒"等警言，并计算一下未发怒的日子，减少发怒次数，逐渐养成遇事不怒的习惯。

其次，疏泄情志法 疏泄情志法，是指把积聚、抑郁在心中的不良情志、情绪，通过适当的方式宣达、发泄出去，以尽快恢复精神情志的平衡。具体做法可采取下面两种方式：

一是直接发泄：用直接的方法把心中的不良情志、情绪发泄出去。例如当遇到不幸，悲痛万分时，不妨大哭一场；遭逢挫折，心情压抑时，可以通过急促、强烈、粗犷、无拘无束的喊叫，或干一些体力活，或干脆在操场上跑几圈，将内心的郁积发泄出来，从而使精神状态和情志、情绪恢复平衡。

二是疏导宣散：出现不良情绪时，借助于别人的疏导，可以把闷在心里的郁闷宣散出来。所以，扩大社会交往，广交朋友，在知心朋友面前倾诉衷肠，是解忧消愁，克服不良情志、情绪的有效方法。研究证明，建立良好的人际关系，缩小"人际关系心里距"，是医治心理不健康的良药。

第三，以情胜情法 情志制约法，又称以情胜情法，是根据情志、情绪与五脏间存在的阴阳五行生克原理，用互相制约、互相克制的情志、情绪，来转移和干扰原来对身体有害的情志、情绪，藉以达到协调不良情志目的的方法。正如《素问·阴阳应象大论》所言"怒伤肝，悲胜怒""喜伤心，恐胜喜""思伤脾，怒胜思""忧伤肺，喜胜忧""恐伤肾，思胜恐"。

金代医家张子和明确指出："以悲制怒，以怆恻苦楚之言感之；以喜治悲，以谑浪戏狎之言娱之；以恐治喜，以恐惧死亡之言怖之；以怒制思，以污辱欺罔之言触之；以思治恐，以虑彼忘此之言夺之。"后世不少医家也创造了许多行之有效的情志疗法，对情志病证使用情志疗法调治，有时比药物治疗还要重视。例如，或逗之以笑，或激之以怒，或惹之以哭，或引之以恐等，因势利导，宣泄积郁，畅遂情志，可取得较好的效果。

（二十六）志意调和，脏不受邪

> 志意和则精神专直，魂魄不散，悔怒不起，五脏不受邪矣。（《灵枢·本脏》）

【释义】

志：有志向的意思。《灵枢·本神》说"意之所存谓之志"，明代医家张景岳注解说"意已决而卓有所立者，曰志"，即"志"是主意已经拿定，方向已经明确，并决心去做的思维活动，为神之用。《灵枢·本神》说"肾藏精，精舍志"，说明"志"与肾脏有关，肾精生髓，上充于脑，髓海满盈，则精力充沛，志向坚定；而若髓海不足，志无所藏，既有精神疲惫、志向难以坚持，又有志不定而魂魄飞扬，夜有所梦。

意：指意念。《灵枢·本神》说"心有所忆谓之意"，张景岳注解说"谓一念之生，心有所向而未定者，曰意"，就是说"意"是指心中产生意念，而未确定的思维活动，亦为神之用。《灵枢·本神》说"脾藏营，营舍意"，是说"意"与脾脏有关，脾气强健，化源充足，气血充盈，髓海得养，即表现出思路清晰，意念丰富，记忆力强；反之，脾气虚弱，则会出现如清代医家唐宗海《中西汇通医经精义》所说的"脾阳不足则思虑短少，脾阴不足则记忆多忘"的病证。

魂：《灵枢·本神》说"随神往来者谓之魂"，即魂是在神的支配下的低级的、本能的精神心理活动。

魄：《灵枢·本神》说"并精而出入者谓之魄"，即魄是以精为物质基础的一些与生俱来的、本能的、较为低级的感觉和动作。

本条原文是说，人的志与意调和，即健康的心理和良好的心态，能使人们精神集中、思维敏捷，魂魄活动不会散乱，没有懊悔、愤怒等过度的情志刺激，从而使五脏的功能安定，如此可使人体能够应对外界的干扰和侵害，确保身体健康。

　　本条原文讲的是志意与健康的关系，强调"志意和调，脏不受邪"。

以下介绍志意的作用及其五神要素、调和志意的养生保健方法：

1. 志意的作用及其五神要素

首先，志意的功能作用　关于志意的生理功能，本篇指出："志意者，所以御精神，收魂魄，适寒温，和喜怒者也。""御"，有统率、支配与协调之意；"御精神"，就是志意通过脑髓的统率、支配与协调作用，可使精神集中、思维敏捷。"收"，有接收、受纳的意思，"收魂魄"，就是把魄所感受的一切刺激，以魂的方式，通过志意的收而把信息传递到脑髓内，然后由此出现感觉或感应，使魂魄活动清晰准确而不模糊散乱。"适寒温，和喜怒"，是说人体还能通过志意，主动地适应自然界的寒温变化，自觉地调整精神情志，使之平衡协调。简而言之，志意有协调机体内外，使人体阴阳平衡、身体健康的作用。

其次，中医的五神要素 "五神"包括神、魂、魄、意、志五种要素，它是古人对人类的精神心理及其生理活动的总体概括，也是人体最低级的情感，是人的本能，是人与生俱来的功能。《灵枢·本神》详细论述了五神要素的概念："生之来谓之精，两精相搏谓之神，随神往来者谓之魂，并精而出入者谓之魄，所以任物者谓之心，心有所忆谓之意，意之所存谓之志。"后世医家对五神学说也赋予了丰富的内容。其中，"神"是男女生殖之精结合，就会产生的新的生命，这就叫"神"，是广义的神，亦指人的精神心理活动与情志总的指代。"魄"主要指与生俱来的、本能的、较为低级的感觉和动作，如啼哭吮指、手足运动、呼吸心跳、耳目心识、皮肤痛痒等。"魂"是一种低级的、本能的精神心理活动。"意"即意念，是一种认知活动的具体体现。"志"指志向，属于一种特定的精神心理过程。

五神要素中"魂""魄"生而有之，具有先天性、内在性和自然性，其未受到精神、意识、社会、文化的影响，因而属于无意识的本能活动；"志""意"则是在魂魄基础上形成的功能活动，具有后天性、外向性、社会性与精神性，其以语言、人际交往、社会适应等为主要内容，因而属于高级完善的精神意识心理活动，同时意志具有御精神、收魂魄、适寒温、和喜怒等多种功能。"神"要素居于五神要素之首，总领其他四神，在精神心理活动与情志表现方面处于统治地位，正如《素问·灵兰秘典论》所言："心神总统魂魄，并赅意志。"

2. 调和志意的养生保健方法

本段原文讲"志意和"，是保证"五脏不受邪"、健康长寿的重要措施。精神意志活动是五脏精气活动的体现，反过来意志在一定程度上又能控制精神心理活动、情志表现与脏腑活动。因此调和志意，内和喜怒情志，外适寒温环境，即可"精神专直，魂魄不散，悔怒不起，五脏不受邪"，而使人体阴阳平衡，健康长寿。

首先，调和志意，内和喜怒情志 调摄情志是根据个人的形神气质类型，通过思想修养、意志的培养以及某些自我心身的锻炼方法克服自身的不良心理倾向，铸就一个稳定、坚强、健康的心理素质。

由于人的形神气质禀赋不同，其情感、认知、志意、行为等心理反应特征也各异，对疾病也有不同的易感性。本篇说"志意者，所以御精神，收魂魄，适寒温，和喜怒者也"，强调了调和志意，不但可以自我控制和调节精神活动，而且还能在协调和保持人体内外环境的统一方面发挥重要的作用。因此，在有意识地克服不良心理倾向的思想修养和形神调摄过程中，"志意"的作用较为突出。譬如在社会冲突或人事纷争的漩涡中如何驾驭自己的情感，用理智去战胜冲动，需要有志意的参与和约束；在漫长的人生旅途中克服个性的弱点，或在心身调摄的修养过程中坚持不懈，也都有志意的体现。从某种意义上来讲，治神动形的心身调摄效应便是在以积极的自我战胜消极自我的志意磨炼过程中逐渐显现出来的。调和志意，内和喜怒情志，具体需注意以下三点：

一是保持淡泊宁静之心：调神摄生，首在静养。静养的关键在于养心，心静则能神清，心定则能神凝。任何事情都有其根本之所在，而养心、养神则是养生的根本。心神清明，则能使人体气血充盈而身体健康。正如《素问·生气通天论》所说"清净则肉腠闭拒，虽有大风苛毒，弗之能害"，揭示了养生调摄的重要原则，即保持清净、恬惔而虚无之心，要排除私心杂念，不要见异思迁，想入非非，而是应该思想专一地从事各项工作和学习。在这样的思想状态下，人们才能"神气内守"而身体强健。

二是树立正确的人生观：只有在心理状态良好的情况下，人们才能避免七情之扰而保持身体健康。而良好心理状态的保持，则需要树立正确的人生观以从根本上摆正心态，保持对生活的信心，使我们成为有目标、有追求的人。现代生理学研究表明，崇高的信念和坚定的意志能够影响人体的内分泌变化，改善生理功能，从而能够增强人体的抗病能力，因而树立正确的人生观亦是健康长寿的法则之一。

三是保持乐观开朗性格：乐观、开朗的性格是人体健康、长寿的核心要素，这也是大多数人的共识。性格是人的一种心理特征，主要通过人的习惯性行为方式体现出来。研究表明，人的性格与身体是否健康和所生疾病有着密切的关系。性格积极、乐观的人，不易患精神疾病、慢性病或重大疾病，即使患病，也能通过强大的精神因素而较快地康复。

其次，调和志意，外适寒温环境　调和志意，外适寒温环境，具体需注意以下两点：

一是调和志意，适应四时气候：意志需要随着春夏秋冬四时气候的转变而予以调养，使各得其正。如清代医家高士宗指出："四气调神者，随春夏秋冬四时之气，调肝、心、脾、肺、肾五脏之神志也。"依据《素问·四气调神大论》，调和志意以适应四时气候，需因时制宜：

春季"生而勿杀，予而勿夺，赏而勿罚"：因为春季有好生之德，对于万物，只生不杀，只予之以养育，而不夺其生机，只给以生发的机会，而不压抑其更新的本能。因此人在春季，亦要调养好生之德，爱自然，爱他人，使心灵美好，德以润身，则自能心广体健，如春时之物生发，欣欣而向荣。

夏季"使志无怒，使华英成秀……若所爱在外"：夏日阳气盛长于外，百花齐放，此时人亦当舒畅胸怀，如华英之秀丽，放开眼界，若好乐之在外，不斤斤计较个人得失，即可常乐而安康、长寿。

秋季"使志安宁，以缓秋刑；收敛神气，使秋气平；无外其志，使肺气清"：秋主收敛，人亦应使神志安宁，神气收敛，无外其志，亦即志闲而少欲，嗜欲不能劳其目，淫邪不能惑其心，如此定志宁神，自能淡泊明志，宁静致远，秋气虽肃杀，亦无从损害我们的健康。

冬季"使志若伏若匿，若有私意，若已有得"：是说冬令闭藏，人亦应养伏藏之德，如怀有私意而不肯告人，又如有所心得或成功而不向人夸耀，有若无，实若虚，埋头苦干，孜孜不息，直至有所发现，有所发明，有所创造，则虽死犹生，永恒存于人间。

二是调和志意，适应社会环境：在生活节奏比较快、物欲追求比较多的当代社会，人们的心理和生活压力都比较大，常因社会人事诸种事宜的刺激和作用，而出现精神心理活动与情志情绪的异常，进而耗精伤气或造成气血的运行障碍，损伤身心健康，产生疾病。

"和志意"，包括意志与情感的和谐、兼容。既要有为实现个人目标而积极进取的意志，又要调动情绪，同时还要发挥思维的力量。人们应该尽量使情感成为意志的动力，而不是阻力。譬如在选择职业的时候，在可能的条件下选择自己喜欢的职业。如果从事的职业是自己没有兴趣的，那就设法培养兴趣。当情感成为意志的动力时，生活就会变得更加富有魅力而丰富多彩。

"和志意"，关键还在于一个"和"字。在"和志意"中，"和"是和谐、调和、适度的意思。通过"和志意"而达到精神专注、情绪和谐的状态，使身体免受损害。如就现代快节奏、高压力的社会生活，人们易于产生心理上的疲惫或者情绪的失控，促使人们做出错误的抉择，进而产生懊悔的情绪。"和志意"的目的就是让人们通过志意的调和来达到情绪的协调、平衡，提高心理的承受能力，以维护身体健康。

（二十七）五脏坚固，故能长久

> 五脏坚固，血脉和调，肌肉解利，皮肤致密，营卫之行不失其常，呼吸微徐，气以度行，六腑化谷，津液布扬，各如其常，故能长久。（《灵枢·天年》）

【释义】

五脏坚固：指五脏形态坚实而所藏精气能够固守。

肌肉解利："解"，松懈、松弛的意思。"利"，力也，指发力、收缩。"肌肉解利"，是指肌肉松懈、松弛，与发力、收缩自然协调，当解则解，当利则利。

皮肤致密："皮肤"，指皮腠，即皮肤和肌肉的交接处。"致密"，致实、闭密的意思。"皮肤致密"，是说皮肤、腠理致实、闭密。

长久：即健康长寿。

隋唐时期医家杨上善注释说："五脏形坚而不虚，固而不变，得寿一也……血常和，脉常调，得寿者二也……外肌内肉，各有分利，得寿者三也……皮膜闭密，肌肤致实，得寿四也……营卫气一日一夜，各循其道，行五十周，营卫其身而无错失，得寿五也……吐纳气，微微不粗，徐徐不疾，得寿六也……呼吸定息，气行六寸，以循度数，日夜百刻，得寿七也……胃受五谷，小肠盛受，大肠传导，胆为中精决，三焦司决读，膀胱主津液，共化五谷，以奉生身，得寿八也……泣汗涎涕唾等，布扬诸窍，得寿九也……上之九种，营身之事，各各无失，守常不已，故得寿命长生久视也。"

本条原文是说，五脏精气充实，形坚而精气固守；血脉和调，气血运行畅通；肌肉松懈、松弛，与发力、收缩自然协调；皮致密、肤充实，皮肤、腠理致实、闭密；营气和卫气运行正常，营养、卫护其身而无错失；呼吸微微不粗，徐徐不疾；一身之气按一定规律运行；六腑正常转化饮食水谷，以此奉养生命与身体；水谷精微化生的精、气、血、津液，包括泣、汗、涎、涕、唾等五液得以布散全身；身体各部的功能活动都正常进行，各无其失，守常不已，这样的人就能够健康长寿。

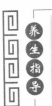

本条原文指出人之所以能长寿，关键在于"五脏坚固"和"血脉和调"。

以下介绍首届国医大师李济仁五脏养生法与调和血脉的养生法：

1. 李济仁五脏养生法

首届国医大师李济仁今年86岁，皖南医学院教授，安徽中医药高等专科学校特聘教授，皖南医学院附属弋矶山医院主任医师，是我国"新安医学"研究的奠基人之一，对《黄帝内经》有着精深的研究，精擅内、妇科疑难杂症的治疗。李济仁曾患"不惑之年血脂高，天命之年血压高，耳顺之年血糖高"，但现在这位80多岁高龄的老人仍然身体健康，思维敏捷，辛勤地为中医药事业发挥着光和热。以下介绍李济仁五脏养生法（《中华养生保健》2010年第2期）：

首先，养心法 五脏之中养心最为重要。由于心主血脉、主神志，因此养心主要是养神。平时遇事要尽量保持心平气和，不过喜也不过忧，与人交往不计较得失，该舍便舍，以保持心神的宁静状态。每天晚上临睡前按摩手上的劳宫穴和脚上的涌泉穴，可促进心肾相交，有改善睡眠的保健作用。在食物补养方面，常用西洋参泡水喝，常吃桂圆、莲子、百合、黑木耳等，以益心气、养心阴。还要重视午休，因为心脏活动最活跃的时候是在中午 11 点到下午 1 点的午时，而且这时也是阴阳相交合的时候，所以午休能保养心气。

其次，养肝法　肝主疏泄、主藏血。养肝主要从情志、睡眠、饮食、劳作等方面入手。一是要保持情绪稳定，平时尽量做到心平气和，如欣赏书画、养花种草、出外旅游等，可以陶冶情操，调节情志，达到疏肝的目的。二是人卧则血归于肝，要定时休息，此既能保持良好的睡眠质量，又能养肝。三是要做到饮食清淡，少吃或不吃辛辣、刺激性食物，以防损伤肝气。四是平常要做到既不疲劳工作，也不疲劳运动，以防过度疲劳损肝。

第三，养肺法　肺主气，既主呼吸之气，亦主一身之气。养肺可通过呼吸运动以增强肺功能。一是晨起常做深呼吸，速度放慢，即一呼一吸尽量达到 6 秒钟。这种方法可以养肺。二是经常进行闭气锻炼，有助于增强肺功能。即先闭气，闭住以后停止，尽量停止到不能忍受的时候，再呼出来，如此反复 18 次。另外，平时要多吃有助于养肺的食物，如玉米、黄瓜、西红柿、梨子及豆制品等。

第四，养脾法　脾胃为气血生化的来源，后天之本，养脾往往要与养胃结合起来。在饮食方面，每次吃七八分饱，其次再做一些运动和按摩，以助"脾气"活动，增强运化功能。如每天起床和睡前都各做 36 次摩腹功，即仰卧于床，以脐为中心，按照顺、逆时针方向用掌各按摩 36 下，再用手拍打和按摩脐上膻中穴、脐下丹田穴各 100 下。平时多吃健脾胃、助消化的食物，如山楂、山药等。夏秋之际还应常吃香菜、海带、冬瓜等养脾开胃之品，以顾护脾胃。

第五，养肾法　肾藏精，主骨生髓，为先天之本。经常用一只手在前按摩脐下关元穴，另一只手在后按摩正对肚脐的命门穴及其旁边较下的腰阳穴，有助于养肾。常吃核桃、枸杞子、黑豆、黑芝麻可以补肾。经常叩齿吞津，排小便时尽量前脚趾用力着地并咬住牙齿，可保肾气。

第六，养腑法　五脏与六腑关系密切，虽说养脏腑关键在于养五脏，但也要重视胆、胃、小肠、大肠、三焦与膀胱六腑的养生。平常可多吃一些粗纤维的食物以刺激肠蠕动，养成定时排便的习惯，有通调六腑、保养六腑的养生价值。只有六腑功能正常，脏腑互相作用，人体才能处于阴平阳秘的健康状态。

2. 调和血脉的养生法

以下介绍 2014 年 5 月国家中医药管理局联合国家卫生计生委共同发布的《中国公民中医养生保健素养》中的三种调和血脉的养生法：

首先，闭口调息法　方法是经常闭口调整呼吸，保持呼吸的均匀、和缓。

中医认为，养气主要从两方面入手，一是保养元气、肾气，二是调畅气机即气的功能活动。调畅气机，常以调息、呼吸运动为主。通过均匀、和缓的呼吸运动，一则可促进肺的吐故纳新，增强人体的新陈代谢，二则还可对心肺起到按摩作用。因此闭口调息法，可促进呼吸运动，增强心主血、肺主气的功能，促使血脉通畅，气血流通，是很好的养生保健方法。

其次，搓面养生法　方法是每天清晨，搓热双手，以中指沿鼻部两侧自下而上，到额部两手向两侧分开，经颊而下，可反复 10 余次，至面部轻轻发热为度。

中医认为，颜面部是心脏的荣华反映，同时血脉、经络较为丰富。因此搓面养生法，能促进心血的运行，血脉、经络的畅通，既有调整一身血脉、养心保健的作用，还有改善面部血液循环的功效，既可消除疲劳，长期坚持又可使面部红润光泽、颜面衰老延缓、老年斑产生推迟。

第三，梳发养生法　方法是用双手十指插入发间，用手指梳头，从前到后按搓头部，每次梳头 50～100 次。

中医认为，头为"诸阳之首"，梳头可以刺激头部的穴位，起到疏通经络、调和血脉的作用。现代研究，经常梳头，有调节神经功能、改善血液循环、促进新陈代谢的功效。经常梳头，可使人经络畅通、血脉和调，有振奋精神、抗御疲劳、美容养颜，以及预防白发、脱发的保健价值。

（二十八）五脏病变，五味宜忌

> 五禁：肝病禁辛，心病禁咸，脾病禁酸，肾病禁甘，肺病禁苦。肝……宜食甘；心……宜食酸；脾……宜食咸；肺……宜食苦；肾……宜食辛。（《灵枢·五味》）

【释义】

本条原文根据五脏病变的虚实之证，确定禁忌与适宜的食物以纠正五脏的盛衰虚实状况，以利于疾病的治疗和康复。

就五脏病变饮食五味禁忌而言，原文所论均属虚证，提出应禁忌制约本脏即五行克我脏的饮食之味。肝病虚证，禁忌辛味，是因为肝属木，辛属金，金能克木，即辛味食物发散容易克伐肝脏，所以说属"金"行的辛味食物即为属"木"行的肝脏病变虚证的禁忌食物。心病虚证，禁忌咸味，是因为心属火，咸属水，水能克火，即咸味食物入血易伤心血，所以说属"水"行的咸味食物即为属"火"行的心脏病变虚证的禁忌食物。脾病虚证，禁忌酸味，是因为脾属土，酸属木，木能克土，即酸味食物入肝易使肝气偏盛伤害脾脏，影响脾的功能，所以说属"木"行的酸味食物即为属"土"行的脾病虚证的禁忌食物。肾病虚证，禁忌甘味，是因为肾属水，甘属土，土能克水，即甘味甜腻易于妨碍肾精的化生，所以说属"土"行的甘味食物即为属"水"行的肾病虚证的禁忌食物。肺病虚证，禁忌苦味，是因为肺属金，苦属火，火能克金，苦味食物清热泄火易于影响肺气的宣散或损伤肺阴，所以说属"火"行的苦味食物即为属"金"行的肺病虚证的禁忌食物。

就五脏病变饮食五味相宜来说，原文所论既有实证，亦有虚证。五脏病变实证饮食五味相宜，原文提出一是适宜本脏制约脏即五行我克脏的饮食之味，如肝病、脾病实证均属之。肝病实证多食甘味，由于肝属木，甘味入脾属土，木能克土，肝病实证属肝脏功能偏亢，为了防止肝对脾的克制太过，因此应多食甘味食品以补脾，使脾旺能耐受肝脏的病理性克制。脾病实证多食咸味，则是因为脾属土，咸味入肾属水，土能克水，所以多食咸味食品以补肾，以使肾旺能耐受脾脏的病理性克制。二是适宜制约本脏即五行克我脏的饮食之味，像肺病实证即属之。也就是说由于肺属金，苦味属火，因此肺病实证多食苦味，实为以火克金，以制约肺气偏旺。五脏病变虚证饮食五味相宜，原文提出适宜资助本脏即五行生我脏的饮食之味，如心病、肾病虚证均属之。心病虚证，由于心属火，酸味入肝属木，因此心病虚证多食酸味食物，实属以木生火，以补益心脏。肾病虚证，则因肾属水，辛味属金归肺，所以肾病虚证多食辛味食物，是金生水之意，目的在于补肺之虚衰。

养生指导　　　本条原文以饮食五味入五脏、五味五脏生克关联等为立论基础，提出五脏病变虚实之证的饮食五味相宜与禁忌。

以下介绍五味各归其所喜之脏、五味偏嗜可致伤五脏以及五脏病证与饮食调理：

1. 五味各归其所喜之脏

饮食物的"五味"，即辛、甘、酸、苦、咸，对人体的五脏有其特定的亲和性，五味调和才能对五脏起到全面的滋养作用，同时使五脏之间的功能保持平衡协调。如《素问·宣明五气》之"五味所入"、《灵枢·九针》之"五味所走"、《素问·至真要大论》之"五味入胃，各归所喜"等所述"酸入肝，辛入肺，苦入心，咸入肾，甘入脾"即是。

酸味食物入肝脏有补肝的功能，如五味子味酸，能增强肝脏功能，用治肝脏损伤所致肝功异常。

辛味食物入肺脏有补肺的功能，如生姜、葱味辛，有温肺散寒作用，用治风寒伤皮毛、肺脏所致的感冒。

苦味食物入心脏有补心的功能，如苦瓜味苦清热解毒，可治心火旺盛所致的疮痈肿毒，莲子心味苦清心安神，可治心火旺盛导致的烦躁失眠。

咸味食物入肾脏有补肾的功能，如海参味咸，能补肾益精、养血润燥，用治肾虚血亏引起的身体消瘦、腰酸肢困。

甘味食物入脾脏有补脾的功能，如大枣味甘，有补脾益气作用，用治脾胃气虚导致的食欲不振、大便稀软。

2. 五味偏嗜可致伤五脏

饮食五味调和，能生化精气养脏，平衡五脏功能。如果不注意调节饮食五味，长期偏食某一味的食物，或因病嗜食某一味的食物，就会反伤本脏，或是"伤其所胜"之脏，导致五脏之间的功能活动失调，进而发生多种疾病。

《素问·生气通天论》和《素问·五脏生成》指出："味过于酸，肝气以津，脾气乃绝。味过于咸，大骨气劳，短肌，心气抑。味过于甘，心气喘满，色黑，肾气不衡。味过于苦，脾气不濡，胃气乃厚。味过于辛，筋脉沮弛，精神乃央。""多食咸，则脉凝涩而色变；多食苦，则皮槁而毛拔；多食辛，则筋急而爪枯；多食酸，则肉胝（变厚）胝（皱缩）而唇揭；多食甘，则骨痛而发落，此五味之所伤也。"其中"味过于咸，大骨气劳"，即是过食咸味食物，因咸入肾、肾主骨，故肾自伤，不能主骨，即会出现骨骼劳倦困惫的症状。而"味过于酸，肝气以津，脾气乃绝"，则为过食酸味食物，因酸入肝、脾属土，故使肝气以津即肝气偏盛，肝脏功能偏亢，伤其所胜之脏脾，即会出现脾气虚弱的病证。

3. 五脏病证与饮食调理

以下以《素问·脏气法时论》所论五脏病证，病有所苦、所食饮食五味为例，加以说明。

首先，"肝苦急，急食甘以缓之" 《素问·灵兰秘典论》谓"肝者将军之官"，其性急刚烈，主藏血与疏泄，在志为怒，喜舒畅恶抑郁，所以说肝脏苦于"急"病。如肝脏功能失调或肝在其主管的春季

125

感受风邪，即可出现郁闷恼怒、胸闷胁痛、头痛头晕、肢体抽搐痉挛等肝脏气机郁结或上逆等"急"病，严重者肝病还会损伤脾胃，引起腹痛胃胀、食欲不振、大便泄泻等病证。

肝脏"急"病，需急用甘味食物或药材缓其急暴，以柔克刚，恢复它的柔软、舒展之生理特性，如本篇即《灵枢·五味》就说"肝……宜食甘，粳米、牛肉、枣、葵（龙葵）皆甘"，故曰"急食甘以缓之"。

甘味药食的妙用不仅在于"甘以缓之"。甘味入脾，脾属土，可使脾脏功能强健，而肝属木，脾实则不受肝的过度制约，十分符合东汉医家、医圣张仲景《金匮要略》"见肝之病，知肝传脾，当先实脾"之意，有预防"木克土"、肝病伤脾的保健价值。另外肺属金，脾实则可养肺气，即"土生金"之义，肺脏强盛又可以通过五行"金克木"的原理制约偏亢的肝脏。可谓一举三得。如像平肝息风、清热止痉的羚角钩藤汤中用生地黄、枸杞子等，疏肝解郁、健脾益气的逍遥散中用白术、甘草，滋阴疏肝、补益脾肺的一贯煎中用沙参、麦冬等即为例证。其中甘草、枸杞子等属于药食两用物品，白术、生地黄、沙参、麦冬等属于可用于保健食品的物品。

其次，"心苦缓，急食酸以收之"《素问·灵兰秘典论》谓"心者君主之官"，其主血脉、藏神，在志为喜，血脉宜动，心神才能正常，所以说心脏苦于"缓"病。如心脏功能失调或心在其主管的夏季感受暑热病邪，即可出现神疲乏力、肢体无力、心神恍惚、心绪不宁等心气徐缓、心神涣散等"缓"病。

心脏"缓"病，需急用酸味食物或药材收敛其缓，恢复血脉善动、宜动之生理特性，如本篇即谓"心……宜食酸，犬肉、麻（芝麻）、李、韭皆酸"，故曰"急食酸以收之"。

酸味药食"酸以收之"，如五味子、酸枣仁、生山楂均是，像调治心气、心阴不足或暑热为病所致神疲乏力、心绪不宁、多汗口干等病证的生脉散用五味子，调治心肝血虚所致虚劳虚烦、睡卧不安、失眠多梦的酸枣仁汤中用酸枣仁，以及夏季暑热多汗伤津引起口渴、心烦的民间药膳饮料酸梅汤中用生山楂等均属之。其中酸枣仁、山楂等属于药食两用物品，五味子等属于可用于保健食品的物品。

第三，"肺苦气上逆，急食苦以泄之" 肺主一身之气，行宣发和肃降之用，其为娇脏，易于内外感受寒邪，引起肺气上逆，所以说肺脏苦于"气上逆"。由于肺主皮毛、肺脉起于中焦胃口，所以在外寒邪侵犯形体皮毛，在内寒冷饮食侵袭胃腑，均可致使肺寒，从而影响到肺的宣发和肃降功能，从而出现咳嗽、咯痰、气喘等肺脏"气上逆"的病变。

肺脏"气上逆"的病变，需急用苦味食物或药材泄其上逆，恢复肺脏的宣发和肃降之生理特性，如本篇即谓"肺……宜食苦，麦、羊肉、杏、薤（野蒜）皆苦"，故曰"急食苦以泄之"。

苦味药食"苦以泄之"，如杏仁、桔梗等药食两用物品皆是微苦之品，像调治风寒病邪伤肺所致发热恶寒、头身疼痛、咳嗽气喘等病证的麻黄汤用杏仁，调治寒痰咳嗽、气喘胸闷的茯苓杏仁甘草汤用杏仁，还有调治风邪热毒所致咽喉肿痛、咳嗽便干与痰涎壅盛引起胸闷气短、咳嗽咯痰等病证的桔梗汤用桔梗等即属之。

第四，"肾苦燥，急食辛以润之" 肾脏藏精、主水，喜润而恶燥，肾脏虚衰，气不化水，水停不布，易致"肾燥"，所以说肾脏苦于"燥"病。如肾脏功能失调或在其主管的冬季感受寒邪，由于肾阳虚衰，或阳被寒邪困遏，致使气不化水，水液停聚，津液凝结，即可出现既有小便不利、肢体水肿等水停之症，又有口干口渴、大便干结、皮肤毛发干燥等"干燥"的表现，此即为"肾燥"。

"肾燥"，由于是气不化水、津液凝结所致的组织失养，因此需急用辛味食物或药材温通，恢复津液正常运行，以此改善干燥的病理状态，如本篇即谓"肾……宜食辛，黄黍、鸡肉、桃、葱皆辛"，故曰"急食辛以润之"。

辛味药食"辛以润之"，最典型的是医圣张仲景五苓散中桂枝的应用。五苓散主治痰湿水肿，药用茯苓、猪苓、白术、泽泻等利湿消肿，桂枝辛温、散寒通阳，可助阳气运行，因此可促进水液停聚、津液凝结消散，既可温通阳气、消除水肿，又能辛以润之、改善干燥。

第五，"脾苦湿，急食苦以燥之" 脾主运化、升清，既主运化食物，亦主运化水液，可使水谷精气升运全身而营养之，同时其喜燥恶湿，脾虚易生内湿，外湿也易伤脾脏，所以说脾脏苦于"湿"病。如脾脏功能失调，或在其主管的夏秋交接的长夏季节感受湿邪，即可出现食欲不振、胃腹胀满、大便泄泻或排解不畅、小便不利、肢体困倦或水肿、舌苔白腻等脾"湿"的病变。

脾脏"湿"病，需急用苦味食物或药材燥化湿邪，以恢复脾脏主运化、升清之生理功能，故曰"急食苦以燥之"。

苦味药食"苦以燥之"，如黄芩、黄柏、苦瓜苦寒燥湿，厚朴、白术苦温燥湿皆属之。

黄帝内经

养生智慧解密

四、情志养生

（二十九）恬惔虚无，病安从来

> 恬惔虚无，真气从之，精神内守，病安从来。（《素问·上古天真论》）

【释义】

恬惔：清代医家张志聪注释说："恬，安静也；惔，朴素也。"指思想上宁静淡泊、少私寡欲。

虚无：清代医家徐大椿《内经诠释》注释说："恬惔以养神，虚无以养志，这样私心杂念不起，不求静而自静。"指无欲无求，不为物欲所蒙蔽。

真气：又称正气，即肾气、元气。《灵枢·刺节真邪》说："真气者，所受于天，与谷气并而充身也。"金元时期医家李东垣说："真气又名元气，乃先身生之精气也。"其发源于肾，通达全身，能够推动五脏六腑等一切器官、组织的功能活动，为人体生命活动的原动力。

精神内守：一是说精神是精气和神气两种物质，即精气和神气存留体内，不要外泄。二是说精神是精神活动，指练气功时的"意守入静、以神御气"的养生方法。

中医认为，人的精神、意识、思维活动和情志情绪表现由心所主宰，即《素问·灵兰秘典论》所谓"心者，君主之官，神明出焉"。

故养神即是养心，心神健旺，则五脏六腑及所有的组织、器官才能进行正常的生理活动，身体才能健康，寿命才能延长。所以，人在思想上如果能保持淡泊质朴、少有忧思杂念，正气、元气就能顺从而调和，精气和神气存留在体内，体内因此保持充沛的正气，机体抗病能力强盛，疾病就无从发生，就能达到健康长寿的目的。

"恬惔虚无"作为精神情志养生总的原则，本身也是一种养生的手段和方法，其通过调节个人的精神情志，保持良好心理状态，避免异常精神刺激扰动心神，以使"精神内守"，达到"病安从来"、健康长寿的养生目的。

以下通过"恬惔虚无，清静养神""恬惔虚无，动静相宜"与"恬惔虚无，免伤七情"，介绍隶属于"恬惔虚无"的三种养生方法：

1. 恬惔虚无，清静养神

人体生命活动过程中，各种生理功能都受到神的支配和调控，神经常处在"动"的状态，包括机体新陈代谢在内，各种生理功能都需要神的调节。故神极易耗伤而受损。在"恬惔虚无"养生原则下，调摄精神情志的重点是"清静养神"，通过调节以保持志意、情志活动的正常状态。明代医家张景岳指出"神不外驰，故曰守神"，说明养神在于使神内守。当然，清静养神并非神的养而不用，《灵枢·本神》所谓"所以任物者谓之心"，即正常的心理活动是人体所必需的，清静养神的目的在于"心神内守"，发挥主宰脏腑和生命活动的功能而又不妄用。

清静养神的具体运用，主要有以下三点：

首先，少欲望　清静养神要求少欲望就是要求人们思想闲静，没有过分的欲望。如果经常用神，轻用而纵欲，则精神容易耗散。

黄帝内经　养生智慧解密

130

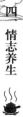

其次，少思虑　思虑太过，尤其是焦虑苦思最能伤神。清静养神要求少思虑并不是思虑越少越好，而是要求人们通过加强精神修养，掌握正确思想方法，能够理智地待物处事。

第三，调情志　要求自己保持乐观、愉快、宁静的情志状态，对于那些难以避免的精神刺激，培养良好的性情，陶冶出健康的情操，起到克服或调节的作用，预防情志失调引发疾患。

2. 恬惔虚无，动静相宜

"恬惔虚无"，主张凡事要如《老子》"见素抱朴，少私寡欲"一样，柔弱退让，内守安静，静极而动，阴极而阳，从而达到精神不敝，内修外养，使人保持良好的精神状态，增强对疾病的抵御能力。在诸多养生法中，以动静结合著称，特别值得一提的是导引、按跷、吐纳、坐忘这一类称为气功的自我身心养生保健方法。《素问·上古天真论》所谓"恬惔虚无，真气从之，精神内守"，有人认为就与古代气功锻炼相关，点明了气功锻炼最重要的核心"调心"的要求。至于本篇"呼吸精气，独立守神，肌肉若一，故能寿敝天地，无有终时，此其道生"则是调身、调息、调心合一的气功锻炼。

气功有动静之分，但动功并非动而不静，静功并非静止，而是人体功能活动中的一种特殊运动状态。气功本质是根据阴阳互根之理，动中求静，静中求动，动静相兼，调节人体平衡，故可益寿延年。南朝医药学家、养生家陶弘景著《养性延命录》说："能动能静，所以长生。"练气功必须掌握调身、调息、调心三个环节，其中调心就是入静，初步入静多表现为心气平和，情绪安定，精神集中，杂念减少，对外界刺激反应也相对减弱；进一步锻炼，思想更加净化，主观上只有一丝气息，绵绵密密，心息相依，心神宁静，意念专一。入静进一步发展，则自觉恬惔虚无，静若止水。由此可知，时常练气功，是促使精神内守、健康长寿的养生保健措施。

3. 恬惔虚无，免伤七情

七情，即喜、怒、忧、思、悲、恐、惊七种情志、情绪变化。人非草木，孰能无情，外界各种客观事物刺激人体，势必引起不同的心理活动和相应的情志、情绪变化。若要"恬惔虚无"，就不能产生过激的情志，同时亦不能使不良情志长期存留，不为情志、情绪所伤，方能"精神内守"。在日常生活中要着重调控如下过激情志、情绪，以维护我们的心身健康。

首先，慎狂喜 狂喜指喜悦情志、情绪过度激发。人们熟知的"范进中举"与"笑死牛皋"的故事，说的就是这种突然的狂喜，可导致"气缓"，即心气涣散，气血运行无力而瘀滞，由此出现身体发软、心悸心痛、失眠健忘等一类病症，甚则引起精神失常、错乱或暴亡。

适度喜悦，能缓和紧张情绪，使气血调和，心气舒畅。可是喜也有限度，若超过极限，或对突如其来之喜事情感节制不好，则对健康不利。所以，有高血压病、冠心病等慢性病的患者，对突然而来的喜事，要懂得节制，要时时注意心理平衡。

其次，戒暴怒 暴怒指情绪骤然激愤或久怨致使怒气太盛。其是由于某种目的和愿望不能达到，心生不满累积而突然爆发。如大家熟悉的"气死周瑜"的故事即属此类情况。暴怒轻者事后会引起肝气郁滞，出现头晕头痛、胸胁胀满、心中闷疼等不适；重者便会即时出现面色青紫、四肢发抖，甚至昏厥死亡。现代社会，尤其是中老年人在患有高血压病、冠心病时，暴怒是诱发脑溢血或心肌梗死的元凶。

轻度的发怒，有时有利于抒发压抑的情绪，有益于健康，关键在于适可而止，善于自我调控，莫使"一发不可收拾"。预防暴怒可用警示、提醒的方法，如可在自己的床头或案头写上"制怒""息怒""遇事戒怒"等箴言警句，随时警示，经常提醒，可收到良好的效果。

第三，解忧思 忧思是指忧愁深沉，思虑过度，深陷苦闷不能自拔。表现在情绪上，则为忧郁寡欢，悲伤恸哭，神弱气怯。轻者，愁眉苦脸，闷闷不乐，少言少语，意志消沉，独坐叹息；重者，辗转难眠，精神恍惚，心中烦躁，惶惶不可终日，日久忧愁不解，可致气虚

黄帝内经

养生智慧解密

体衰。如红楼人物林黛玉即属忧思为病。现代社会，由于生存竞争激烈，生活工作压力巨大，忧思较多，导致抑郁症发病率逐年攀高。

化解忧思，一则要保持积极向上的乐观情绪，开阔心胸；二则要善于换位思考，必要时要用"阿Q精神"，聊以自慰。

第四，化悲痛 悲痛是指悲伤哀痛。人为悲伤之事，都会感到难过和伤心，伤心到极点便会变成沮丧和绝望。悲哀太甚可致肺气耗散，意志消沉。容易悲伤的人，比其他人更容易得癌症或其他疑难重症。

防止悲痛过度，平时就要树立正确的人生观，看透世事变化，明白生老病死是自然规律，不顺心事十有八九，要化悲痛为力量，以积极进取的心态处置悲哀厄运，方可促进心神健康。

第五，避惊恐 惊恐是指突然遇到意外、非常事变，心理上骤然紧张或恐惧不安的情志变化。惊恐细分是有区别的，同样令人害怕的一件事情，事前不知谓之惊，事前知之谓之恐。过度惊恐，导致人体的生理病理变化也是迥异的，惊往往引起的是气血运行紊乱，心失所养，如心悸不安、胆小怕事、睡眠易惊易醒；恐常常引起的是气虚失固，肾气不足，像遗精滑精、大便遗泄、腹部胀满等不适或病证。

避免惊恐伤身，关键平时要做到锻炼心智，正气内存，遇事不惊，大义凛然，泰然处事。《素问·经脉别论》指出"勇者气行则已，怯者则着而为病也"，说明心智健康、气血旺盛之人，遭遇惊恐是不易致病的。

（三十）志闲少欲，调神之道

是以志闲而少欲，心安而不惧，形劳而不倦，气从以顺，各从其欲，皆得所愿。故美其食，任其服，乐其俗，高下不相慕，其民故曰朴。是以嗜欲不能劳其目，淫邪不能惑其心，愚智贤不肖，不惧于物，故合于道。（《素问·上古天真论》）

【释义】

志闲："闲"，本义指木栏之类遮拦物，引申为限制、控制。"志闲"，即志向清静，少有过高、不合实际的志向、愿望。

美其食，任其服，乐其俗：此三句为并列意动用法，即以其食为美、以其服为任、以其俗为乐。"美"，甘美、美满。"任"，任意、随意，做合体理解。"乐"，快乐、愉快。

形劳而不倦："形劳"，指形体劳作。"形劳而不倦"，从字面来讲，是说形体虽有劳作但又不过度疲倦。实际是指通过形体劳作，达到调神的养生目的，即劳作形体，促进气血运行，而使精神矍铄。如明代医家张景岳说："形劳而神逸，何倦之有？"

朴：淳朴、敦厚。

愚智贤不肖："愚"，愚笨。"智"，智慧、聪明。"贤"，贤能，指有德有才的人。"肖"，似也。"不肖"，不如人的意思，指无才无德的人。

道：道理，引申为规律，指养生的规律。

本条原文是说，人们要控制嗜欲，不要追求过高的志向和过度的欲望。正因为没有太多的欲望和过高的追求，心境、内心就不会有过多的恐惧和焦虑，即所谓"无欲则刚"。形体虽有劳作但又不过度疲倦，同时通过形体劳作，可达到调神而使精神矍铄的养生目的。在养心安神前提下，寡欲以养精，寡思以养神，劳逸结合以养形，故而真气、肾气乃至人体的所有的"气"都会条畅，所以每个人都能根据自己的想法去实现他的愿望和追求。由于控制了嗜欲，没有过高的志向和过度的欲望，因此无论吃什么样的食物都觉得甘美，穿什么样的衣服都感到合体，生活在什么样的风俗习惯之中都觉得快乐，社会地位无论高低，都不互相倾慕，这些人就称得上淳朴、敦厚。由于践行了养生之道，因而嗜欲不能劳其目，淫邪不能惑其心，不论原本愚笨的、聪明的，还是原本贤能的、没有德行的，他们都能对外界的任何事物无所恐惧，不会就此扰动心神，也就是佛门所谓"无挂碍故，无有恐怖"的意思，这就比较符合养生之道。

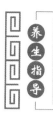

养生指导

本条原文从志闲少欲使精神安定、形劳不倦使精神矍铄，以及美其食、任其服、乐其俗、高下不相慕而知足常乐三方面，阐述了调摄精神的方法。

以下介绍"少私寡欲""平和心态"与"乐观积极"的调摄精神方法：

1. 少私寡欲

春秋战国时期著名思想家老子提出了"见素抱朴，少私寡欲"的思想，意即人要质朴，不要私心太重，欲望太多。私欲少的人往往淡泊名利，处世豁达，性格开朗，这样就可以保持良好的心理状态。平时恬惔虚无，与世无争，自然会精神内守，阴阳平和，气血旺盛，邪无所容，百病不生。南北朝时期养生著作《太上老君养生诀》指出："夫善养生者，先除六害，然后可延驻于百年。何者是也？一曰薄名利，二曰禁声色，三曰廉货财，四曰捐滋味，五曰除佞妄，六曰去妒忌。六者不除，修养之道徒设耳。"要做到"少私寡欲"应该通过以下三种途径来实现：

首先，淡于名利　唐代孙思邈《备急千金要方》说："名利败身，圣人所以去之。"名利本身并非坏事，得之不惊喜，失之不怨恼，悠悠然淡泊于心，即恬惔虚无，安心静志。而过分追求名利，多思则神耗，多念则志散，名利太重则神志耗散而损害健康。所以不为非分之欲所扰而患得患失，不为名利枷锁所困而苟且钻营，看得淡，想得开，胸怀坦荡，旷达自然，由此可以避免许多无谓的纷争和烦恼，始终是心舒意爽，乐观开朗，使自己生活在快乐之中。这就是人们常说的"淡于名利，知足常乐""寡欲精神爽，思多气血衰"。

其次，消除嫉妒　嫉妒是指对别人的才能、品德、名声、成就、幸福乃至相貌、衣着等方面超过自己而产生的一种不甘心、怨恨的情绪反应。嫉妒是一种病态心理，是身心健康、健康长寿的大敌。因为嫉妒会产生一种无名之火，使得心情抑郁，心情烦躁，长此以往还可导致胃腹胀满、食欲不振、腹痛腹泻、胸胁胀满，乃至肿块肿瘤等气郁、气滞血瘀诸病。消除嫉妒情绪的正确方法，一是要性格开朗，视野开阔，变嫉妒的情绪为虚心学习，改进自身的情绪。二是尺有所短，寸有所长，要有自信心，切忌盲目攀比，徒生悲哀。

第三，禁贪色欲 明代医家龚廷贤《寿世保元》告诫我们："精乃肾之主，纵欲相思则伤精。真阴根本受亏，肾水一亏，则火必胜，胜则克肺金，金水既病，则五脏六腑皆为贼。"《备急千金要方》更是一针见血地指出："恣其情欲，则命同朝露也。"临床上常见的虚劳病，男子阳痿、遗精、早泄与妇女月经不调、带下清稀等病证，既有肾精匮乏的表现，亦有身疲乏力、四肢倦怠、精神不振、记忆力差等气虚神衰的病证，而其发病原因就是由于恣情纵欲、房劳过度所致。因此，为了预防这些病证的发生，维护健康，必须节制情欲，科学地节制性欲，则肾火潜藏，心神宁静，气血调和，有助于健康长寿。

2. 平和心态

心态平和是精神情志养生的结果，亦是一种道德情操的涵养，是情志调节的最高境界，是人生追求在深层次上的一种成就。心态平和既体现为做人行事的一种外在尺度，又体现为立身、养性的一种内在修养。平和心态的人能始终保持一颗平常心，对已发生的不良情绪、情志都能积极应对，设法调试，这样就不会对身外之物"得而大喜，失而大悲"，不会在世俗中追逐名利，攀比嫉妒。他们无论身处顺境还是逆境，都能依靠精神情志调节来保持内心的平静及协调，保持清醒的头脑、平和的心态，并很好地控制自己的心情，使积极、乐观的情绪充满在自己的整个生活中。要达到"平和心态"应该注意以下三点：

首先，坦然宣泄 人人都有不如意，个个都有不痛快，关键是遇到不如意、不痛快，要坦然面对，及时宣泄，而不能放在心上，折磨自己。具体来说，通过与知心的、可信赖的亲人朋友，毫无顾忌地谈出自己的心事，把自己的烦恼、苦水一股脑儿倒出来，倾听者能理解、关怀你，并且加以疏导，自己就会把不如意、不痛快甩到九霄云外，由此即会感到轻松自在。

其次，自我激励　遇到困难、挫折时，不要灰心丧气，在认识或不认识的人中，寻找一位自己最崇拜、最羡慕的人，作为标榜、模范，以此激励自己，发扬自己的优点，肯定自己的能力，振作起来，增强自己的信心，激励自己克服目前的困难、挫折。即便当时解决不了些许问题，也要宽慰自己，不能沉沦，不能懈怠。甩掉包袱，继续努力，永远前进。

第三，投身工作　遇到烦恼的事、不痛快的事，当时既不能宣泄，也没办法及时得到排解，要转换思路，先把自己投身到自己喜欢的工作中去，要让自己忙起来。因为再聪明的人也不可能在同一时间考虑多件事，用喜欢的事情先去占领自己的头脑，把不快乐的情绪挤出去。等到心态平和了，心情愉快了，再想办法，再等时机，解决自己烦恼的事、不痛快的事。这样做既不会过多的影响我们的身体健康，同时也会较好地解决实际问题。

3. 乐观积极

在私欲较少、心态平和的基础上，保持知足乐观、积极向上的心态，培养豁达开朗的性格是健康长寿的法宝。用乐观、积极的心态去看待和解决问题，一切都会变得随心所欲。乐观不仅可以调剂精神，摒除不利于人体的精神情志因素，使人热爱生活，还能激励人们积极向上，使人精神振奋。此即《素问·举痛论》所谓"喜则气和志达"之意，也就是说乐观可以流通、和畅气血，调畅精神情志，从而有益于身心健康。要培养"乐观积极"的心态应该从以下三点来努力：

首先，胸怀坦荡，不生愤懑　元代医家朱丹溪《丹溪心法》说："气血冲和，百病不生；一有怫郁，诸病皆生。"情志对气血有着十分重要的影响，只有情志和畅，心境与气血才能宁静。然而没有一个正确的人生态度，情志舒畅、心境宁和的状态，是难以实现的。所以，要乐观积极，胸怀坦荡，凡事不顺，要先自反省，而不是怨天尤人，在日常生活中要尽量不生愤懑，避免生"闲气""怨气"和"闷气"等。

其次，仁厚豁达，不虑得失　《论语·雍也》说："知者动，仁者静；知者乐，仁者寿。"仁静者善于思考，明辨是非，前程乐观，所以宁静而不忧。《礼记·大学》说："静而后能安，安而后能虑，虑而后能得。物有本末，事有终始。知所先后，则近道矣。"所以仁静者能掌握事物的原理，也能明白是非曲直，荣辱得失，因而没有奢求与贪欲。日常生活和工作中为了实现乐观积极的心态，需要在处理家庭问题和工作琐事上应该豁达大度，夫妻之间、同事之间要注重感情，不虑得失，强调别人的优点，忽视别人的缺点，忘记过去、今天，重视未来。此外，实现乐观开朗、心胸豁达还可以通过"走出小天地，融入大自然"来实现。要多出去走走，饱览自然界给我们恩赐的青山绿水、风景名胜，忘却自己的小我，融入天地大我。

第三，修德行善，大德长寿 《礼记·中庸》引孔子语："故大德……必得其寿。"是说道德崇高者，怀有仁爱之心，由于胸怀宽广，因此容易长寿。道德感是人的一种社会性高级情感，自我道德感的满足，缓解了人们的情感矛盾，减少了情绪冲突，并通过脏腑、气血给我们带来良性影响，从而有益于人的健康长寿。所以平时多做些助人为乐的好事，从中体验到满足感和快乐感。善事可大可小，无论大小爱心都是一样的，行善事者从助人行善中体验出自身价值的快乐，会有益于心身健康。以善待人，以德报怨，精神乐观，积德行善，方能健康长寿。

（三十一）清静气强，大风弗害

清静则肉腠闭拒，虽有大风苛毒，弗之能害。此因时之序也。（《素问·生气通天论》）

【释义】

清净：既指人的精神清净，亦指志意安定。精神清净，如《素问·上古天真论》所云"恬惔虚无……精神内守"即是。"志意安定"，同本篇所谓"清净则志意治"，而志意，据《灵枢·本脏》之"志意者，所以御精神，收魂魄，适寒温，和喜怒者也……志意和则精神专直……五脏不受邪矣"，则指人之适应、防御、自我调节的能力。

大风苛毒:"大风",言风之大者。"苛",有厉害的含义;"苛毒",谓毒之甚者。"大风苛毒",形容某些剧烈的外来致病因素,属六淫病邪。

本条原文是说,懂得养生的人,他们注重静心养神,能够做到精神清净,志意安定,由于心静神安,因此正气不衰,阳气因此固密,所以肌肉腠理就会密闭而抗拒外邪,此时虽有厉害的风毒邪气,也不能伤害这些人,这是他们能够精神清净、志意安定、因时养神以保养身体的结果。

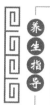

本条原文提出了"清静养神"原则指导下的清净精神、安定志意、因时养神的方法,以及"大风弗害"的养生效果。"清静养神",要求调神摄生,重视静养,贵在一个"静"字。这符合老庄学派的养生主张,如《庄子·刻意》所谓"平易恬惔,则忧患不能入,邪气不能袭"。而从医学保健角度来看,由于心神过于躁动,神不内守,乱而不定,必然扰乱脏腑,耗伤气血,轻则招致疾病,甚则催人衰老,减短寿命,因此"清静养神"是精神情志养生的主要内容。

以下介绍属于清静养神原则的"思想清静""敛思养心""适时调神"与"修性静神"等精神情志养生方法:

1. 思想清静

思想清静指思想的安闲、闲逸,能够经常保持思想上的清静。面对工作、学习紧张,生活节奏飞快,加之噪音、污染、下岗、待业等干扰因素,人们终日思绪不宁,心神不定,致使烦躁不安、焦虑紧张、失眠健忘、精神不振、身体倦怠等身躯、精神疲劳的不适或症状层出不穷。人们若不能适应环境,闹中取静,学会安闲,适应闲逸,清净以养神,则很容易进入亚健康状态。如不能做到思想的安闲、闲逸,陷入繁闹、嘈杂的物欲世界,思绪不宁,贪欲无穷,则心动神驰，耗神伤精，即会动摇生命基础，健康就难以自保。因此，思想清静，既能少费神气，深蓄厚养，储藏能量，从而发挥出更大潜能；亦能专心致志，理性思考问题，对事物做出恰当的反应，表现出最大的智慧。其次，清静以养神气，既非什么也不想，也非教人去世离俗，而是主张"既来之，则安之"，要正确面对，在清静的基础上，涵养神气，维护我们的健康，从而达到少生疾病、身体健康以至生命绵长的养生目的。

2. 敛思养心

敛思养心指收敛心思，专心致志，驱逐烦扰，抑制邪念，从而达到保养心神的目的。敛思养心，不仅有利于工作和学习，而且可使机体处于正常的生理状态。反之，即会出现如唐代医家孙思邈《备急千金要方》以及北宋文学家欧阳修《秋声赋》所谓"多思则神殆，多念则志散，多欲则志昏，多事则形劳""百忧感其心，万事劳其形，有动乎中，必摇其精"的状态。要想取得保养心神的良好效果，必须具备心地光明磊落，志意有所专存的品德，只有收敛心思，专心致志，精神静谧，才能驱逐烦扰，抑制邪念，也才能达到神清气和、乐观愉快的状态，这样不仅有利于学习和工作，而且能使人体脏腑、气血功能协调，有利于健康和长寿。在现实生活中，许多思虑妄念均是通过眼的视觉而产生的。因此制眼与保持心神宁静，有着密切的关系。如在心烦急躁、精神紧张、情绪激动、心身疲劳的情况下，通过闭目静养片刻，能使人心平气和、思绪静谧、坦然舒畅，从而达到敛思养心、保养心神的目的。如明代医家张景岳说："心能役神，神亦投心，眼者神游于宅，神归于目而役于心，心欲求静，必先制眼，抑之于眼，使归于心，则心静而神亦静矣。"

3. 适时调神

适时调神指根据春、夏、秋、冬四时气候来调摄保养精神意志。由于一年四季春生、夏长、秋收、冬藏，是自然界变化的规律，而在

黄帝内经
养生智慧解密

人体中也存在相应的变化规律。因此，顺应这一规律适时调神，是维护天人合一、保持人体健康的重要方法。如《素问·阴阳应象大论》认为春"在志为怒"，夏"在志为喜"，长夏"在志为思"，秋"在志为忧"，冬"在志为恐"。就是说机体的情志变化，会因季节气候的变化而发生适应性的变化。《素问·四气调神大论》专门讨论了如何适时调神的问题，并提出了四时不同的调神方法，像春天万物复苏，生气勃勃，人的情志也要与生长之机相适应，应该意气风发，保持愉悦、舒畅的情绪，少有刑罚之念，学会给予；夏天万物茂盛，开花结果，人的情志应该充沛饱满，宜保持神清气和、胸怀宽阔、精神振奋的状态，同时不可因天热、事繁而产生怒气；秋天万物平定，肃杀之气降临，人的情志也应随之收敛，安定平静；冬天万物闭藏，寒气笼罩，人的情志更应处于内向状态，伏藏而不得外露。原文所谓"以使志生""使志无怒""使志安宁""使志若伏若匿"等，都是适时调神的关键所在。

4. 修性静神

加强性格修养，将精神活动的能量指向某一特定的事物或理想、信念之中，摒弃其余杂念，使得心境虚静。这种"清静养神"是思想上的净化，要抛尽烦恼之事，专注某一事物，如沉浸于优美的音乐之中，凝神于笔墨纸砚之间，陶醉于琴棋书画之中，同样徜徉于知识的海洋中，专注于个人的事业上，亦可进入这种境界。如此内无思想之患，精神安定，心境虚静，自然能够安体长命。像书画修性静神即为最好的"清静养神"方法。北宋欧阳修曾以"学书为乐"、元代黄公望"以画为寄，以画为乐"，这种美好的欢悦心情，无疑有益于心身健康。书法和绘画要求目不旁视，心不他顾，强调心、手、笔的统一，将神、气通过笔端贯注于字里行间，山水花鸟之中，静中取动，形神合一，从而使心神保持在一种特殊安静状态，能促进、调节脏腑、气血和谐，故古今书画家皆能修性静神，而身健寿长。同样的道理，像欣赏音乐、下棋、集邮、钓鱼、旅游、编织等，均有助于修性静神、健康长寿。

（三十二）以情胜情，安定情志

> 在脏为肝……在志为怒，怒伤肝，悲胜怒；在脏为心……在志为喜，喜伤心，恐胜喜；在脏为脾……在志为思，思伤脾，怒胜思；在脏为肺……在志为忧，忧伤肺，喜胜忧；在脏为肾……在志为恐，恐伤肾，思胜恐。（《素问·阴阳应象大论》）

【释义】

本条原文是说，在五脏之中的肝脏，在情志表现为愤怒，因怒为肝志，肝与怒都属"木"行，故愤怒能伤肝；而悲伤为肺志，同属"金"行，可通过"金克木"的机理制约愤怒。在五脏之中的心脏，在情志表现为喜悦，因喜为心志，心与喜都属"火"行，故大喜能伤心；而恐惧为肾志，同属"水"行，可通过"水克火"的机理制约大喜。在五脏之中的脾脏，在情志表现为思虑，因思为脾志，脾与思都属"土"行，故过思能伤脾；而愤怒为肝志，同属"木"行，可通过"木克土"的机理制约过思。在五脏之中的肺脏，在情志表现为忧悲，因忧伤为肺志，肺与忧伤都属"金"行，故忧伤能伤肺；而喜悦为心志，同属"火"行，可通过"火克金"的机理制约忧伤。在五脏之中的肾脏，在情致表现为恐惧，因恐为肾志，肾与恐都属"水"行，故恐惧能伤肾，而思虑为脾志，同属"土"行，可通过"土克水"的机理制约恐惧。

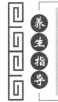

养生指导　　本条原文通过五行理论阐述了五志与五脏的关系、五志过度伤脏的状况，以及以情胜情、安定情志的方法。

以下介绍五志过度伤害五脏的表现与以情胜情以安情志的方法：

1. 五志过度伤害五脏的表现

五志即七情，是指喜、怒、忧、思、悲、恐、惊等七种正常的情志活动，是人的精神意识对外界客观事物的正常反应。七情与人体脏腑功能活动有密切的关系，分属于五脏，常以喜、怒、思、悲、恐为代表，称为五志。

五志七情是人对客观事物的不同反映，在正常的活动范围内，一般不会使人致病。只有突然强烈或长期持久的情志刺激，超过人体本身的正常生理活动范围，才会使人体气机紊乱、脏腑阴阳气血失调，导致疾病的发生。由于七情是造成人的内伤病的主要致病因素之一，因此又称"内伤七情"。

首先，怒为肝志，愤怒伤肝

一是怒为肝志：依据五行配属关系，在五脏之中的肝脏，在情志表现为愤怒，怒为肝志，肝与怒都属"木"行。

二是愤怒伤肝：《内经》认为，怒为肝志，怒则气上，因此过度愤怒，伤害肝脏，会导致肝气上逆，而气血互为关联，相辅相成，气逆于上，严重者气血亦会并走于上。其既可出现肝脏本身的病证，如轻者有面红目赤、头胀头晕、耳鸣重听、胁肋胀痛、性情急躁等不适，久之有月经不调，或引起包块肿瘤等病证，重者有呕血吐血，或卒然昏厥、甚至死亡。另外，亦可出现肝脏以外的其他脏器的病证，象肝气横逆乘脾可出现腹痛腹泻，尤其会出现大便泻下不消化食物的"飧泄"病证。

其次，喜为心志，大喜伤心

一是喜为心志：依据五行配属关系，在五脏之中的心脏，在情志表现为喜悦，喜为心志，心与喜都属"火"行。

二是大喜伤心：《内经》认为，喜为心志，喜则气缓，因此大喜、过喜，伤害心脏，会导致心气涣散，致使气的运行过于徐缓，进而无力推动血行，引起血的运行亦徐缓。其表现轻者如气血一过性的徐缓，出现身体发软、全身无力等不适；重者神散而不藏，出现注意力不能集中、心神恍惚、神不守舍、健忘失眠，或嘻笑不休、癫狂疯癫等不适或病证；甚者神散而不收，出现突然昏仆、甚至死亡。

第三，思为脾志，过思伤脾

一是思为脾志：依据五行配属关系，在五脏之中的脾脏，在情志表现为思虑，思为脾志，脾与思都属"土"行。

二是过思伤脾：《内经》认为，思为脾志，思则气结，因此思虑过度，伤害脾脏，可能导致脾气郁结。由于脾居中央，为人体气机升降的枢纽，因此思则气结，首先表现的是脾胃气机失调的改变，出现食欲不振、胃脘腹部饱胀等不适或症状。其次，因为脾胃功能失调，气血化生不足，所以会引起脾气虚弱、心血亏损的不适病证，又会出现食欲不振、脘腹闷饱、肢体困乏、懒言少语、神疲健忘、失眠多梦等症状。

第四，悲忧为肺志，悲忧伤肺

一是悲忧为肺志：依据五行配属关系，在五脏之中的肺脏，在情志表现为悲与忧，悲与忧均为肺志，肺与悲忧都属"金"行。

二是忧悲伤肺：《内经》认为，悲忧为肺志，悲忧则气消，因此过度悲忧，伤害肺脏，会导致肺气的消烁、损伤。由于肺居上焦胸部，肺主气，因此过度悲忧可使上焦气滞，气郁化热，消灼肺气。其表现一方面是胸闷气短、意志消沉、悲观失望，再就是气短懒言、声低息微、神疲乏力、伤风感冒、咳嗽气喘。

第五，惊恐为肾志，惊恐伤肾

一是惊恐为肾志：依据五行配属关系，在五脏之中的肾脏，在情志表现为惊与恐，惊与恐均为肾志，肾与惊恐都属"水"行。

二是惊恐伤肾：《内经》认为，惊与恐为肾志，恐则气下，惊则气乱。过度恐惧，伤害肾脏，会导致肾精下陷。其既可出现惶惶不安、提心吊胆等精神症状，亦可出现二便失禁、腰膝酸软、男子遗精、女子月经紊乱或白带增多等病证。过度惊吓，既伤肾，又伤心，会使心肾之间的上下、水火平衡关系失调、气机紊乱。具体表现轻者是一过性的气机紊乱，出现暂时的惊悸不安；重者气机紊乱，致使气血失调，血不养心，出现心悸失眠、惊悸不安等病证；甚者气机紊乱，引起神识障碍，或导致神散不收，可出现精神错乱等病证，或出现突然昏仆、甚至死亡。

2. 以情胜情以安情志的方法

以情胜情以安情志，是根据情志与五脏在五行之间生克相关的原理，用互相制约、互相克制的情志，来转移和干扰原来对机体有害的情志，借以达到安定情志的养生或调治方法，又称为情志相胜疗法、五志相胜疗法、情态相胜疗法等。

首先，怒伤肝者，以悲胜之 怒为肝志，在五行属"木"行，怒则气上，过度愤怒则伤肝，可使肝气上逆。悲伤为肺志，悲与肺同属"金"行，可通过"金克木"的机理制约愤怒。由于"悲胜怒""悲则气消"，悲伤之事使人意志消沉、心灰意冷、哭泣不止、声泪俱下，对于消散郁结的愤怒情绪，以及减轻紧张的情绪、抑制兴奋的情绪，都有较好的作用，最适于过度愤怒情志的调治。因此若有过度愤怒的不良情志，他人若能以悲伤之事挫其锐气，则怒气多可得以抑制。

人在大怒的情况下，突然听到一个很坏的消息，比如一个噩耗传来，大怒的人会突然悲伤，这样就能熄灭怒火。金元时期医家张子和《儒门事亲》即谓："悲可以治怒，以怆恻苦楚之言感之。"

其次，喜伤心者，以恐胜之 喜为心志，在五行属"火"行，喜则气缓，过喜则伤心，可使心气涣散。恐惧为肾志，恐与肾同属"水"行，可通过"水克火"的机理制约大喜。由于"恐胜喜""恐则气下"，恐惧以气之下可夺去、抑制过喜引起的心气涣散，对于大喜过望、神情兴奋，甚至狂癫的病证，有一定的调治作用。因此若有大喜过望相关的异常情绪表现或情志病证，可以采用恐惧情绪来调治。

"恐胜喜"一般以"祸起仓促之言"或其他恐吓的手段和方法使患者产生恐惧心理，抑其过喜，从而调治异常的情绪或情志病证。清代吴敬梓《儒林外史》"范进中举"的故事即属典型案例。范进从 20 岁开始应试，直至 54 岁，考了 35 年才得以中举，中了个秀才，喜极癫狂，满世界乱跑，神魂颠倒，疯话连篇，不能自已，因其平素畏惧岳丈胡屠户之威，人们找来了胡屠户，岳丈狠狠地打了他一个嘴巴，范进便神志清爽，不再疯癫了。范进喜极而疯，使之猝然大恐，以其大恐之情煞敛其惮散的心神之气，可谓出奇制胜，正合以恐胜喜之理。

第三，思伤脾者，以怒胜之　思为脾志，在五行属"土"行，思则气结，过思则伤脾，可使脾气郁结。愤怒为肝志，怒与为肝同属"木"行，可通过"木克土"的机理制约过思。由于"怒胜思""怒则气上"，愤怒以气之升发可宣散过思导致的脾气郁结，对于久思积虑不能自拔的不良情绪乃至病证，有一定的调治作用。因此若有长期思虑不解，致使情绪异常低沉或气结成疾的病证，可以采用愤怒情绪来调治。

"怒胜思"治之常以"污辱斯罔之言"，激病人盛怒以冲破郁思，使病人重新改变心理状态达到调治疾病的目的。《四川医林人物载》记述了一例郁病怒激之病例：青龙桥有位姓王的儒生，得了一种怪病喜欢独居暗室，不能接近灯光，偶尔出来则病情加重，遍寻名医而屡治不验。一天名医李健昂经过此地，家人请他来诊视。李氏诊毕，并不处方，却索取王生昔日之文，乱其句读，并高声朗诵。王叱问"读者谁人"，李则声音更高。王气愤至极，忘记了畏明的习惯，跑出来夺过文章，就灯而坐，并指责李氏："你不解句读，为何在此高声嘶闹？"儒生一怒之后，郁闷得泄，病从此得以痊愈。

第四，忧伤肺者，以喜胜之　忧伤为肺志，在五行属"金"行，忧伤则气消，过度忧伤则伤肺，可使肺气消铄。喜悦为心志，喜与心同属"火"行，可通过"火克金"的机理制约忧伤情志。由于"喜胜忧""喜则气缓"，喜悦以气之缓和、舒畅可宣散过忧导致的愁结闭塞，分散患者集中于忧伤之事的注意力，宽解心怀，可使忧伤患者振作精神。因此对由于忧伤过度所致抑郁、低沉情绪变化或相关的病证，可以采用喜悦情绪来调治。

《儒门事亲》中记有一病人因闻父死于贼，过度悲伤忧郁，心中结块痛不可忍。张子和认为，忧则气结，喜则百脉舒和，疾病可愈，而喜可治悲，故以谑浪亵狎之言娱之，使病人畅怀大笑，一二日后心下块皆散，不药而愈。

第五，恐伤肾者，以思胜之 恐为肾志，在五行属"水"行，恐则气下，过度恐惧则伤肾，可使肾精下陷。思虑为脾志，思与脾同属"土"行，可通过"土克水"的机理制约恐惧。由于"思胜恐""思则气结"，思虑以气之凝聚去抑制气之下夺，对于恐惧不安的不良情绪乃至由此引起的病证，都有一定的调治作用。因此对由于恐惧所致情绪变化或相关的病证，可以采用思虑情绪来调治。

针对患者恐惧畏怯产生的原因，采取诱导的方式开启其思，帮助患者逐渐摆脱恐惧畏怯的不良情绪或调治由此引起的病证。《晋书·乐广传》所载"杯弓蛇影"的成语故事即属典型案例。晋朝河南人乐广十分好客，见一朋友好久不来家里，十分奇怪，就去拜会他，朋友说上次在你家喝酒杯中有蛇，喝酒回来后就生病了。乐广不解，回到家便查原因，原来是挂在墙上的角弓影子倒射在酒杯所至，之后朋友闻知后恐惧病就痊愈了。所以，用深思的方法可以消除恐惧的情绪，问题想明白了，情绪变化或相关病证都可以得到调治。

（三十三）圣人治身，无为恬惔

> 是以圣人为无为之事，乐恬惔之能，从欲快志于虚无之守，故寿命无穷，与天地终，此圣人之治身也。（《素问·阴阳应象大论》）

【释义】

圣人：此处指知晓并且践行养生之道的人。

无为：道家语，是一种价值取向、处世方法与精神境界。这里就精神情志养生来说，主要指"少私寡欲"。因为没有过高的欲望和不实的追求，所以内心、心灵即会宁静。与《素问·上古天真论》之"外不劳形于事，内无思想之患，以恬愉为务，以自得为功"同义。

恬惔：明代医家李中梓说："恬者，内无所营。惔者，外无所逐。"指思想上的宁静淡泊、少私寡欲。

从欲快志：谓顺心从欲、快乐情志。

虚无之守：明代医家张景岳说"虚无之守，守无为之道也"与《素问·上古天真论》的"恬惔虚无，真气从之，精神内守，病安从来"的思想一脉相承。

本条原文假托上古圣人的思想与言行，将道家"无为"的消极处世思想，转变为精神情志养生的方法。也就是说，通晓养生之道的圣人们，能够顺其自然，没有过高的欲望和不实的追求，在内思想上安闲清静，在外不妄行劳作，不使自己感到身心疲劳，注意调节不良情志，摒弃杂念妄想，乐于保持恬惔的精神状态，顺心从欲，快乐情志，能够保证自己居于无欲无求、不被物欲蒙蔽的境界，由于神静精充，生命根基坚固，因此能够寿命无穷，尽享天年。这是懂得养生之道的圣人们养生保健的方法。

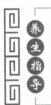

养生指导

本条原文所谓"为无为之事"是"无为"，"乐恬惔之能"又是"有为"，两者互补平衡，共养形神。

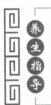

以下介绍"为无为之事，乐恬惔之能"在养生保健方面的具体体现：

1. "为无为之事，乐恬惔之能"在人与自然关系中的体现

人类认识自然、改造自然、利用自然，使自然为人服务，这是"有为"。在改造自然的同时又要老老实实地尊重自然、敬畏自然、珍爱自然、顺应自然，按自然规律办事，不要违拗自然、破坏自然、践踏自然，这又是"无为"。

《内经》关于"人与天地相参也，与日月相应也""法于阴阳""四气调神"等"因时之序"和"因时养生"的论述，就阐明了

自然界的一切运动变化，必然直接或间接地影响人体生理、病理变化的观点，人们要按照"有为""无为"的辩证关系，针对日、月、四时等变化特征，在精神情志、饮食调摄、生活起居等方面，顺应自然养生保健，为"无为之事"，乐"恬惔之能"。

以下介绍四时养生的相关要求：

首先，春季养生 春季是生发季节，自然界阳气生发，万物荣茂。人们要早睡早起，适当增加活动，锻炼身体，便是"有为"。形体要从容自在，不可运动过度，与自然界万物生发和谐，以"使志生"，便是"无为"。

其次，夏季养生 夏季是繁荣季节，自然界阳气旺盛，阴阳之气交汇，万物华实。人们要晚睡早起，常在户外活动，合理出点汗，获得天阳资助，同时"若所爱在外"，充分表达自己的情志，这些就是"有为"。不要郁闷、憋怒，压抑自己的情志舒畅，"使志无怒"，这又是"无为"。

第三，秋季养生 秋季是收获季节，自然界阳气收敛，阴气微生，万物成熟。由于天高气爽，气候渐转干燥，日照减少，草叶枯落，花木凋零，因此常在一些人心中引起凄凉、垂暮之感，产生忧郁、烦躁等情绪变化。人们要减缓秋季肃杀之气对情绪的影响，让心神、志向回归，不能再想入非非，"使志安宁"，便是"无为"。要早点睡觉，另方面仍然要早起，但较之夏季之早起可以稍迟，如同鸡的活动规律那样，天黑就回家睡觉，天亮睡醒就起床，同时还要调节情志，避免悲伤太过及燥邪伤肺，这些便是"有为"。

第四，冬季养生 冬季是蛰藏季节，自然界阳气内藏，阴气隆盛，万物生机潜伏，养精蓄锐，处于封闭、潜藏的状态。情志更要安静、内蓄，达到"若有私意，若已有得"的精神状态，以养冬藏之气，就是"有为"。早卧晚起，必待日光，减少运动，注意保暖，以及不要让皮肤过度疏泄出汗，以免人体阳气频繁夺失，这些都是"无为"。

2. "为无为之事，乐恬憺之能"在人们处世态度中的体现

老子无为而治与和谐处世的思想历数千年经久不衰，至今仍具有维护人际关系和谐、保持心理健康、提高健康水平的积极作用。这种观点在《内经》中演化为人与社会的和谐统一、清静无为的养生原则，其目的在于培养良好的个性、良好的人际关系，做到能沉浮自如，控制自我，适应复杂的社会环境，并保持与身体内环境的协调平衡。如《素问·上古天真论》之"高下不相慕，其民故曰朴"，表明人们应顺应世俗的社会生活，用乐观、积极的心态和谐处世，要在社会活动中保持清静无为的心境，才能保养精神，益寿延年。

以下介绍"有为"与"无为"的关系以及"无为"而"无不为"的做法：

首先，"有为"与"无为"的关系 处世的方法同样要坚持"有为"与"无为"的统一与互补的辩证关系。一方面要强调自强不息，积极入世，奋发向上，是"有为"；另一方面亦要恬憺虚无，从容大度，不急不慢，不躁不乱，不慌不忙，不愠不怒，不惊不惧，不暴不弃，是"无为"。

其次，"无为"而"无不为"的做法 "无为"而"无不为"的做法，包括少有悲观，胸怀博大，海纳百川，自强不息；少有生气，不计得失，宽容大度，胸怀壮阔；少有多疑，以诚相待，光明磊落，平易近人；少有轻信，不被巧言令色所蛊惑，不贪图小利；少有攀比，不以得为喜，以失为悲，精神坦然；少有好高骛远，清心寡欲，脚踏实地，等等。这里，"自强不息"等是儒家的主张，以培养积极进取的精神为主；"从容大度"等是道家的主张，以培养恬憺虚无的精神为主，两者结合起来，既可培养积极进取精神，以增进生活乐趣，又可避免挫伤情感，在世间进退自如。以此协调人体内在环境和人们所处的外在环境的关系，可使气血、脏腑功能协调，减少不良情志对气血、脏腑的影响，使精力充沛，气血旺盛，则百病难生，安享天年。

3."为无为之事，乐恬惔之能"在人与社会关系中的体现

《内经》非常重视在适应社会环境的过程中，充分发挥个人的主观能动性，保持情绪稳定，维护自身和谐，从而促进身体健康，进而延长寿数。《素问·上古天真论》之"适嗜欲于世俗之间，无恚嗔之心，行不欲离于世……举不欲观于俗"，即说明人们在日常生活要重视适应嗜欲、行举，融入人群，同社会保持和谐的关系。

以下介绍"为无为之事，乐恬淡之能"体现在人与社会关系上的"人与社会的改变""无为有为的体现"：

首先，人与社会的改变　从古代到现代社会，人类疾病的病因，从生物、环境因素转变为社会、心理因素等为主的生活方式因素的改变；疾病的病种，从与贫困有关的传染病、寄生虫病转变为与社会文明相关的心脑血管病、恶性肿瘤、慢性退行性病变、肥胖病、糖尿病为主的改变。心理状态方面，从弛缓、轻松转变为紧张、压力山大，尤其现代社会人们的脑力劳动增多、生活节奏加快、竞争性加强、信息量变大、生活和交通空间拥挤，加上人际关系复杂，这些都是造成现代人心理经常处于紧张、压力超大状态的根源。体力活动方面，从多转到少，人们普遍表现劳动、运动不足，静态时间过多。饮食营养方面，从缺乏、不足到过剩，人们普遍表现吃得过多、动得过少，因此营养消耗减少，致使高脂血症、肥胖症、高血压病、糖尿病、胆结石、尿结石相关疾病明显增多。养生保健对象，从老年人为主转到老年、中青年并重，因为中青年在现代社会的作用和地位得到提高，现代生活方式在中青年人身上体现最为突出，而"现代文明病"的发病年龄因此提前，同时我国已进入老龄社会，老年亚健康状态、疾病较为普遍。

其次，无为有为的体现　华中科技大学教授方鹏骞《卫生改革与发展绿皮书——中国医疗卫生事业发展报告2014》指出，我国城乡居民整体健康水平在持续改善，人均寿命在我国60多年的发展历程里延长了39.5岁。而婴儿死亡率已经从新中国成立前的千分之200下

降到 2013 年的千分之 9.3，已明显低于世界平均水平。孕产妇死亡率从 2005 年的 10 万分之 47.7 下降到 2013 年的 10 万分之 23.2。这些结果是与社会的进步、经济的发达和医疗技术的发展分不开，也与中医学、中医养生学的存在息息相关。在人们深刻认识社会发展规律，按社会发展规律来积极改造社会，推动社会不断进步和发展的同时，中医养生学采用顺应自然的方法加以预防调理，适应四时、起居有常、谨慎七情、节制情欲、药物养生、药膳食疗等，针对不良生活方式做出调整，可以叫作"有为"。相对于传统养生，适应现代社会发展，提高卫生教育水平，在良好的社会经济环境下，诸多法律的建立健全的同时，积极寻找防治各种疾病、增进人群健康方法的同时，追求中医养生学与现代保健学的互补，主动地采用一系列理论、手段、方法来进行社会性的预防，以保护社会全体成员的身心健康，逐步提高人民群众的身体素质、心理素质、智力水平和生活质量，不扰民扰世，避免无效的"有为"和有害的"有为"，这就是"无为"。

（三十四）静则神藏，躁则消亡

阴气者，静则神藏，躁则消亡。（《素问·痹论》）

【释义】

阴气：指五脏之精气。

静则神藏："静"，言人安静没有邪气的伤害和情志、劳作的干扰。"静则神藏"，指人无邪气、情志、劳作的伤害和干扰，则精神情志可以保持淡泊宁静的状态。隋唐时期医家杨上善注释说："人能不劳五脏之气，则五神各守其藏，故曰神藏也。若休惕思虑，悲哀动中，喜乐无极，愁忧不解，盛怒不止，恐惧不息，躁动不已，则五神消灭，伤脏者也。"

消亡：消散、亡失，唐代医家王冰说："脏无所守，故曰消伤。"

本条原文是说，人的五脏主藏精气，五脏所藏精气是精神、意识、思维活动与情志、情绪表现，即"神"存在的物质基础，因此说五脏主藏神气，同时五脏也才有"五神脏"的称谓。所以人们情志、情绪安静，则五脏藏守精神，人体精气充沛，身体健康。相反，情志、情绪躁动，则五脏不得藏守精神，人体精气即会消散，甚至精气消亡，由此又会影响健康乃至生命。

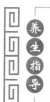

本条原文通过"静则神藏，躁则消亡"提出了"静神防病"的养生思想。

以下介绍静神防病的概况与方法：

1. 静神防病的概况

首先，静神防病的概念 "静神"，是指保持淡泊宁静的状态，使神气清净而无杂念，达到正气内存、脏腑平安的目的。静神防病的概念，正如《素问·上古天真论》所谓"恬惔虚无，真气从之，精神内守，病安从来"，意指思想安闲清净，没有忧思杂念，正气就能顺从而调和，精气和神气即存留在体内，疾病就无从发生，由此就能健康长寿。

其次，静神防病的意义

一是清静可以制躁： 老子在《道德经》里指出"静为躁君"，其意是说安静是躁动的主宰。西汉刘安《淮南子》所谓"夫精神……者，静而日充者以壮，躁而日耗者以老"，是说心神安静者，其精气日渐充实，形体随之健壮；而心神躁动者，精气日益耗损，形体也会过早衰老。

二是清静可以长寿： 南朝陶弘景《养性延命录》说："静者寿，躁者夭。"究其道理，就是因为心静则神安，神安则五脏六腑的功能协调，精气神就会日渐充实，故可益寿延年。因此，清代养生家曹庭栋《老老恒言》强调指出："养静为摄生首务。"

第三，静神非不用神 静神防病，静神并非不用神。静神要做到绝对的"静思灭想",不仅不必要，而且不可能。人必有思，神岂能不用？人为万物之灵，岂能如槁木、如死灰一般。因此，清静以养神，并非绝对的神静不用。明代文学家、书画家陈继儒《养生肤语》说："今人作文神去，作事神去，好色神去，凡动静运用纷坛，神无不去。"真正避免"心猿意马"，做到使精神安静是非常不容易的，只有从思想高度认清了静神的意义，才能克服种种干扰，做到"静以神藏"、健康长寿。

2. 静神防病的方法

养神防病的方法很多，广而言之，即是指一切能使神健康的精神情志养生方法，都可以叫作养神。以下介绍四种具体的"静神"方法：

首先，涵养道德 涵养道德，即养德，就是提高自己的道德修养。医学家、养生家历来将道德修养作为立身之本和养生之大事，注重信念、理想、情操、性格等方面的自我陶冶。譬如孔子说"仁者寿""大德必得其寿"，意即道德上有高度修养者往往会健康长寿。据调查，当今我国百岁老人中，大多是为人忠厚、心地善良、助人为乐、仁慈厚道、宽以待人、生活俭朴者。如此，道德有修养，则能神静而脏安，气血也会因此而平和，故能度百岁而寿。

培养自己的道德情操，并非一朝一夕，需要树立理想，加强心理行为的理智性与意志性的修养，抑制或克服不理智行为，凡事不能随情绪、使性子，而要冷静行事。而且需要科学地制定计划，阶段性的总结成果，便可驱散浮躁情绪，便会感觉精神饱满，心情愉悦。至于心胸偏狭、猜疑嫉妒者，或思想烦闷、抑郁寡欢者，若能经常反思内省，加强涵养道德，守神静养，日久也有清心涤虑、舒畅胸怀的保健作用。

其次，凝神敛思 凝神敛思，是凝神敛思、保持思想清静的养生方法。如唐代孙思邈《备急千金要方》说："多思则神殆，多念则志散，多欲则志昏，多事则形劳"，清代医家翁藻《医钞类编》亦说："养心则神凝，神凝则气聚，气聚则形全。若日逐攘扰烦，神不守舍，则易于衰老。"

凝神敛思，一方面需要鼓励人们采取积极的人生态度，但是面对纷杂忧患的现实生活境遇，或思虑过度，或情志不畅，都会耗伤精气，此时"静"是相对的，是动中求"静"，并不是无知无欲，没有理想，没有抱负，或者压抑思想，饱食终日，无所用心，或是消极逃世。另一方面，是要求神凝而不乱，思敛而不散，要精神专一，例如从事音乐、书画等活动，需要凝神敛思，且贯专注守一，虽用神却也能产生良好的养神效果。

第三，抑目静耳　抑目静耳，即清目静耳。眼耳是人体接受外界刺激的主要器官，受神的主宰和调节。老子《道德经》曾说"五色令人目盲，五音令人耳聋"，是说乱视杂听，会使耳目过用不清，而耗伤神气。

抑目静耳，并不是目不视，耳无听，关键在于不要为了满足私欲而乱视妄听，使神气不宁，而影响健康。在快节奏、高压力的当代社会，人们要学会清目静耳，就必须在日常生活中多方面进行自我调节，譬如对于工作繁忙、精神一直处于高度紧张状态的人来说，忙中偷闲，闭目养神片刻，颇能消除疲劳，重新振作精神。

第四，多练静功　静功是气功的一种，包括练意和练气两方面的内容，相当于古代的静坐、吐纳、调息、服气等方法。其中的练意，又称调心，即是调理精神状态，以达到促进神气入静的作用。如《素问·上古天真论》说："呼吸精气，独立守神。"这里的神气内收，即是静功的结果。明代医家、养生家万全《养生四要》也说："人之学养生，曰打坐，曰调息，正是主静功夫。但要打坐调息时，便思要不使其心妄动，妄动则打坐调息都只是搬弄，如何成得事。"因此，静功是以静神和调气为主要目的的一种锻炼方法，而静神又是气功锻炼的前提和基础。因此，常练静功有静神防病的作用。

介绍两种简单气功：

一是全国著名内经学家周信有教授的简单气功：平身端坐，默念安静，平稳呼吸，通过意念守持脐下三寸之处的丹田穴，一分钟或几分钟均可，每天可做一次或数次。经常锻炼，可起到培养体内正气、强身健体的作用。

　　二是北京炎黄经络研究中心祝总骧教授的"312"经络养生法："3"指合谷、内关、足三里三个穴位的按摩；"1"是意守丹田、腹式呼吸即一种简单气功锻炼；"2"是两下肢下蹲为主、适当的体育运动。长期坚持锻炼，可使体力增强、精力充沛，并有防病治病的功效。

五、饮食养生

（三十五）以酒为浆，半百而衰

> 以酒为浆，以妄为常，醉以入房，以欲竭其精，以耗散其真，不知持满，不时御神，务快其心，逆于生乐，起居无节，故半百而衰也。（《素问·上古天真论》）

【释义】

以酒为浆："浆"，指汤水，如明代医家吴崑注释说："古人每食，必啜汤饮，谓之水浆。""以酒为浆"，是指把酒当作汤水一样饮用，没有节制，没有控制，即酗酒的意思。

以妄为常："妄"，是"常"的反义词。"以妄为常"，指把反常的生活当作正常的习惯，如违背了天地运行的规律，不是日出而作、日落而息，而是把早上睡懒觉、晚上熬夜上网或打游戏，习以为常，当成了正常的生活习惯。另外，"妄"亦指不切实际的幻想、妄想，"以妄为常"又是指把"妄想"当成了正常的追求，就是欲望太多，事事攀比。

不知持满：唐代医家王冰注释说："言爱精……如持盈满之器，不慎而动，则倾竭天真（真气、肾气）。"

不时御神："不时"，即"随时"的意思。"御神"，作"劳神"理解。"不时御神"，是说违背"精神内守"的养生原则，随时劳烦心神。

本条原文是说，由于酒味辛性热，过量饮酒，即会耗伤精气；生活没有规律，又会损伤阳气、阴精；追求不切实际的妄想，则会伤神、伤精；加之醉酒之后肆行房事，随时劳烦心神等原因耗伤阴精。因此，使人的阴精竭绝，真气、肾气耗散，这是不知保持精气盈满与神气平和，贪图心志一时快乐和违逆身心一生康乐所致，所以这样一类人，年过半百就提前衰老了。

> **养生指导**　本条原文是本篇对"今时之人"，即不懂得、不践行养生之道的人们"年百半而动作皆衰者"的原因给予的剖析。重点讲的是"以酒为浆，半百而衰"。

由于"医食同源"与"药食同源"的缘故，因此酒与医药学有着非常密切的关系，如"醫"（"医"的繁体字）字就是从"酉"（酒器）而造的，东汉时期著名文字学家许慎《说文解字》明言："酒，所以治病也。"《内经》不仅奠定了中医学的理论基础，为医家之宗，是治病的法书，而且还是养生宝典，其中不乏对酒的认识。

为方便大家全面了解酒与人体的密切关系，以下介绍酒的基本性能、疗病养生、危害作用以及饮酒反应与解酒药膳等概要认识：

1. 酒的基本性能

酒在我国有着悠久的历史，《内经》之《素问》即有专篇《汤液醪醴论》。明代医家张景岳指出："汤液醪醴皆酒之属。《韵义》云：'醇酒浊酒曰醪。'《诗诂》云：'酒之甘浊而不沛（清稀的意思）者曰醴。'然则汤液者，其即清酒（指清稀淡薄的酒）之类欤。"说明在古代酒有"醪"（浊酒）、"醴"（甜酒）、清酒等区分。

《素问·汤液醪醴论》记载"为五谷汤液及醪醴"；《灵枢·营卫生会》指出"酒者，熟谷之液也，其气悍以清"；《灵枢·论勇》指出"酒者，水谷之精，熟谷之液也，其气悍"；《素问·腹中论》也说"酒气盛而悍"。以上说明，酒乃稻米等五谷酿造而成，为水谷之精气，其性慓悍，运行迅速，清稀纯粹。

《灵枢·经脉》指出："饮酒者，卫气先行皮肤，先充络脉，络脉先盛，故卫气已平，营气乃满，而经脉大盛。"说明适量饮酒可以行气活血，充盛经脉，调和营卫。《灵枢·论勇》记载："黄帝曰：怯士之得酒，怒不避勇士者，何脏使然？少俞曰：酒者，水谷之精，熟谷之液也，其气慓悍，其入于胃中，则胃胀，气上逆，满于胸中，肝浮胆横。"是说饮酒可使怯懦之人肝气上越、胆气充满而勇气大增。

酒的主要成分是酒精，即乙醇，入肝、心、肺、胃四经。其味甘辛，性质温燥，味甘能补，味辛能散，性温散寒，具有质地精华、性质阳热、运行迅疾的基本性能。因此，一般称酒有温阳通脉、行气活血、振奋精神、消除疲劳、补益肠胃、增强勇气、增进食欲、抵御寒冷等功效作用。如唐代医药学家陈藏器《本草拾遗》说："通血脉，厚肠胃，润皮肤，散湿气。"清代医家汪绂《医林纂要》说："散水，和血，行气，助肾兴阳，发汗。"现代研究表明，适量饮酒可以加速血液循环，有效调节和改善机体的新陈代谢和神经传导，还能促进消化，减轻心脏负担，预防心血管疾病。因此，适度饮酒有助于人们的身心健康和延年益寿。

2. 酒的疗病养生

酒，属辛温之品，有通血脉、行气血、壮精神、行药势的功效，既可内服，亦可外用，而若将药材、食物通过一定的方式与酒结合制成药酒，因酒中的乙醇为良好的溶剂，属半极性，既可溶解水溶性物质，亦可溶解脂溶性物质，故其药治、食疗作用更易发挥，疗病养生价值也会大大提高，如《汉书·食货志》即说"酒，百药之长"。

内经时代的医学家们就擅长使用酒来疗病养生，其中既有内服，又有外敷、外搽、药熨等外用，从单纯用酒发展到酒药相结合，从内服发展到内服与外治相结合，尤其是《灵枢·寿夭刚柔》中把药物浸渍于酒中使用，这一方法对后世药酒使用、用酒炮制药物具有启发、指导作用。

以下介绍两首临床常用的养生保健药酒，供朋友们选择使用：

一是锁阳景天酒：红景天、锁阳各60g，党参、黄芪各30g，当归20g，枸杞子50g，50°左右白酒3500mL。各味配料洗净同置容器中，密封，浸泡2周后即可开封取用。每次服10～15mL，每日中餐、晚餐各服1次，饭后服用亦可。不善饮酒者，可减少用量或兑入凉白开稀释后饮用。本方为邓沂教授经验方（《甘肃药膳集锦》），具有益气助阳、补血益精、增强体力的功效。适用于冬季身体疲累、畏寒肢冷的调补。此外，亦适用于运动过量、身体过度劳累等所致身体疲惫、肢倦乏力，以及大病重病之后气血虚衰引起精神不振、身疲肢倦、头晕目眩、心悸失眠的调治。中老年男性经常饮用有强体增力的功效。

　　二是归圆养生酒：当归30g，白菊花30g，桂圆肉90g，枸杞子100g，50°左右白酒3500mL。制法、用法同上。本方源于《惠直堂经验方》，刊于《茶饮与药酒方集萃》，为我国两广地区应用最普遍的滋补养生药酒，具有补血养阴、安神明目、美容养颜的功效。适用于阴血亏损所致的面色不华、肌肤干燥、头发干枯、心悸失眠、头晕目眩、视物昏花等。中年妇女经常饮用本药酒，有养颜、润肤、乌发的功效。

3. 酒的危害作用

　　《内经》在强调酒用之得当能疗病养生、经常少量饮用对健康有益的前提下，也提到了长期、大量的饮酒对健康无益，甚至还能引起早衰或减寿，这也是符合临床实际的。如《素问·上古天真论》记载："以酒为浆……醉以入房……故半百而衰也。"明代医药学家李时珍《本草纲目》更是辩证地指出："（酒）少饮则和血行气，壮神御风，消愁遣兴。痛饮则伤神耗血，损胃亡神，生痰动火……过饮不节，杀人顷刻。"

　　《内经》所述，饮酒不当，引起"酒伤"的病证大约有四种：一是肺痹，《素问·五脏生成》指出"肺痹"可因寒热之邪侵袭，并在酒醉之后行房，病气积聚胸中所致，主要表现为面色发白、喘而虚惊等。二是漏风（酒风），《素问·风论》指出"漏风"因饮酒之后，腠理汗孔开泄，感受风邪所致，主要表现为身热汗出、恶风畏寒、喘息无力、不耐劳累等。三是血枯，《素问·腹中论》指出"血枯"是因女性在年少之时患大出血而遗留病根，或成年后酒醉行房，导致气血亏乏、肝肾匮竭而致，主要表现为形体消瘦、畏寒肢冷、头目眩晕、月经量少甚则闭经等。四是热厥，《素问·厥论》指出"热厥"可因醉酒、饱食后行房，酒气与谷气两相搏结，酝酿成热引起，主要表现为全身发热、小便色赤、手足发热等。

4. 饮酒反应与解酒药膳

首先，饮酒反应 酒是五谷之精华，其在加工制作时已经过了腐熟、熏蒸、升清的过程。根据《素问·经脉别论》的认识，我们喝的、饮用的各种水饮由口入胃后，其最终是通过皮毛、汗孔的宣散和尿道的排泄而排出的。但因酒性温燥、有升散的作用，故饮酒后一般有三种反应：一是以上升为主，表现为恶心呕吐、头晕头痛；二是以外散为主，表现为全身躁热、出汗较多；三是以下降为主，表现为小腹胀满、小便较多。上述饮酒反应，第一种较重，易于伤胃伤脑，对人体不利；第二、三种较轻，不仅不容易损害人体，而且还有利于有害物质的排出。

其次，解酒药膳 根据《内经》的理论和经验，饮酒后宜多服用一些宣散排汗或利尿排尿的食品或药材，这对减轻或消除酒醉反应是有益的。如明代《普济方》的"橘皮汤"就以促其发汗、使酒毒外散的橘皮、葛根等药食两用物品为主料；金元时期医家李东垣《兰室秘藏》的"葛花醒酒汤"又以促其排尿、使酒毒下泄的猪苓、茯苓、泽泻等药材、药食两用物品为主料。另外，甘草有和诸药、解百毒的作用，是中药方剂中的必用品，南朝医药学家陶弘景将甘草尊为"国老"，并言"此草最为众药之王，经方少有不用者"。现代研究，甘草是通过物理和化学方式，沉淀、吸附、结合药物和食物的毒素及其加强肝脏的解毒来解百毒的。

以下介绍两首临床常用的解酒药膳，供大家选择使用：

葛根解酒饮：葛根 20g，枳椇子 15g，陈皮 5g。水煎两次，取汁 600 ～ 800 mL。于 2 小时内分 3 ～ 5 次饮服。本方为邓沂教授经验方（《中国中医药报》2015 年 2 月 18 日）。全方合用，有解表发汗、利尿除湿、清热生津的作用，适用于酒醉出现头痛头晕、躁热口渴、胃部不适等的调理。

橘味醒酒羹：糖水橘子、糖水莲子各 250g，青梅 25g，红枣 50g，白糖、白醋适量，桂花少许。青梅切丁，红枣洗净去核，置小碗中加水蒸熟。糖水橘子、莲子倒入铝锅或不锈钢锅中，再加入青梅、红枣、白糖、白醋、桂花、清水，煮开，晾凉即可。随意食用。本方为北京中医药大学翁维健教授经验方（《药膳食谱集锦》）。全方共奏清湿热、解酒毒、降胃气之功，适用于饮酒过多所致噫气呕逆、胃脘嘈杂、烦渴躁热等的调理。

上方作用缓和，宜于轻症、缓症的治疗或酒后的保健，对酒醉重症或有其他变证者，应以汤剂为主，否则难以及病，甚至有可能耽误病情、危及生命。

（三十六）膏粱之变，易生疮疡

> **高粱之变，足生大丁，受如持虚。（《素问·生气通天论》）**

【释义】

高粱："高"，通膏，肉之肥者，指牛、羊、猪等动物的肥肉。"粱"，通粱，食之精者，为稷（即谷子，去壳后称小米，为五谷之长）的良种，在古代是高级的主食，指精细的粮食、甘甜的粮食。"高粱"，即膏粱，指肥甘食物。由于膏粱指精美饭菜，权贵人家必然食之，因此古时称权贵人家子弟为"膏粱子弟"。

变：有偏、颇的意思。

足：足以，能够。

丁：通疔，疔疮，泛指一切生于体表的疮疡。明代医家吴崑注释说："足，能也。膏粱之人，内多滞热，故其病变，能生大疔。"

本条原文是说，由于肥之性滞，甘之性缓，也就是说肥甘食物致病有滞、缓的特性。因此，过分地偏嗜肥甘食物就易于损伤脾胃，致使脾胃运化水谷功能虚衰，脾胃运化失调，就易于产生痰湿，痰湿蕴结日久又会转化形成内热。湿热为病，阳热蓄积，因而发生《素问·生气通天论》所谓"营气不从，逆于肉理，发为痈肿（疮疡）"的改变。也就是说湿热、阳热结聚，营血不能顺利地运行，阻逆于肌肉之间，邪热炽盛，腐血坏肉，就会发生疔疮、痈肿等疮疡病证。而且其得病就像拿着空的容器接受东西一样容易。

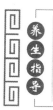

《内经》在此处讲的疔疮病证，结合临床实际分析，主要见于普通的外科疮疡和特定的糖尿病足两者情况。

以下介绍普通外科疮疡的概述与调养和特定糖尿病足的概述与预防：

1. 普通外科疮疡的概述与调养

首先，疮疡的概念与病因　疮疡是各种致病因素侵袭人体后引起的一切体表化脓感染性疾病的总称，是中医外科疾病中最常见的一大类病证。疮疡的致病因素很多，约有两类：一是外因如六淫邪毒、特殊邪毒、外来伤害等；二是内因像情志内伤、饮食不节、房室损伤等。疮疡两方面病因中以内因更为重要，其不仅致使人体气血阴阳逆乱，同时引起人体正气虚衰，而正气虚衰是引起包括疮疡在内的诸多病证的重要原因，故《素问·刺法论》说"邪之所凑，其气必虚"。

其次，疮疡的表现与分期　疮疡包括疔疮、痈肿、疖肿等，以"热毒""火毒"最为多见，因此以患病部位"红肿热痛"即患处色红、肿胀、灼热、疼痛为临床特征。疮疡毒邪炽盛时，可出现发热、口渴、便秘、溲赤等全身表现，重者还可影响脏腑，出现恶心呕吐、烦躁不安、神昏谵语、咳嗽、痰中带血，甚至危及生命。

疮疡形成后，正邪交争决定着疮疡的发展和结局。疮疡初期，若人体正气强盛，抗病能力较强，正能胜邪，可拒邪于外，邪热壅于表，使邪热不致亢盛，渐而肿势局限，疮疡消散，即形成疮疡初期尚未化脓的消散阶段。反之，如果人体正气虚衰，抗病能力较差，正不胜邪，热毒深壅，滞而不散，久则热盛肉腐，肉腐而成脓，导致脓肿形成，即为疮疡中期的成脓阶段。成脓阶段，若治疗得当，及时切开引流，或外用药物，或其他外治方法，使脓液畅泄，毒从外解，形成溃疡，腐肉逐渐脱落，新肉生长，最后疮口结痂愈合；亦有可能是患者自身正气恢复、抗病能力尚强，可使脓肿自溃，脓毒外泄，同样使溃疡腐脱新生，疮口结痂愈合，这一过程即为疮疡的后期，亦即溃疡期。

第三，疮疡的病机与调养　《内经》认为，疔疮、痈肿等疮疡病证的发生，与湿、热等病机密切相关。湿既指直接感受的外界湿邪，如淋水冒雨、居处潮湿等，而更指饮食不节、损伤脾胃产生的湿邪、痰湿，像膏粱、饱食等。而热是内热，主要指心火、血热，由于心为阳脏，在五行属火，主一身之血脉，因此疮疡病证与心脏关系密切，如《素问·至真要大论》提出"诸痛痒疮，皆属于心"。

疮疡的调养具体有以下两个内容：

一是注意饮食调养：自《内经》起，历代医家、外科学家都认为饮食不节，如恣食膏粱厚味、醇酒炙煿即煎、炒、炸、烤、爆等烹调的食物，或是辛辣刺激食物，可使脾胃机能失调，湿热火毒内生，而易于发生疮疡。如明代外科学家陈实功《外科正宗》即明言"盖疮全赖脾土""膏粱损胃……以致中脘痞塞，气不运行，逆于肉里，乃生痈肿"。结合临床实践情况来看，疮疡病患者就诊时，往往都有多次膏粱厚味饮食史，尤其是发病前一两次膏粱厚味饮食使疮疡病暴发。民间也有"膏粱子弟""富贵疖子"的说法，是说富贵、权贵人家经常食用膏粱、精美饭菜，容易发生疖子等疮疡病。

无论是疮疡病未发的预防，还是疮疡病已发的调护，都必须注意饮食调养。平时健康之人要平衡饮食，多食素菜，少食膏粱厚味之品，更不能连续食用膏粱厚味。体内湿热或实热较重之人，如面垢油光、易生疮疡、身重困倦、口苦口干、大便黏滞不畅或燥结、小便短黄者为湿热偏盛，像喜动不静、面赤急躁、声高气粗、易生疮疡、尿黄便干者为实热偏盛，这样体质的人更应该少食或不食膏粱厚味之品和醇酒、辛辣之物，以减少疮疡病的发病。由于饮食不节、湿热火毒所致的疮疡，多伴有腹胀纳差、大便秘结、小便黄赤等表现，应以素食和淡食为主，并少吃荤食，可多吃一些富有营养的素食，如豆油、菜油以及青菜、水果、粗粮、豆类等，同时注意膏粱厚味之品和醇酒、辛辣之物不要太过。

二是药膳方剂举例：以下介绍两首调治疮疡的药膳，供大家选择使用：

①**绿豆粳米粥**：本方源于《普济方》。由绿豆25g，粳米100g，冰糖适量组成。绿豆、粳米洗净，放入锅内，加水适量，用大火烧沸，再用小火煎熬，直至烂熟；将冰糖用水化开兑入粥内，搅拌均匀，分次食用。方中绿豆味甘性寒，归心、胃二经，具有清热解毒、消暑解热之功，加味甘性平稍温的粳米护益胃气，味甘性凉的冰糖补中、清热、调味。三者合用，有清热解毒、消暑解热的作用，适用于热毒壅盛所致的疮疡肿毒，以及暑热烦渴等病证的调治。

②**银花地丁茶**：本方源于《百病中医自我疗养丛书·乳房疾患》，由金银花、紫花地丁各30g组成。紫花地丁切成粗末，与金银花一起水煎，代茶饮服。方中金银花、紫花地丁苦寒清热解毒，现代研究认为其为广谱抗菌中药，是治疗疮疡肿毒的常用药物；由于紫花地丁尚有辛味，辛能散能通，使本方兼具散结消痈的功能。两者合用，有清热解毒、消肿散结的作用，适用于乳痈即乳腺炎初起、热毒较甚，局部有结块、扪之坚硬病证的调治。

2. 特定糖尿病足的概述与预防

《内经》所谓"高粱之变，足生大丁"，当代许多学者、临床专家结合临床实际，在理解"足即脚"的基础上，认为过分地偏嗜膏粱肥甘食物，致使营养过剩导致的糖尿病，易使患者出现"糖尿病足"，即足部蜂窝组织炎、深部溃疡、坏疽等"大丁"的表现。

首先，"糖尿病足"的概况　现代流行病学研究证实，过食高热量饮食、营养过剩、超重肥胖引起胰岛素抵抗是引起糖尿病的重要原因之一，而糖尿病常见的并发症之一就是糖尿病足。据统计，我国糖尿病足的发病率为 12% ～ 25%。

糖尿病足的发病机理，一般认为是因糖尿病患者神经系统损害，加之体重增加，足部受力不均，血液循环障碍，机体抵抗力低下，由此即会形成足部蜂窝组织炎、深部溃疡、坏疽等病症，即大家俗称的"糖尿病足"。

另外，糖尿病在其发生发展过程中，由于患者外周血液循环障碍，组织供血不足，营养障碍，极易诱发细菌感染，反复发生痈疽疮疡等皮肤化脓性感染。因此这个"丁"就不会仅局限于"足"，而可发生在人体任何部位，但相对而言，足部皮肤发生化脓性感染的概率较高，故特称为"糖尿病足"。

其次，"糖尿病足"的预防　由于糖尿病足一旦发生，治疗难度大，危害重，如 WHO 证实，糖尿病足所致的截肢率是普通人群的 20 ～ 40 倍。因此，糖尿病足的早期预防特别重要。

糖尿病足的预防除注意饮食调养，还应注意以下四个问题：

一是适度行走：中医认为"动则生阳"，运动可使人体阳气功能旺盛，由此即可促进经络、气血的输布。现代研究，适度行走，步行锻炼，有助于促进全身的血液循环，改善大脑皮质和自主神经的功能，扩张外围血管，降低血糖、血压、血脂，减少心血管疾病的发生。运动每天要走 3000 米以上，每次活动要保证 30 分钟，每周活动要保证 5 次以上，同时运动后应"有微出汗、心率＋年龄≈170"。如能长期坚持步行锻炼，对预防糖尿病足有一定的效果。

二是温水泡脚：中医认为"血得热则行，得寒则凝"，热水洗脚，有促进经络、气血输布的作用。现代研究，热水洗脚可以促进血液循环、增强内分泌系统功能，有利于体内有害物质的排出。如能长期坚持用 40℃左右的温水泡脚，每次 10 分钟，不仅能促进经络、气血输布，改善足部血液循环，而且对预防糖尿病足也有一定的效果。

三是按摩足穴：选取足双侧至阴（小趾甲根外侧角处）、足三里（小腿前外侧，膝关节下 3 寸，距胫骨前缘一横指处）、涌泉（足趾屈曲时，足底前三分之一凹陷处）、三阴交（小腿内侧，内踝尖上 3 寸，胫骨内侧缘后方处）等穴，用拇指在穴位上做轻柔缓和的环旋活动进行按摩，每个穴位按摩 2～3 分钟，穴位按摩后按照由膝关节到踝关节的顺序，轻捋双侧小腿腓肠肌 15 分钟。研究发现，坚持每日足部穴位与经络按摩，可改善循环，增加血流，纠正代谢紊乱，改善神经组织功能，从而对预防糖尿病足有积极作用。

四是其他问题：足部宜暖不宜寒，注意足部在四季尤其是冬季等寒冷季节的保暖，不使受凉，以免影响足部血液与营养的供应，以及酸性代谢产物的排出。鞋袜宜合脚，注意选择宽松、柔软、舒适、透气性良好的鞋袜，以免脚部挤伤、压伤。脚部宜清洁，注意经常修剪脚趾甲，既不宜修的太短，也不宜修的太尖锐，以免损伤甲床引起感染或是不慎划伤其他部位的皮肤造成皮肤感染；同时还要坚持天天洗脚、天天清洗袜子、勤换鞋垫，以免脚部皮肤感染。

（三十七）谨和五味，五脏平衡

是故味过于酸，肝气以津，脾气乃绝；味过于咸，大骨气劳，短肌，心气抑；味过于甘，心气喘满，色黑，肾气不衡；味过于苦，脾气不濡，胃气乃厚；味过于辛，筋脉沮弛，精神乃央。是故谨和五味，骨正筋柔，气血以流，腠理以密，如是则骨气以精。谨道如法，长有天命。（《素问·生气通天论》）

【释义】

津：溢也，作过盛理解。

短肌：指肌肉瘦削、萎缩。

濡：湿的意思。

厚：胀满之谓。

沮：有败坏的意思。

央：通殃，做受伤理解。

本条原文是说，过食酸味食物，因酸入肝，故使肝气偏盛，而肝脏功能偏亢，因肝属"木"、脾属"土"，故木强即会乘土，所以脾气就要衰竭。过食咸味食物，因咸入肾、肾主骨，故肾自伤、不能养骨，即会出现肩膝腰脊较大关节劳倦困惫的病证，而肾属"水"、脾属"土"、心属"火"，故肾水强盛即会侮脾土而出现脾所主的肌肉瘦削、萎缩，凌心火而使心气抑郁。因甘入脾，有"缓"的致病特性，过食甘味食物，会使上焦心、肺受伤，故有心悸喘满的病证，而脾属"土"、肾属"水"，故脾病即会乘肾，出现肾所主颜色的改变和肾脏功能的失调，所以出现面色黑、肾气失于平衡的病证。因苦入心、心属"火"、脾胃属"土"，故过食苦味食物，则心阳、心火受伤，"火不生土"脾胃就会虚衰，所以脾气就不濡润、胃脘就胀满。因辛入肺、肺属"金"、肝属"木"，故过食辛味食物，会使肺气偏盛，肺气偏盛而金来乘木则使肝所主之筋脉败坏松弛，而心属"火"，金胜反侮火，又使心所主之精神受到损伤。因此，日常生活之中，谨慎调和饮食五味，能使"骨正筋柔，气血以流，腠理以密"，这样就会使气血强盛，筋骨强健，腠理致密。人们必须谨慎而严格的遵守养生法度，如此才能使身体强健、正气强盛、邪不侵袭，才会享有天赋的寿命。

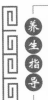

养生指导

> 本条原文是说，饮食五味调和得当，五脏平衡，身体健康，长有天命，而饮食五味偏失，五脏即会失衡，就会引起疾病，甚至夭折寿命。

以下介绍饮食五味归属五脏的规律与过食五味引发疾病的情况：

1. 饮食五味归属五脏的规律

《素问·宣明五气》指出："五味所入：酸入肝，辛入肺，苦入心，咸入肾，甘入脾，是为五入。"这种饮食五味归属五脏的理论，是根据五行归类的原则制定的，是中医酸味食物补肝、苦味食物补心、甘味食物补脾、辛味食物补肺、咸味食物补肾等饮食养生的原则。

2. 过食五味引发疾病的情况

《内经》在这里提出过食、偏嗜饮食五味损伤五脏、引发疾病的实例，是依据五行学说的生克乘侮理论来分析的。生克说明正常的相互资生与制约，相生的次序是木生火、火生土、土生金、金生水、水生木；相克的次序是木克土、土克水、水克火、火克金、金克木。乘侮则说明事物发展变化的反常现象，"乘"是乘虚侵袭的意思，即过分的克制，如木气偏亢，金不能对木加以正常克制时，过分的木便去过分克土，使土虚，则为"木乘土"；如正常的相克关系是金克木，若金气不足，或木气偏亢，木就会反过来侮金，这就是"木侮金"。

下面介绍过食饮食五味引发疾病的具体情况：

首先，过食酸味食物的危害 《素问·生气通天论》说"味过于酸，肝气以津，脾气乃绝"，《灵枢·五味论》说"酸……多食之，令人癃"。

酸味入肝脏，故味酸食物走肝以养肝。如柠檬、乌梅味酸，入肝脏，前者有疏肝行气解郁即舒畅情绪的作用，后者有敛肝降逆除噎即治疗胸闷、咽喉不利的功效。但过食酸味食物，使肝气偏盛。肝属"木"、脾属"土"，肝脏功能偏亢，则脾气就会因肝强受乘而弱，这就是"木乘土"。另外，因酸有收涩作用，多食酸味食物，可使气机运行阻滞，故有可能出现"癃"即小便排泄不畅通的病证。

中医认为，酸味食物有收敛、固涩、生津、开胃等功效，食之得当，对人体有益。现代研究，适量食用酸味食物，可促进消化功能、增强肝脏的解毒能力，调味的醋还具有抑制或杀灭细菌和病毒的作用。但过量食用酸味食物会引起胃肠道痉挛、消化功能紊乱，甚至还会引起胃炎、消化性溃疡等病症。

其次，过食咸味食物的危害 本篇说"味过于咸，大骨气劳，短肌，心气抑"，《灵枢·五味论》说"咸……多食之，令人渴"。

咸味入肾脏，故味咸食物走肾以养肾。如大豆、栗子味微咸，咸入肾，所以大豆、栗子可以补肾；又如有"沙漠人参"美誉的肉苁蓉，味甘微咸，性质温热，归肾经，具补肾益精之功，适用于肾阳亏虚、精血不足所致腰膝酸软、手足发冷、肠燥便秘以及阳痿早泄、妇女不孕等的调补。但过食咸味食物，致肾自伤，不能主骨，即会出现骨骼的劳倦困惫。同时肾病可进一步影响到其他脏腑，如肾水侮脾土可见脾主肌肉功能虚衰的肌肉瘦削、萎缩，肾水乘心火可见心脏之气凝结的心气抑郁。由于咸味主要来源于盐，盐性寒，可使经脉运行凝涩不畅，影响津液的输布。"盐胜血"，可使血脉之中的津液渗泄。因此多食咸味，可引起口渴。

中医认为，咸味食物有催吐、润下、软坚、补肾等功效，食之得当，对人体有益。现代研究，食盐是人们日常生活中必不可少的调味品，既可增咸，亦可提鲜，其不仅具有增加食欲的作用，更有调节机体渗透压和酸碱平衡的重要功效。膳食中缺少咸味，不但会感觉食之无味，身体还会软弱无力。但是咸味食物摄入过多，则会罹患高血压，加重心脏负担，促发心力衰竭，出现全身浮肿及腹水，患有肾炎、肝硬化的患者，还会加重水肿的症状。

第三，过食甘味食物的危害　本篇说"味过于甘，心气喘满，色黑，肾气不衡"，《灵枢·五味论》说"甘……多食之，令人悗心"。

甘味指具有明显甜味或没有明显甜味即淡味的食物，其均入脾脏，故甘甜的食物走脾以养脾。如红枣是具有明显甜味的食物，粳米是没有明显甜味的淡味食物，均属甘味，甘入脾，所以红枣、粳米可以补益脾胃。但因甘有"缓"的特性，过食甘味食物会使上焦心肺气机阻滞而有心悸喘满；而甘入脾脏属"土"，肾属"水"，过食甘味则脾脏受病，而脾病即会乘肾出现"色黑，肾气不衡"。另外，多食甘味会使胃酸分泌增多，出现"悗心"。"悗"通闷，即灼热闷塞的症状；"心"指心腹部，即上腹部、胃脘，"悗心"即胃脘灼热闷塞的病证，相当于西医讲的溃疡病上腹部灼痛或饥饿感的症状，此从中医五行理论阐释则属土壅木郁、肝脾同病。

中医认为，甘味食物有益气补血、调补脾胃、止痛解痉等功效，食之得当，对人体有益。甘味食物不仅是带有甜味或甜味不明显的淡味食材，更多的是含有大量糖分的零食、饮料等加工食品。现代研究，糖类是人体能量的主要来源，可以让人感到兴奋，有助于缓解压力，能给人带来愉悦感和幸福感，但是摄入糖类过多与多种疾病风险升高相关。食糖过多可影响糖脂代谢，使尿酸水平升高，增加血管压力，致使发生肥胖、糖尿病、脂肪肝、痛风、高血压、心脏疾病和脑卒中的风险升高；食糖过多还会导致大脑海马萎缩，引起记忆力下降，并增加认知损害风险。

第四，过食苦味食物的危害　本篇说"味过于苦，脾气不濡，胃气乃厚"，《灵枢·五味论》说"苦……多食之，令人变呕"。

苦味入心脏，故味苦食物走心以养心。如苦瓜、茶叶味苦，入心脏，两者均有清心泻火、解毒疗疮的作用，适用于心烦尿赤、口舌生疮、疮痈肿毒等的调治。由于苦入心，过食苦味食物，会使心脏受伤，而又因心属"火"、脾胃属"土"，心病而"火不生土"，因此脾胃就会虚衰，出现"脾气不濡，胃气乃厚"的病证。至于说多食苦味食物出现恶心呕吐，则是苦味多属寒凉，易于损伤脾胃，致使胃气阻滞或上逆所致。

中医认为，苦味食物有清心除烦、泻火通便、解毒疗疮等功效，少量的苦味食物还能起到增进食欲、促进消化的作用。但是苦味过重，如经常、大量饮用咖啡、浓茶，食用苦瓜、芥菜等苦味食物，使用大黄茶、黄连上清丸、牛黄解毒片等苦味药剂治疗便秘、口疮等病证，即会损伤脾胃、挫伤阳气，出现神疲乏力、畏寒怕冷、容易感冒、胃腹冷痛、大便稀软等病证。

第五，过食辛味食物的危害　本篇说"味过于辛，筋脉沮弛，精神乃央"，《灵枢·五味论》说"辛……多食之，令人洞心"。

辛味指辛香、辛辣食物，入肺脏，故味辛食物走肺以养肺。如葱、姜味辛，辛入肺，所以可以宣肺通鼻、调治肺气不利的鼻塞、流涕等病证。因辛入肺、肺属"金"，肝属"木"、主筋脉，心属"火"、主精神情志，故过食辛味食物则肺病，若肺气偏盛而金来乘木，致使肝所主之筋脉为病则败坏松弛；而金胜反侮火，又使心所主之精神受到损伤。"洞心"由多食辛味所致，"心"指上腹部即胃脘；"洞"，指心腹悬吊如空洞。是指过食姜、韭之辛辣之品，刺激胃酸分泌增多，即可引起胃脘嘈杂灼热之证。

中医认为，辛味食物有祛风、解表、行气、活血等功效，其多为调料、调味品，食之得当，还有增进食欲、帮助消化的作用。现代研究，辛味食物可使毛细血管扩张，血液循环旺盛，还能刺激胃肠蠕动、增加消化液的分泌。但是过食辛味食物，容易损伤胃肠黏膜而引起胃肠炎、痔疮；伤津、耗液而导致大便秘结、口舌生疮；伤气、耗血，致使正气虚衰、免疫力低下。

（三十八）谷果肉菜，气味合和

> 五谷为养，五果为助，五畜为益，五菜为充，气味合而服之，以补益精气。（《素问·脏气法时论》）

【释义】

五谷为养："五谷"，指粳米、小豆、麦（主要指小麦）、大豆、黄黍（黄米、糯小米），泛指所有的谷物粮食。根据现代营养学的观点，薯类亦归于粮食之列。一般认为稻米、小麦属细粮；其他粮食为粗杂粮。"养"，有保养的意思。"五谷为养"，即谷物粮食有保养的作用，是维护生命、维护健康的根本。

五果为助："五果"，指桃、李、杏、栗、枣，泛指各种干鲜果品。"助"，有辅助、补充的意思。"五果为助"，即干鲜果品有助养的作用，能辅助与补充谷物粮食的营养不足。

五畜为益："五畜"，指牛、羊、豕（猪）、犬，泛指畜、禽、鱼、蛋、奶即动物食物，中医传统称其为"血肉有情之品"。"益"，有补益、增益的意思。"五畜为益"，即动物食物有益养、补养的作用，能辅助与补充谷物粮食的营养不足。

五菜为充："五菜"，指葵、藿、薤、韭、葱，泛指各种蔬菜。"充"，有补充、弥补的意思。"五菜为充"，即蔬菜有充养的作用，能弥补和补充谷物粮食的营养不足。另外，蔬菜的"蔬"字，由"疏"

和"艹"组成，"疏"有疏通的含义。所以多吃蔬菜即有疏通肠道、疏通血管、排毒解毒的功能。对于胃肠道积食、宿便堆积，或者患有代谢障碍性疾病如糖尿病、脂肪肝以及冠心病、脑血栓等病症，多吃蔬菜将十分有助于排除体内的代谢废物。

气：指"四气"，即食物的寒、热、温、凉性质。

味：指"五味"，即食物的酸、苦、甘、辛、咸味道。

本条原文是说，人们日常饮食，通过谷物粮食的保养，干鲜果品的助养，动物食物的益养，蔬菜的充养，同时还要食物"寒、热、温、凉"四气性质与"酸、苦、甘、辛、咸"五味合和之后再来食用。如此，才能补益人体的精气，达到维护生命健康、延年益寿的养生目的。这里谷物粮食、蔬菜、动物食物、果品等为食物的主要组成部分，即食物种类齐全。而其中又以谷物粮食为主食，蔬菜、动物食物为副食，果品为补充，这又是食物比例恰当。这与当前 WHO 提倡的"健康四大基石""合理膳食"的精神是一致的，人们应该注意遵守。

　　本条原文讲的是"五谷为养，五果为助，五畜为益，五菜为充"，及其"谷果肉菜，气味合和食之"。

下面介绍现代营养学对"谷果肉菜"的认识及食物四气和五味与健康的关系"

1. 现代营养学对"谷果肉菜"的认识

以下介绍现代营养学对"谷果肉菜"的认识，以及"谷果肉菜"在传统饮食结构中的体现：

首先，对谷物粮食的认识　现代营养学认为，谷物粮食是含碳水化合物（糖类）最多的食物，是供给机体热量的最主要来源，也是植物蛋白质、B 族维生素的重要来源，还有一定量的膳食纤维和维生素 E。

我国传统上将食物划分为主食与副食两类，并形成以谷物粮食为主食的饮食结构。"五谷为养"在中国传统饮食结构中的具体体现是：以主食为主，注意粗细杂粮的合理搭配。

其次，对干鲜果品的认识　现代营养学认为，干鲜果品中含有人体所需的糖类、维生素、矿物质、膳食纤维等营养成分，有一些人体必需的营养成分还是其独有而其他食物所缺乏的，有不可替代性。

"五果为助"在中国传统饮食结构中的具体体现是：以粮食为主食、蔬菜和动物食物为副食的基础上，适当地食用一些果品，从中吸收微量元素和维生素，有助于人体健康。但食用果品不可过量，每次食用量要少，并且要经常更换不同的果品，做到量少而品种多。

第三，对动物食物的认识　现代营养学认为，畜、禽、鱼、蛋、奶动物性食物，不仅含有丰富的蛋白质、脂肪、无机盐和维生素，而且蛋白质的质量高，属优质蛋白。

我国传统饮食结构中将动物性食物划归副食范畴。"五畜为益"在中国传统饮食结构中的具体体现是：以粮食为主食、蔬菜为副食的基础上，适当的食用一些动物性食物，能使人的精血充盈、形体强壮、体能充沛。但一定要防止过食动物食物，不能超过人体需要量。人体需要量与热能消耗量密切相关，动物食物的补益要达到供给与热能消耗的平衡。

第四，对蔬菜的认识　现代营养学认为，蔬菜主要给人体提供丰富的维生素、膳食纤维和多种矿物质。谷物粮食短缺的年代，蔬菜能起到充饥的作用。但当今社会，人们为了减肥，食用蔬菜比重过大，甚至以蔬菜为主食，会造成人体热能不足、营养不良。

我国传统饮食结构中将蔬菜划归副食范畴。"五菜为充"在中国传统饮食结构中的具体体现是：以谷物粮食为主，蔬菜为辅，就可以充实人体的胃腑，产生饱腹感，消除饥饿感。从营养角度讲，此结构基本能够满足人们生存的需要，但对人们的体格和体能还是有影响的，当人体热能消耗量较大时，这种影响就比较明显。

黄帝内经

养生智慧解密

2. 食物四气和五味与健康的关系

"谷果肉菜"食物的种类齐全和比例恰当，只是人们日常食物外在的要求，而《内经》在本篇揭示其精髓却是"气味合而服之"。合而服之，要求以食物的性质与味道为依据进行谷肉果菜的"合"，达到身体"和"的状态，即合理搭配，勿使偏盛，如此才能补益人体的精气，达到维护生命健康、延年益寿的养生目的。

以下分别介绍食物四气和五味与健康的关系：

首先，食物四气与健康的关系 四气，即食物的寒、热、温、凉性质，一般分寒凉、温热两大类。

下面介绍寒性、凉性食物与健康的关系，温性、热性食物与健康的关系以及食物寒热温凉性质判断的方法。

一是寒性、凉性食物与健康的关系：寒性、凉性食物均属阴，寒为凉之甚，凉为寒之渐，两者性质相近，只有程度轻重的区别。

寒凉食物具有生津解渴、清热泻火、解毒消炎等作用，适用于夏季气候炎热所致中暑发热、汗多口渴，或阳热偏盛体质出现身热烦躁、大便干结，以及急性热病、热毒疮疡、炎症等病证。例如，西瓜性寒，能清热祛暑、除烦解渴，用于中暑病的防治；绿豆性凉，能清热解毒，可治疮疡肿毒；其他如生梨、甘蔗、芦根、荸荠、生藕等亦属寒凉，都有清热、生津等作用。若是肢凉怕冷、神疲乏力、胃凉便稀等阳虚内寒体质的人，应该忌食寒凉食物。

二是温性、热性食物与健康的关系：温性、热性食物均属阳，热为温之甚，温为热之渐，两者性质相近，只有程度轻重的差别。

温热食物具有振奋阳气、驱散寒邪、通脉止痛等作用，适用于秋冬季节气候寒凉所致关节痹痛、脘腹冷痛，或虚寒怕冷体质出现肢凉怕冷、溲多便稀，以及妇女痛经闭经、男性寒疝腹痛等病证。比如，生姜、葱白两者性质温热，煎汤服之，能发散风寒，可治疗风寒感冒；生姜、红糖两者性质温热，开水泡茶，可温散寒邪，既可治淋雨受凉，又可治胃寒冷痛呕吐。如是身体消瘦、大便秘结、容易上火等阴虚内热体质之人，应该忌食温热食物。

三是食物寒热温凉性质的判断方法：植物食物，一般从食物的颜色、味道、生长环境、地理位置等几方面来判断。从颜色来看，绿色偏寒凉，红色偏温热。绿色如绿豆、绿色蔬菜，因其与地面近距离接触，吸收地面湿气较多，同时需要用水来浇灌，故而性偏寒凉；红色如辣椒、胡椒、红枣等，其虽与地面接近，但果实能吸收较多的阳光，故而性偏温热。从味道来看，味甜、味辛偏温热，味苦、味酸偏寒凉。味甜、味辛，如红枣、桃子、荔枝、龙眼等味甜，大蒜、辣椒、韭菜、香菜等味辛，由于其接受阳光照射的时间较多，同时在功效上多有补益和行散的作用，因此性温热；味苦、味酸，如苦瓜、苦菜、茄子、菠菜、芋头等味苦，梅子、木瓜等味酸，因为接受阳光照射的时间较少，同时在功效上多有泄下和收敛的作用，所以性质大多偏寒凉。从生长的环境来看，水生偏寒凉，陆生偏温热。水生，如藕、菱角、荸荠等，因其生长在水中，水寒凉，故其亦寒凉；陆生，如花生、土豆、山药、姜等，由于其长期埋在土壤中，植物耐干旱，所含水分较少，故而偏温热。从生长的地理位置来看，背阴朝北的食物偏寒凉，向阳朝南的食物偏温热。背阴朝北，比如蘑菇、木耳、荞麦等，因其吸收的湿气重，很少见到阳光，故而性偏寒凉；生长在高空中或向阳朝南，比如向日葵、油菜籽、栗子等，由于其接受光热比较充足，故而性偏温热。

动物食物，借助于《素问·阴阳应象大论》"阴静阳燥"的原则，活动较多、跑得较快的动物，其肉食大多属于阳，性质偏温热；活动较少、经常趴着不动的动物，其肉食常常属于阴，性质偏寒凉。陆生动物，其肉食偏温热。比如牛肉、羊肉、鸡肉、狗肉、兔肉、鹿肉等性属温热。同时跑得越快的动物，其肉食热性就越大，狗肉比羊肉热、羊肉比牛肉热。猪肉比较例外，因为猪比较喜欢趴着不动，故其肉食属凉性。飞禽动物，其肉食偏温热。因为飞行需要很大的体力，所以飞禽肉食的性质比地上跑的牛、羊等动物的热性都高。水生动物，大多偏寒凉。水生动物，有爱动的，有不爱动的，由于水属阴为寒，因此80%的水生动物性质都偏寒凉。鱼、虾等在水中始终不停

黄帝内经

养生智慧解密

地游动的动物都属温热。蛤蜊、螃蟹、龟、鳖等在水中不爱动、动得少的动物都属寒凉。鸭子既在陆地上慢跑，又在水中慢游，因此其肉食属凉性。

平性食物，天公造物，很多食物都属寒热平衡即性质平和，如橘子、生姜、荔枝、鸡蛋等。橘子肉是热的、橘络是凉的，生姜肉是热的、生姜皮是凉的，荔枝肉是热的、荔枝皮是凉的，鸡蛋黄是热的、鸡蛋清是凉的。因此，吃橘子的时候，连着橘络吃才不会上火；做菜放姜的时候，记得不要去姜皮，这样做出来的菜才不会过于辛热；阳热偏盛体质的人吃荔枝容易上火甚至嗓子疼、流鼻血，用荔枝壳泡水喝就可以调理这种情况；蛋清性凉，能补气提神，蛋黄性温，能补血安神，蛋清与蛋黄一起吃才能阴阳平衡。

其次，食物五味与健康的关系　下面介绍食物酸、苦、甘、辛、咸五味与健康的关系：

一是酸味食物：入肝脏，具有收涩功能，并能增进食欲、健脾开胃、增强肝脏功能。适宜久泄、久咳、多汗、尿频、遗精与食欲不振、肝病等患者食用，而过量食用会导致消化功能紊乱。如石榴皮能涩肠止泻；山楂能健脾开胃；五味子能增强肝脏功能。

二是苦味食物：入心脏，具有清泄、燥湿功能。适宜热证、湿证病人食用。如苦瓜味苦性寒，有清热、明目、解毒、泻火的作用；茶叶苦甘而凉，有清利头目、除烦止渴、清胃消食的功效；莲子心味苦性寒，有清心泻火、安神助眠的效用。

三是甘味食物：即甜味或甘淡，入脾脏，具有补益强壮、解痉解毒的作用。凡气虚、血虚、阴虚、阳虚以及五脏虚损者均可使用，也用于消除肌肉紧张和解毒，食用过多容易发胖。如红枣能补血、养心神，配合甘草、小麦为甘麦大枣汤，可治疗癔病或围绝经期综合征所致悲伤欲哭、情绪急躁等症；蜂蜜、饴糖均为滋补之品，前者尤擅润肺、润肠，后者侧重补脾胃之气、解筋脉痉挛，可分别选用。

四是辛味食物：即辛辣、辛香之味，入肺脏，具有发散风寒、行气止痛与促进消化的作用。适用于感冒、痘疹、疼痛与胃肠功能紊乱等病证。如葱姜汤能散风祛寒，可治风寒感冒；芫荽可透发疹痘，用于疮疹、水痘等发热、疹痘出之不畅病证的调治；胡椒能祛寒止痛，可治寒性胃痛腹痛；葱、姜、八角、桂皮等调料皆为辛味食物，与其他食物烹调后一起食用，可促进消化吸收。

五是咸味食物：入肾脏，具有软坚散结、润下功能。适宜结聚、肿块、便秘等病证。如海蜇味咸，可清热、化痰、消积、润肠，对痰热咳嗽、痰核、包块、小儿积滞、大便燥结者最宜；海带味咸，软坚化痰，能消瘿瘤；猪肉味咸，滋阴润燥，适宜热病津伤、燥咳、便秘之人食用。

（三十九）五味所禁，无令多食

五味所禁：辛走气，气病无多食辛；咸走血，血病无多食咸；苦走骨，骨病无多食苦；甘走肉，肉病无多食甘；酸走筋，筋病无多食酸。是谓五禁，无令多食。（《素问·宣明五气》）

【释义】

本条原文是说，因为肺主气、辛入肺，故辛味走气，而肺气虚弱等气病者多食之，反而辛"散"而损伤肺气，所以不可多食辛味食物。《灵枢·五味论》说"血得咸则凝结不流也"，因此咸味走血，而心血虚损、心血瘀阻等血病者不可多食咸味食物。明代医学家吴崑说："苦，阴也，骨，亦阴也。同气则入，故苦走骨。"即苦味善走骨，而肾主骨，故苦走骨，益其阴邪，易于损伤肾中阳气，所以患肾阳不足、骨重骨痛、难以举动等骨骼病者，不可多食苦味食物。因为脾主肌肉、甘入脾，故甘味走肉，脾虚湿盛、肌肉肿胀等肌肉病证者多食之，反而甘"缓"而阻滞脾脏化湿以消肿除胀，所以不可多食甘味食物。因为肝主筋膜、酸入肝，故酸味走筋，肝血不足、筋膜拘急等筋膜病者多食之，反而酸"收"使肝血凝涩而筋膜收敛，所以不可多食酸味食物。

黄帝内经
养生智慧解密

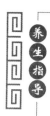

《素问·阴阳应象大论》指出："气味辛甘发散为阳，酸苦涌泄为阴。"金代医家张元素《珍珠囊》更是明确记载："辛主散，酸主收，甘主缓，苦主坚，咸主软；辛能散结润燥、致津液、通气，酸能收缓敛散，甘能缓急调中，苦能燥湿坚阴，咸能软坚，淡能利窍。"本篇与《素问·五脏生成》都有五脏及其所主患病时饮食五味禁忌的具体记载。

以下介绍"五味所禁，无令多食"的具体情况：

1. 肺病、气病，无令多食辛味、苦味食物

本篇说"辛走气，气病无多食辛"，《素问·五脏生成》说"多食苦，则皮槁而毛拔"。

前者是说肺气虚弱等气病者不可多食辛味食物。后者是说因苦味入心脏，故味苦食物走心，而心属"火"行，肺主皮肤、其华在毫毛、属"金"行，故多食苦味，心脏功能偏亢，心病及肺，亦即"火乘金"，所以出现肺气虚衰不能润养皮毛的皮肤枯槁、毫毛脱落等病证。

一般认为，辛味食物（包括药物）具有祛风解表、行气活血以及促进胃肠蠕动、增强消化液分泌、提高消化酶活性等作用，适用于感冒、水痘、疮疹、气血瘀阻疼痛等病证，同时胃肠功能紊乱者亦可使用。但患肺病、气病者，由于辛"散"可损伤肺气，所以不可多食辛味食物。另外，《素问·生气通天论》有"味过于辛，筋脉沮弛"的记载，因此有肝气虚衰不能润养筋脉、爪甲的筋膜拘急与爪甲枯槁等病证者，也不宜多食辛味食物。

2. 心病、血病，无令多食咸味食物

本篇说"咸走血，血病无多食咸"，《素问·五脏生成》说"多食咸，则脉凝泣而变色"。

前者是说心血虚损、心血瘀阻等血病者不可多食咸味食物；后者是说因咸味入肾脏，故味咸食物走肾，而肾属"水"行，心主血脉、其华在面、属"火"行，故多食咸，肾脏功能偏亢，肾病影响到心脏，亦即"水乘火"，损伤心气，运血无力，即会出现血脉运行不畅、面色发暗等病证。

一般认为，咸味食物（包括药物）具有催吐、润下、软坚、补肾等功能，适用于痰核（如淋巴结核、皮下脂肪瘤）、包块（如各种肿瘤）、大便秘结等病证，同时肾之精气虚衰者亦可使用。但患心病、血病者，不可多食咸味食物。另外，《素问·生气通天论》有"味过于咸，大骨气劳，短肌"的记载，因此有肾气虚衰不能荣养骨骼的劳倦困惫与脾主肌肉功能虚衰的肌肉瘦削、萎缩等病证者，也不宜多食咸味食物。此外，高血压、肾炎患者，不宜多食咸味食物

3. 肾病、骨病，无令多食苦味、甘味食物

本篇说"苦走骨，骨病无多食苦"，《素问·五脏生成》说"多食甘，则骨痛而发落"。

前者是说患肾阳不足、骨重骨痛、难以举动等骨骼病者，不可多食苦味食物；后者是说因甘味入脾脏，故味甘食物走脾，而脾属"土"行，肾主骨、其华在发、属"水"行，故脾病乘肾，即会出现肾之精气损伤，不能充养骨骼、滋润头发的骨痛、发落等病证。

一般认为，苦味食物（包括药物）具有清心除烦、泻火通便、解毒疗疮等功能，少量的苦味食物还能起到增进食欲、促进消化的作用，适用于热证、湿证等病证，同时食欲不振者亦可使用。但患肾病、骨病者，因苦走骨、益其阴邪、易于损伤肾阳，所以不可多食苦味食物。另外，《素问·生气通天论》有"味过于苦，脾气不濡，胃气乃厚"的记载，因此有脾胃虚衰所致脾气不足、胃脘胀满等病证者，也不宜多食苦味食物。

4. 脾病、肉病，无令多食甘味、酸味食物

本篇说"甘走肉，肉病无多食甘"，《素问·五脏生成》说"多食

酸，则肉胝而唇揭"。

前者是说患脾虚湿盛、肌肉肿胀等肌肉病证者，不可多食甘味食物；后者是说因酸味入肝脏，故味酸食物走肝，而肝属"木"行，脾主肌肉、其华在口唇、属"土"行，故肝病乘脾，即会出现脾气虚弱不能滋养肌肉、口唇的"肉胝而唇揭"，即肌肉不丰满变厚皱缩、嘴唇失养而掀起的病证。

甘味食物（包括药物）既有具有明显甜味的，如红枣、甘草；亦有没有明显甜味即淡味的甘，如粳米、鸡蛋。一般认为，甘味具有益气补血、调补脾胃、止痛解痉等功能，适用于气虚、血虚、阴虚、阳虚以及五脏虚损，特别是气血虚衰、脾胃虚损的调补，亦用于肌肉、筋膜痉挛、疼痛病症。此外尚有解毒的作用。如粳米、红枣均有补益脾胃的作用，而粳米亦可补气、红枣又能补血；饴糖、甘草皆能止痛解痉，医圣张仲景名方小建中汤、芍药甘草汤就以饴糖、甘草为主组成，是治疗脘腹疼痛、小腿筋脉肌肉痉挛的祖方；蜂蜜、甘草均可解毒，尤其是甘草能解百毒，调和众药，方剂少有不用者，为众药之王，号称"国老"。但患脾病、肌肉病者，由于甘"缓"可壅滞脾气，因此不可多食甘味食物。另外，《素问·生气通天论》有"味过于甘，心气喘满，色黑，肾气不衡"的记载，因此有上焦心肺气机阻滞所致心悸喘满，以及肾脏功能失调引起面色发黑、骨骼痿软、脱发白发等病证者，也不宜多食甘味食物。此外，摄入糖类过多与多种疾病风险升高相关，因此应提倡要少吃糖。

5. 肝病、筋病，无令多食酸味、辛味食物

本篇说"酸走筋，筋病无多食酸"，《素问·五脏生成》说"多食辛，则筋急而爪枯"。

前者是说肝血不足、筋膜拘急等筋病者不可多食酸味食物；后者是说因辛味入肺脏，故味辛食物走肺，而肺属"金"行，肝主筋

膜、其华在爪甲、属"木"行，故多食辛味，肺病及肝，亦即"金乘木"，所以出现肝气虚衰不能润养筋脉、爪甲的筋脉拘急与爪甲枯槁等病症。

一般认为，酸味食物（包括药物）具有收敛、固涩、生津功能，并能增进食欲、增强肝脏功能，适用于患有久泄、久痢、久咳、久喘、多汗、虚汗、尿频、遗精滑精以及口干口渴、食欲不振等病证，及肝病、肝功能损伤者使用。如石榴皮味酸能止泻；山药味甘微酸能止泻痢、平咳喘；五味子、山茱萸味酸能止汗，山茱萸味酸还能治疗遗精滑精、咳嗽气喘；乌梅、山楂味酸微甘能生津止渴，山楂、食用醋能增进食欲；白芍、五味子能增强肝脏功能、降低转氨酶，如"联苯双酯"即由五味子的提取物制成，是临床上肝炎、肝损伤等病症保肝、降转氨酶的常用药物。但患肝病、筋病者，因酸"收"使肝血凝涩而筋脉收敛，所以不可多食酸味食物。另外，《素问·生气通天论》有"味过于酸，肝气以津，脾气乃绝"的记载，因此有脾气虚弱不能滋养肌肉、口唇的肌肉不丰满变厚皱缩、嘴唇失养起皮等病证者，也不宜多食酸味食物。

（四十）消瘅仆击，膏粱之疾

> 消瘅、仆击、偏枯、痿厥、气满、发逆，肥贵人则高粱之疾也。（《素问·通评虚实论》）

【释义】

消瘅：隋唐时期医家杨上善注释说："瘅，热也，内热消瘦，故曰消瘅。"明代医家张景岳说："消瘅者，三消（上消、中消、下消）之总称，谓内热消中而肌肤消瘦也。"消渴病、糖尿病后期出现内热消瘦时在中医即称消瘅。

仆击：明代医家楼英《医学纲目》注释说："其卒然仆倒者，经称为击仆，世又称为卒中风是也。"属后世中医中风病之中脏腑证，多属西医之出血性中风及大面积脑梗死。

偏枯：指偏瘫，即半身不遂的症状。其轻者，如《灵枢·热病》言"仅见身偏不用，尚知疼痛"，而"言不变，志不乱"即后世中医中风病之中经络证，与西医脑血管痉挛、脑血栓形成、腔隙性中风及脑梗死轻证相似。其重者既有仆击，又有偏枯，为中风病之中脏腑证。

痿厥：明代医家吴崑注释说"（四肢）无力为痿，（手足）逆冷为厥"，当代内经学家李今庸说"所谓'痿厥'者，既'痿'且'厥'也"。

气满、发逆：吴崑注释说："气满，气急而粗也。发逆，发为上逆也。"指气急粗满与胸闷发逆的症状。

肥贵人：指形体肥胖的富贵、权贵人家。

本条原文是说，经常偏嗜膏粱、肥甘食物，由于肥之性滞、甘之性缓，因此过分地偏嗜肥甘食物就易于损伤脾胃，致使脾胃运化水谷功能虚衰，就易于产生痰湿，痰湿蕴结即会引起肥胖。因为动物食物尤其是肥肉，与精细粮食特别是甘甜的粮食，在古代较为稀缺，寻常百姓是吃不到的，所以肥胖多见于富贵、权贵人家。肥胖的人，如若不知其危害，仍然经常偏嗜膏粱、肥甘食物，加上其他一些不良的生活习惯，即会引起肥胖病，轻者出现呼吸困难、气急粗满与胸闷胸胀、发逆咳喘，重者还会导致消瘅、仆击、偏枯、痿厥等严重的病证。

养生指导

　　《内经》讲的"肥胖病"，以及与肥胖、偏嗜膏粱密切相关的消瘅、仆击、偏枯、痿厥等病证，目前在临床较为多见，其不仅是新的疾病谱中排名在前的疾病，同时这些疾病还会影响我们的生存质量和寿命。

以下介绍肥胖及其常见并发症、肥胖病的预防与调治：

1. 肥胖及其常见并发症

首先，肥胖的概念　肥胖是指因嗜食膏粱肥甘，喜静少动，脾失健运，痰湿膏脂积聚，导致形体发胖，体重超过标准体重 20% 以上，并多伴有神疲懒言、头晕乏力、少动气短等症状的一类病证。

近数十年，随着我国经济的高速发展，人们生活和饮食方式等方面也发生了巨变，肥胖在我国的发病率呈不断升高之趋势，目前其已不是古代中国少数贵人独有的特权，也不是当今其他发达国家人们独享的专利。

其次，肥胖的原因　本篇原文说"肥贵人则高粱之疾也"，《素问·奇病论》说"此肥美之所发也，此人必数食甘美而多肥也"。说明饮食不节，偏嗜膏粱、肥甘食物，是引起肥胖的重要病因。

结合临床实际来看，过食肥甘之食，即可直接变生为膏脂堆积于体内，引起肥胖。同时，过食肥甘之食，更可损伤脾胃，致使脾胃运化水谷功能虚衰而产生痰湿，痰湿蕴结体内，即可致使人体肥胖。此外，《素问·宣明五气》认为"久卧伤气"，《吕氏春秋》指出"形不动则精不流，精不流则气郁"。也就是说静而不动，静态时间太多，运动锻炼不够，可使气血流行不畅，脾胃气机呆滞，可致人体运化功能失调，水谷精微输布障碍，化为膏脂和痰湿，膏脂和痰湿滞于体内，即可引起肥胖。

第三，肥胖的表现　肥胖早期或单纯肥胖，只有致病的倾向或基础，并不一定发病，即使患轻度肥胖病，亦可无任何症状，对生活、工作、健康亦无明显影响。

肥胖病多属本虚标实。本虚以气虚为主，多为肺气虚、脾气虚、肾气虚；标实以痰浊内盛、胃热炽盛、气滞血瘀为主。所以中医向有"肥人多痰""肥人多湿""肥人多虚""肥人多瘀"之说。

肥胖病，本虚的表现如神疲乏力、少气懒言、活动气喘、大便稀溏、黏滞不爽、恶热畏寒、下肢虚肿、小便频数等；标实的表现像头重昏眩、四肢倦怠、嗜睡酣眠、脘腹胀满、胸闷嗳气、善食易饥、大便秘结、小便黄赤、烦躁多梦、易发疔疮，以及男性精少不育、女性经少不孕等。

第四，肥胖并发症　本篇原文说："消瘅、仆击、偏枯、痿厥、气满、发逆，肥贵人则高粱之疾也。"明确指出，消瘅、仆击、偏枯、痿厥等病并发于肥人，这些病证即后世中医所谓消渴病、中风病、痿病及其中风病之中经络证、中脏腑证等病证，与西医所说的糖尿病、高血压、脑中风等病症相当。研究发现，近年来我国肥胖人群在高速增长，尤其是在城市人群中的比例已经达到或者超过发达国家的水平，肥胖与多种疾病，尤其是高血压、2 型糖尿病、脂肪肝、脑中风、冠心病等密切相关。

2. 肥胖病的预防与调治

首先，肥胖病的预防　《内经》及现代研究认为，肥胖与过食肥甘、脂肪高的食物，静态时间太多、运动不够，以及体质、遗传等因素有关。同时认为，肥胖既会影响我们的生活质量，还会引发许多严重的并发疾病，甚至影响寿命。因此，朋友们为了生活美好，为了健康长寿，应该注意肥胖、肥胖病的预防。

肥胖病的预防宜注意以下两方面：

一是注意"管住嘴、迈开腿、抓重点"三个问题。

管住嘴：第二方面要详细介绍。

迈开腿：是指根据自身情况合理地进行一定的体育锻炼，如青少年的球类运动、体操、游泳，中老年的快步行走、体操、传统健身术等，但要养成长期运动的习惯，总的原则应是"出大于入"。

抓重点：有遗传倾向者，应从娃娃抓起，重点预防肥胖。

二是管住嘴，宜注意定量、定时及其种类三个问题。

饮食定量：适度饮食，不可过饱，这样就不会损伤脾胃，近则可保脾胃运化功能正常，提高对摄取食物的消化、吸收，使精微营养、气血物质化生旺盛；远则无营养过剩之忧，对防治肥胖、肥胖病至关重要。北京中医药大学著名专家姜良铎教授提出"少吃、多动、早睡"养生六字诀，可行借鉴。"以年轻人为参考系数，40 岁以前可以吃九分饱，40 岁以后可以吃八分饱，50 岁以后可以吃七分饱，60 岁以后可以吃六分饱。"

饮食定时：根据"日出而作，日落而息"的养生要求，一般以一日早、中、晚三餐为宜，同时应该是"早饭宜好，中饭宜饱，晚饭宜少"。早餐要少而精，午餐进食量较多，晚餐进食量较少。晚饭宜少，不仅有利于脾胃的消化功能、避免"胃不和，则卧不安"而使睡眠安定，同时又能预防肥胖的发生。

饮食种类：高糖、高脂和酒类、含糖饮料等高热量食物极易引起肥胖，优质蛋白质和蔬菜水果等低热量食物不易引起发胖，故防治肥胖、肥胖病宜低糖、低脂、高蛋白饮食，多吃含维生素、膳食纤维的蔬菜水果，不喝含酒精、含糖的饮料。

其次，肥胖病的调治 中医调治肥胖、肥胖病，有食疗药膳、针灸推拿、拔罐刮痧、穴位埋线、耳穴贴压、传统健身术等诸多方法，灵活方便，安全有效，不宜反弹，很受人们的欢迎。

以下介绍临床常用、方便实用的食疗、药膳调治肥胖、肥胖病的方法：

一是食疗介绍：许多食物对肥胖者有较理想的减肥效果，且多无副作用，亦无服药之苦，易于坚持长期选用。

冬瓜：味甘淡，性微寒，入肺、大肠、小肠、膀胱经，具利尿消肿、清热化痰之功。现代研究，其含丰富的丙醇二酸，可抑制糖类物质转化为脂肪。适用于痰湿内盛或湿热较盛病证，如形体肥胖、口淡尿少或大便黏滞、口苦等肥胖病的调治。

红薯：味甘，性平，入脾、胃经，具补中益气、宽肠通便之功。现代研究，其热量较低，容易产生饱腹感，含有丰富的膳食纤维，既能刺激肠道蠕动，使排泄畅通，又能阻止糖类变为脂肪。适用于脾虚湿盛病证，如神疲乏力、形体肥胖、下肢肿胀、大便稀软或大便秘结等肥胖病的调治。

魔芋：现代研究，其含有葡萄糖甘露聚糖，膨胀系数大，食后不易产生饥饿，能增加肠蠕动而加速排泄，对降低胆固醇、甘油三酯、

黄帝内经 养生智慧解密

血糖等有特别功效。适用于各种肥胖、肥胖病。可加工制成豆腐、面条、面包、蛋糕等，广泛食用。

茶叶：味甘苦，性微寒，无毒，入心、肝、脾、肺、肾五经，古代即有茶叶减肥的记载，如北宋著名文学家、美食家苏东坡《东坡杂记》谓其"去腻"，唐朝编纂修订的中国历史上第一部官修本草《新修本草》谓其"消宿食"，清朝养生学家曹廷栋《老老恒言》谓其"解油浓"，清朝药学家赵学敏《本草纲目拾遗》谓其"去人脂……久食令人瘦"。茶叶所含咖啡因、肌醇、叶酸、泛酸和芳香类物质等多种化合物，能调节脂肪代谢，茶多酚和维生素 C 能降低胆固醇和血脂。乌龙茶对蛋白质和脂肪有很好的分解作用；黑茶经过较长时间渥堆发酵加工工艺，大量微生物参与茶叶内物质的转化，赋予其以降脂减肥、保护血管内皮、预防脂肪肝等药理、保健功能。绿茶、红茶、黑茶、乌龙茶和普洱茶等都具有一定的降脂减肥功效。

荷叶：为药食两用品种，味甘性平，入肝、脾、胃经，有利水湿、化瘀血等作用。现代研究，所含莲碱、荷叶碱、原荷叶碱、荷叶黄酮苷等均有减肥降脂功效。适用于兼有血瘀病证，如形体肥胖、心悸失眠、胸闷胸痛等肥胖病，或并发冠心病的调治。

决明子：为药食两用品种，味甘苦，性寒，入肝、大肠经，有清热明目、润肠通便等作用。现代研究，所含蒽醌类化合物具有降血脂的功效，此外还有降压和缓泻作用。适用于兼有肝阳上亢病证，如形体肥胖、头晕头痛、大便干结等肥胖病，或并发高血压病的调治。

二是药膳介绍：药膳对肥胖、肥胖病有一定疗效，具体调治常按以下证型分型施膳：

脾虚湿盛型肥胖：适应证以形体肥胖、肢重倦怠、脘腹胀满、食欲不振、大便稀溏为主，治宜健脾化湿。如参芪冬瓜汤，又名参芪鸡丝冬瓜汤，源于《中医临床药膳食疗学》，由党参、黄芪各 6g、鸡脯肉、冬瓜各 200g、黄酒、精盐各适量组成。各味洗净，鸡肉切丝，冬瓜削去皮、切片，锅置火上，放入鸡丝、党参、黄芪，加水 500mL，小火炖至八成熟，再入冬瓜片，加黄酒、精盐，小火慢炖，待冬瓜炖至熟烂即成，佐餐食用。方中党参、黄芪健脾益气、运化水湿而减肥；鸡脯肉补益气血、补脾和胃，与参、芪相合，则补力益彰；冬瓜长于利尿消肿、清热化痰，与健脾补气药食相伍，既能利湿而助脾，又能祛水而减肥。全方有补益脾胃、益气除湿之效，故可用于脾虚湿盛型肥胖。

湿热壅结型肥胖：适应证以形体肥胖、消谷善饥、口臭口干为主，多见于中青年患者，治宜清热化湿。如赤豆瓜皮饮，又名冬瓜皮饮，源于《茶饮与药酒方集萃》，由冬瓜皮、西瓜皮、白茅根各20g，赤小豆90g，玉米须15g组成。各味洗净，水煎取汁，分3次代茶饮服。方中以冬瓜皮为主，利尿消肿、清热化痰；合入赤小豆、玉米须重在利尿消肿，赤小豆还有健脾作用，可治湿盛的本源；西瓜皮、白茅根重在清热利尿。全方有清热化湿之效，故可用于湿热壅结型肥胖。

痰瘀互结型肥胖：适应证以形体肥胖、心悸失眠、胸闷胸痛为主，多伴有冠心病，治宜化痰湿、散瘀血。如荷叶减肥茶，源于《华夏药膳保健顾问》，由干荷叶6g，生薏米、生山楂各10g，橘皮5g组成。各味共为粗末，混匀，放入保温杯中用开水泡后代茶饮，随喝随续水，至味淡止。方中以荷叶为主，利水消胖，兼散瘀血；薏米健脾利湿，与荷叶共建健脾利湿、降脂减肥之功；山楂消食积，长于消肉食积滞，同时还有活血化瘀的功效；橘皮辛香温散，能开脾气，助运化。全方共奏化湿散瘀之效，故宜于痰瘀互结型肥胖。

肝阳上亢型肥胖：适应证以形体肥胖、头晕头痛、大便干结为主，多伴有高血压病，治宜化痰湿、平肝阳。如决明罗布麻茶，源于《茶饮与药酒方集萃》，由决明子12g，罗布麻10g组成。决明子炒后研碎，与罗布麻以沸水浸泡15分钟，不拘时代茶饮，随喝随续水，至味淡止。方中以决明子为主，既具清热明目、润肠通便之功，又有降血脂、降血压之效；配合具平肝、泻火功效及降压、强心、利尿作用的罗布麻。全方有清热明目、润肠通便与降血脂、降血压的作用，故可用于肝阳上亢型肥胖。

（四十一）饮食自倍，肠胃乃伤

> 饮食自倍，肠胃乃伤。（《素问·痹论》）

【释义】

《素问·上古天真论》在谈到通晓并践行养生之道的人，其"皆度百岁，而动作不衰"，也就是健康长寿，这其中的原因之一即是"食饮有节"。《素问·生气通天论》也说："因而饱食，筋脉横解，肠澼为痔。"说明饮食失节、饮食过饱会损害健康，甚至影响寿命。

本条原文是说，人们饮食失节、过量，超过肠胃的负担，肠胃即会受到损伤。而肠胃损伤，水谷精微、气血化生不足，脏腑失于滋养就会发生虚衰等病证。

本段原文讲的是饮食过量、损伤肠胃的问题。

以下介绍饮食养生及其饮食定量与常备 N 种"消食"招数：

1. 饮食养生及其饮食定量

《素问·平人气象论》说："人以水谷为本，故人绝水谷则死。"表明饮食是人体赖以生存的基本条件之一。《素问·六节藏象论》说："五味入口，藏于肠胃，胃有所藏，以养五气，气和而生，津液相成，神乃自生。"指出饮食五味可以养五脏之气，是维持生命活动的物质基础。

《内经》中有大量饮食养生的原理和方法，已经形成了较为系统的饮食养生理论体系和方法措施，约有"饮食有节，寒温适度""合理搭配，谨和五味""三因制宜"以及"进食保健"等方面内容。

下面介绍隶属于"饮食有节"范畴的"饮食定量"养生方法：

首先，饮食定量，恰到好处 人们要根据个人的具体情况适度饮食，既不可过饱，又不可过饥，这样就不会损伤脾胃，近则可保脾胃运化功能正常，提高对摄取食物的消化、吸收，使精微营养、气血物质化生旺盛；远则无营养缺乏或过剩之忧，对保证人体精气充沛、正气旺盛至关重要，亦可预防肥胖乃至动脉硬化、冠心病、脂肪肝、糖尿病等"现代文明病"的发生。如《吕氏春秋》就记载："凡食之道，无饥无饱。"《管子》也指出："饮食节……则身利寿命益……饮食不节……则形累而寿命损。"

唐代孙思邈《备急千金要方》指出"饮食以时，饥饱得中"，是说饮食既要定量，亦要定时。每天早中晚三餐，要有固定的进食时间，每次进食要定量，不能大起大落，一般人群应是"早饭宜好，中饭宜饱，晚饭宜少"，早、中、晚三餐占全天饮食量的25%～30%、40%、30%～35%。

其次，饮食自倍，肠胃受损 中医认为，饮食的消化吸收主要靠脾胃等脏腑来完成，其中胃主受纳、腐熟饮食，脾主运化饮食，小肠主营养吸收与分别清浊，但小肠的功能一般并入脾脏的范畴，大肠主传导食物糟粕，膀胱主藏贮与排泄水液糟粕。生理状况下，胃满则肠虚，肠满则胃虚，胃和肠保持着虚实交替的流水作业，如果饮食自倍，超过了脾胃肠等脏腑应有的消化能力，食物在其中长久地停滞，就会致使肠胃消化、传输失常，出现胃腹胀满、食欲不振，甚至恶心呕吐、腹痛腹泻，日久引起脾胃气虚，稍有进食生冷、寒凉、油腻、坚硬食物，就会消化不良、胃胀胃痛、腹胀腹泻、倦怠乏力、睡卧不安，同时亦有可能聚湿、生痰、化热或变生他病，为罹患各种疾病埋下隐患。

《素问·太阴阳明论》说："饮食不节……则膜满闭塞，下为飧泄，久为肠澼。"说明饮食不节、过度饱食，脾胃消化功能失常、虚衰，即会出现脘腹胀满痞塞、完谷不化以及腹痛腹泻、便下赤白脓血等病证，类似于西医所谓慢性胃炎、慢性结肠炎与消化不良性腹泻等病症。又如《素问·生气通天论》说"因而饱食，筋脉横解，肠澼为痔""高粱之变，足生大丁"，《素问·通评虚实论》说"肥贵人则高粱之疾也"，表明湿热阻滞、筋脉横解会出现痔疮甚至肠道肿瘤，痰湿壅盛会引起肥胖，湿热蕴结有可能出现疮疡。现代研究也发现，过饱还是冠心病、胰腺炎等多种危重病症的诱因。

饮食过饱危害健康，所以民间有"饮食莫教足""吃饭八分饱"等养生谚语。清代养生家袁昌龄《养生三要》指出："脏腑肠胃常令宽舒有余地，则真气得以流行而疾病少……食只八分。"

儿童处于生长发育阶段，脾胃尚未发育强健，加之乳食不知饥饱，要特别注意不可饮食过饱，否则会造成食积不化，进一步食积化热，酿成食欲不振、面黄肌瘦、脘腹胀满、手足心热、心烦易哭、易得感冒的疳积之证。所以金元时期名医张子和提出"要得小儿安，耐得三分饥和寒"的育儿名言。疾病的恢复期食量也要控制，否则会引起"食复"，即大病之后，进食过量或食用不消化食物，引起余邪复燃，旧病复发。

第三，饮食不足，正气虚衰 人们的血肉之躯，即肌肉、血脉、筋骨、脏腑等，除与先天父母禀赋有关外，更与后天脾胃化生的饮食水谷精气密切相关。亦即形体是由饮食水谷供养的，饮食充足，精气充沛，谓之"得神"，即生命活动才会健康、旺盛。所以通常老百姓讲这个人身体好，说是"精神"；这个人身体不好，说是"不精神"。

《灵枢·平人绝谷》说："故平人不食饮七日而死者，水谷精气津液皆尽故也。"指出常人"不食饮七日而死"的原因是"水谷精气津液皆尽"，说明饮食是化生精气津液的原料，而精气津液又是维持生命活动亦即神的基本物质。所以如果长期处于饮食不足、过饥状态，必将影响健康甚至夭折寿命。

随着人们物质生活水平的提高，目前真正由于食物匮乏而造成长期过饥的情况已经非常少见，但因为主观上不愿意进食而造成的饮食不足、过饥状态则有逐渐增多的趋势。如我们经常可以遇到有些人为了减肥或保持身材等目的，而使自己长期处于饥饿状态。从中医理论上讲，肥胖、肥胖病的发生其实并非都与食量有关，有些人即使食量很少但也照样肥胖，譬如脾虚湿盛型的肥胖，其食量下降，但体重却继续上升，其原因就是湿邪留滞体内所致。而中医治疗这样的病证是以健脾祛湿为原则，而脾脏运化功能正常的标志之一就是食欲增强、食量增加。所以，我们经常在临床见到食量增加而体重下降的病例，其机理就是脾的运化功能恢复以后，湿邪得以去除，在控制体重的同时，也改善了食欲。

俗语说："人是铁，饭是钢，一顿不吃饿得慌。"《灵枢·五味》说："故谷不入，半日则气衰，一日则气少矣。"指出饮食不足，可致正气虚衰。比如很多人体型虽控制得很好，有所谓的"骨感美"，但却面色萎黄、皮肤干燥、精神不振、今天感冒、明天拉肚，面色精神都很差，大小毛病不断，这就是我们说的"不精神"。这种以牺牲健康为代价的节食减肥，是得不偿失的。

饮食养生、饮食定量，以饥饱适度，形体适中，工作、学习、生活不感觉疲累，以及每顿饭前都有食欲为最好。婴幼儿需得三分饥，避免伤食、积食，儿童要特别防止营养过剩、过食生冷以及零食过多过杂。青少年处于生长发育阶段，同时学习任务较重，日常饮食必须质优量足，以提供充足、全面、合理的营养。女青年不应为减肥而过度节食，以致营养不良；男青年也不可自恃体强而暴饮暴食、饥饱冷热无度，以致损伤脾胃。20岁之后，生长发育基本定型，生活相对稳定，因此不可过饱，20～40岁者可以吃九分饱，40～60岁者代谢减慢，可以继续少吃至七八分，甚至六分饱即可。

2. 常备 N 种消食招数

下面介绍简单易行、疗效确切的 N 种消食招数：

第一招是辛温消食：葱、姜、韭菜、香菜、蒜苗、大蒜等，味辛甘、性温热，有醒脾助运、温中开胃的保健效果，宜于食积所致食欲不振、厌食、食少的调治。以上均为调料，可于做菜时加入，而腌姜片、腌韭菜、大蒜在吃饭时可直接佐餐。但此类食物性质过于温热，阴虚体质多虚火的人、肝肾不足有目疾的人都要少吃。

《本草纲目》说蒜能"化积肉食"。现代研究,生大蒜破碎后产生的蒜素能促进胃液分泌,增强肠道蠕动,促进消化,特别是其能与肉食中的维生素 B_1 结合,使肉中的蛋白质、脂肪更容易被人体消化吸收。

第二招是理气消食:萝卜味辛甘、性凉,入脾、肺经,有消食化积、下气宽中、清化热痰、散瘀止血的功效,宜于食积胀满、消化不良、反胃吐酸、积滞泄泻、瘀血疼痛等病证。萝卜向有"生开熟补"的说法,生萝卜消食作用较强,熟萝卜兼有补益脾胃作用。食积气滞,引起脘腹痞满、嗳气吐酸等不适,可用凉拌萝卜丝、萝卜丝汤、萝卜粥等调治。

香甜清冽的橘、橙、柚的外皮以及金橘等都是良好的理气消食佳品。如橘子皮洗净切丝泡茶,或是直接食用金橘,或是食用蜜饯橘皮、金橘,均有确切的理气消食功效,适应证同上。

第三招是三仙消食:山楂、麦芽及神曲合称"三仙",均属消食化滞的亦食亦药品种。一般来说,因山楂含解脂酶,可促进胃酸的分泌,故以消乳食、肉食最为适宜;生麦芽因含淀粉、蛋白水解酶及 B 族维生素,故多用于消米面、薯类食积、食滞;神曲为酵母制剂,所含成分有促进糖化的作用,另也含有 B 族维生素,故有促进消化的作用。如可用邓沂教授经验方"山楂麦芽茶"(《中国中医药报》2015 年 2 月 18 日)。

山楂麦芽茶,由山楂(生山楂、炒山楂均可)、生麦芽各 10g,红糖适量组成。山楂洗净,与麦芽同置保温杯中,倒入开水,加盖,泡焖 10 分钟,代茶饮用,随饮随添水,至味淡止。饮用时可加入适量红糖。适用于饮食过量或慢性胃炎、功能性消化不良所致食欲不振、胃腹胀闷、嗳腐吐酸、呕吐泄泻等的调治。

第四招是补益消食:平常消化功能虚弱而饮食过量,或慢性胃炎、功能性消化不良所致食欲不振、胃腹胀闷、嗳腐吞酸、呕吐泄泻、大便溏泻者,中医诊断为脾虚积食。对此可食用小米粥,或是

《临床验方集锦》的消食鸡蛋羹。《本草纲目》说小米"治反胃……煮粥食……补虚损，开肠胃"。因此，喝碗小米粥，配一些萝卜干，定能健脾开胃。

消食鸡蛋羹，由山药、茯苓、莲子、生麦芽、槟榔各 15g，山楂 20g，鸡内金 30g，鸡蛋以及盐、酱油、香油、小葱各适量组成。上述材料，除鸡蛋和调料外共研细末，备用。用时每次取 5g，加鸡蛋 1 枚、清水适量、盐少许，调匀上笼蒸熟，出锅后加酱油、香油调味，小葱切段做菜头，随意食用。

第五招是摩腹消食：饭后，将手搓热，放于上腹部，按顺时针方向环转按摩，自上而下、自左而右连续摩腹 20 ～ 30 次。本法可促进胃肠消化，也有利于腹腔血液循环，还能治疗消化不良、胃肠功能紊乱、慢性胃炎等病症。

第六招是运动消食：养生谚语说"饱食勿硬卧""食饱不得急行"，又说"饭后百步走，活到九十九"，孙思邈《摄养枕中方》明确指出"食止行数百步，大益人"。说明饭后不宜不活动，也不宜活动过量。食后即卧会使饮食停滞，食后急行又会使血液流于四肢而影响消化吸收功能。而食后缓缓活动，如散步半小时等，则有利于胃肠蠕动、有利于消化吸收，对健康是有益的。

第七招是成药消食：常用的消食导滞的中成药，如保和丸、保济丸、健胃消食片，以及助消化的酵母片、多酶片等，也是居家必备的，但需认真阅读使用说明书，或在药师指导下使用。

（四十二）醉饱伤阴，手足发热

此人必数醉若饱以入房，气聚于脾中不得散，酒气与谷气相薄，热盛于中，故热遍于身，内热而溺赤也。夫酒气盛而慓悍，肾气有衰，阳气独盛，故手足为之热也。（《素问·厥论》）

【释义】

厥：逆的意思，指厥证，即由于气血逆乱、阴阳失调引起，以手足四肢寒冷或手足四肢发热，以及突然昏倒、不省人事为主要表现的一类病证。其中，手足四肢寒冷与手足四肢发热者分别称为"寒厥证"或是"热厥证"，而突然昏倒、不省人事者称为"昏厥证"。此外，《内经》在这里讲的"热厥证"，是以手足四肢发热为主要表现的一类病证。此与现代中医依据医圣张仲景《伤寒论》所指的因热邪深入、阳气郁遏于内、不能外达四肢所致，以手足四肢发冷为主要表现的一类病证，截然不同。

若：有以及的意思。

薄：有搏结的含义。

结合《素问·厥论》全篇，热厥证的表现，主要是手足四肢发热、必先足心发热、甚则热遍于身，伴见睡卧不安、小便颜色黄赤，病情恶化，亦可出现突然昏倒、不省人事等病症。热厥证的病因，本条原文说是"此人必数醉若饱以入房"，即经常于酒醉以及过饱后肆行房事，因体内邪热炽盛，致使肾之精气被邪热损伤，由此引起阳气独盛所致。热厥证的病机，本篇说"阴气衰于下"，即下焦肾脏阴精与足之阴脉虚衰，阴虚不制阳，阳气偏亢故足下发热。

本条原文是说，热厥证的发生，因饮酒过度、酒醉以及过饱后入房引起。酒属辛热，经常饮酒过度，易于直接损伤脾胃，脾胃损伤，酒不得运化，即可产生湿热酒邪。饮食过饱，不得运化，既不能使饮食化为营养，又使饮食积滞而成为由食火形成的食邪。肆行房事，可引起肾精毫无节制地流失。所以"数醉若饱以入房"是既伤中焦脾胃又伤肾之精气。酒邪与食邪搏结于中焦，湿热内盛，热生于中，故甚则热遍于身，内热较甚，胃中不和则睡卧不安，煎熬津液则小便黄赤。入房太过则伤肾脏阴精，肾气日衰，阴衰于下，热盛于内，则手足四肢发热。

另外，本篇说："阳气盛于上，则下气重上而邪气逆，逆则阳气乱，阳气乱则不知人也。"重，并逆的意思；邪气，即逆乱之气。是说热厥证由于阴精亏虚，阳气偏亢，虚热内盛，神明被扰，病情恶化，有可能出现突然昏倒、不省人事、昏不知人等病症为主要表现的昏厥证。

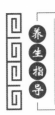

《内经》讲的"热厥证"，临床较为常见。

以下介绍热厥证的表现、见证及其调养与调治：

1. 热厥证的表现

首先，基本表现　热厥证的基本表现主要是手足四肢发热，而且必起于足下。诚如明代医家张景岳所注"皆阴虚也，故手足为热"，即热厥以手足四肢发热为主要临床特征。

其次，伴有表现　《灵枢·本神》指出"肾气虚则厥"，本篇指出"阴气衰于下，则为热厥"。即热厥证主要由肾虚、肾阴虚衰引起。由于阴液亏虚，无力充养形体、滋养官窍，因此常有身体消瘦、目涩鼻痒、口燥咽干、大便干结等表现。又因为阴虚火旺，热扰心神，所以兼见性情急躁、容易发火、失眠多梦、睡眠不安、盗汗较多等症状。同时，肾主藏精，精濡耳窍，精可化血，发为肾之荣华，精可生髓，髓又有充养骨骼与滋补脑髓的作用，所以常常出现耳鸣耳聋、白发脱发、腰背酸痛、腰脚无力、精神不振、脑力不济等不适。此外，热厥证由于其基本病机是"阴虚阳亢"，在冬天由于自然界阴阳之气处于"阴盛阳衰"的状况，因此可以耐受、病情减轻，在夏天由于自然界阴阳之气处于"阳盛阴虚"的状况，因此不能耐受、病情加重。

2. 热厥证的见证

首先，常见见证　热厥证常见于中医所说的腰痛、消渴、耳鸣、耳聋、头痛、眩晕、虚劳以及妇女绝经前后诸症等病证，以及西医所谓急性肾炎、慢性肾炎、糖尿病、高血压病、结核病、骨质疏松症、甲状腺功能亢进，以及妇女围绝经期综合征等病症。同时热厥证也可并发失眠、咽痛、便秘等病证，于夏季易于并发中暑、脑卒中等病症。

其次，易发昏厥证　本篇说"（热）厥……或令人暴不知人"，说明热厥证有可能并发昏厥证。《素问·生气通天论》更是明确提出"煎厥证"的发生与人体"阴虚阳亢"病机改变以及夏季暑热天气有关。原文说："阳气者，烦劳则张，精绝，辟积于夏，使人煎厥。目盲不可以视，耳闭不可以听，溃溃乎若坏都，汩汩乎不可止。"煎，煎熬的意思；厥，指昏厥的病证。是说人们平素过度烦劳，阳热灼阴，阴精虚竭，加上适逢夏季，阳盛阴虚，暑热逼人，天人相应，人体阴虚阳亢改变更加突出，致使人体气血逆乱，即可发为目盲耳闭，甚至突然晕厥的"煎厥证"，病势危险，发展很快，好像河堤决口，急流奔泻，有不可制止之势。

由于热厥证的基本病机是肾阴虚衰、阳气偏亢，即阴虚阳亢。因此有阴虚阳亢改变的患者，因为天人相应的缘故，热厥证手足发热、阴虚阳亢型高血压病头痛眩晕等病证于夏季病情会加重，亦有可能于夏季并发中暑、脑卒中等病症。

3. 热厥证的调养

首先，调养原则　热厥证等阴虚阳亢型病证或体质，其养生的基本原则是滋补阴液、养阴清热，正如唐代医家王冰所谓"壮水之主，以制阳光"，即采用滋阴壮水之法，以抑制亢阳火盛的意思。

其次，调养方案

一是精神情志调养：阴虚阳亢者性情多急躁，常常心烦易怒，应遵循《素问·上古天真论》之"恬惔虚无""精神内守"养神方法。平素加强自我涵养，自觉养成冷静、沉着的习惯。不宜参加激烈的社会活动与竞争，应多练气功、太极拳，或常去野外垂钓等，调节自己的精神情志，从而增强体质。

二是生活起居调养：阴虚阳亢者常有手足心热、口咽干燥、畏热喜凉，且冬寒易过、夏热难受。所以在炎热的夏季应注意避暑。"秋冬养阴"，特别是秋季气候干燥，最易伤阴，对阴虚阳亢者更需防秋燥。同时平时应注意不可性生活过度以免损伤阴精，不可长期熬夜或过度疲劳以免耗血伤阴。

三是运动调养：阴虚阳亢者不宜过度活动，着重调养肝肾等脏腑功能，太极拳、八段锦、六字诀的"嘘字功"等较为适合。气功宜多练固精功、保健功、长寿功等，并注重咽津功法。

四是饮食调养：饮食宜食甘寒、咸寒养阴的食物，如芝麻、糯米、蜂蜜、乳品、甘蔗、蔬菜、水果、豆腐、鱼类等，条件许可者可食用燕窝、银耳、海参、淡菜、龟肉、蟹肉、鸭肉、冬虫夏草等。饮食宜清淡，少吃辛辣、燥烈之品，如葱、姜、蒜、韭菜、辣椒以及酒等则应少吃、少饮。

4. 热厥证的调治

以下介绍一些包括热厥在内的阴虚阳亢证的药膳和中成药调治方法：

首先，热厥手足发热

药膳可用枸杞叶粥：本方源于宋代《太平圣惠方》，因以养阴清热的枸杞叶与清退虚劳发热的淡豆豉为主组成，故有清退虚热、除烦止渴之功。具体做法：先用淡豆豉 60g，水煎取汁，再用豉汁加粳米 250g 煮粥，候熟，下枸杞叶 250g（干品减半），煮熟，以植物油、葱、盐等调味后即可食用。

中成药可用知柏地黄丸：知柏地黄丸，因以滋补肝肾之阴的六味地黄丸为主，加清热生津的知母与清热泻火的黄柏为主组成，故有滋阴降火、清退虚热之功，可用于热厥手足发热的调治。

其次，肾虚耳鸣耳聋

药膳可用猪肾核桃粥：本方为民间验方（《药膳食疗》2014 年第2 期），由补肾益精的猪肾、核桃与益气的人参为主，加通阳开窍的防风、葱组成，有补肾益精、益气通阳的功效。具体做法：猪肾 1 枚，洗净、去膜、切片，核桃仁 2 枚，切碎，人参、防风各 1.5g，加粳米200g 同煮，候熟，加葱段、食盐调味后即可食用。高脂血症患者慎用本方。

中成药可用耳聋左慈丸：耳聋左慈丸，以补肾益精的六味地黄丸为主，加平肝潜阳、聪耳明目的磁石与疏肝清热的柴胡组成，故有补肾益精、平肝潜阳、聪耳明目之功，可用于肾虚耳鸣耳聋的调治。

第三，阴虚阳亢眩晕

药膳可用杞菊猪肝汤：本方为邓沂教授经验方（《生活与健康》2014年第4期），由滋补肝肾的枸杞子、平肝明目的白菊花与养血补肝、以脏治脏的动物肝脏为主，加益气养血的红枣与理气活血的玫瑰花组成，有滋补肝肾、补血益精、平肝降压、明目美颜的功效，不仅可用于阴虚阳亢型高血压眩晕的调治，而且可用于看电视、上网过久引起视力疲劳、眼睛干涩的调养，经常食用有明目美颜的功效。具体做法：猪肝（或羊肝）500g洗净，切大块，用沸水焯去血污，枸杞子20g、红枣30g洗净，装入纱布袋、扎紧袋口，与适量的生姜、葱、黄酒、清汤放入炖锅内，如常法用小火炖半小时，将熟时放入白菊花8g、玫瑰花2g，再炖10分钟，捞出纱布袋，弃除姜、葱，加精盐、胡椒粉调味，猪肝切薄片，食肉喝汤。高脂血症患者慎用本方。

中成药可用杞菊地黄丸：杞菊地黄丸，因以滋补肝肾之阴的六味地黄丸为主，加滋补肝肾的枸杞子与平肝定眩的白菊花为主组成，故有滋阴清热、平肝定眩之功，可用于阴虚阳亢眩晕的调治。

（四十三）肥甘厚味，发为消渴

> 脾瘅……此肥美之所发也，此人必数食甘美而多肥也，肥者令人内热，甘者令人中满，故其气上溢，转为消渴。（《素问·奇病论》）

【释义】

瘅：有热的意思，明代医家马莳注释说"脾瘅者，脾气之热也"，即脾脏之热病。此处"消渴"既指饮水善消、口渴不已的消渴症，即后世"上、中、下三消证"之"上消"，亦指以口渴、易饥、小便多为特征的消渴病。

本条原文是说，脾瘅这种病大都是过食肥美食物所发生的，患此病的人必然经常吃甘美而肥腻的食物。由于肥腻食物有"滞"的致病特性，甘美食物有"缓"的致病特性，因此经常吃甘美肥腻的食物，即《素问·生气通天论》《素问·通评虚实论》等篇所谓"膏粱"，亦即肥脂油膏、肥美厚味，精细谷物、甘甜美食，即可"滞""缓"脾胃，致使饮食郁积，继而转为痰湿壅阻。饮食不节，过食肥美，食积、痰阻、食邪、湿邪阻滞，脾胃升降功能失职，所以出现脘腹痞满。食邪、湿邪日久化热，又可产生内热，热邪稽留，阳热炎上，脾热上溢，所以出现口中发甜；而阳热日久，阳盛制阴，伤津耗液，又会引起饮水善消、口渴不已的消渴症，乃至发生口渴、易饥、小便多为特征的消渴病。

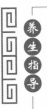

养生指导

《内经》脾瘅与现代所称糖尿病前期及糖尿病早期相当。《内经》消渴症见于现代糖尿病、尿崩症、甲状腺功能亢进症、精神性多饮多尿、醛固酮增多症及发热性疾病所致的脱水；《内经》消渴病即现代所称的糖尿病，目前已成为糖尿病的中医病名。

以下介绍消渴病的预防与调治：

1. 消渴病的预防

首先，脾瘅与消渴病 《素问·通评虚实论》指出："消瘅……肥贵人则高粱之疾也。"此处的消瘅，是《内经》对消渴病、糖尿病后期出现内热消瘦主症时命名的疾病。是说消渴病、糖尿病多见于富贵人家经常吃肥脂油膏、肥美厚味"膏粱"之食的肥人、肥胖的人，如明代医家张景岳注释说："消渴病，其为病之肇端，皆膏粱肥甘之变……皆富贵人病之而贫贱者少有也。"本篇说，脾瘅是"肥美之所发也，此人必数食甘美而多肥也"，同时，病变日久，"其气上溢，转为消渴"。

根据《内经》原文所述，结合现代临床实际，肥胖是 2 型糖尿病的主体，亦为始动因素，而以肥胖为根源的 2 型糖尿病特别是糖尿病前期及糖尿病早期即归属于"脾瘅"的范畴。如果脾瘅阶段不能得到有效控制，便会发展成为消渴病。所以肥胖发展为消渴病，一般认为大体要经历肥胖、脾瘅、消渴病三个阶段。

其次，消渴病的预防 本篇说，脾瘅的病变症结是"中满内热"。"中满"既指中焦脘腹痞满不适的症状，亦指中焦脾胃运行满闷的病机；"内热"主要指食邪、湿邪阻滞日久化热，也指阳热日久、阳盛制阴、伤津耗液所致的阴虚内热。也就是说"中满"，中焦脾胃之气由于食邪、湿邪阻滞而无法活动、运行阻滞，就会产生内热；而"内热"即中焦脾胃包括肠道有邪热存在。

"中满内热"，脾、胃、大肠等脏腑内热、温度较高，而从解剖位置看，脾脏正好处于它们之间，这时产生的效应就是温水煮青蛙，渐渐地脾脏会由传导热量而变成功能亢奋，继而由于过热日久而功能衰竭，而这个过程，正好与现代研究的 2 型糖尿病发病的普遍过程吻合。2 型糖尿病发病之初，由于胃比较热，所以常常胃口特好，易于饥饿，而大肠过热，则容易产生便秘或大便艰难，这时去检查胰岛素的分泌水平，反而是高于正常，但血糖会偏高，这时的"糖尿病"或者说糖尿病前期即《内经》讲的"脾瘅"是可以治愈的。但是，随着胰岛功能亢奋日久，就会慢慢衰竭，出现胰岛素分泌不足的局面，这时才是真正的不太好治愈的糖尿病了。

预防消渴病，需注意以下两点：

一是饮食调养：饮食调养的关键是饮食入胃后一路要畅通，首先不能太饱，尤其是要减少"肥美""甘美""膏粱"等食物的摄入，以免中焦脾胃之气由于食邪、湿邪阻滞而无法活动、运行阻滞，减少脾、胃、大肠等脏腑内热产生邪热的原料；其次要适当多吃蔬菜，因蔬菜有"疏通"的食疗功效，现代研究其含大量的膳食纤维素，可促进胃肠运动，保持胃肠出入畅通，故可有效预防食邪、湿邪的阻滞。另外，不可过多食用煎炸、烧烤之物，少吃、少饮葱、姜、蒜、韭菜、辣椒以及酒等辛辣、燥烈之品，以免阳热过盛，致使"内热"加重，甚至阳盛制阴、伤津耗液，减少脾瘅与消渴病的发病。

二是运动调养：《中藏经》指出"人体欲得劳动，但不当使其极耳。动摇则谷气全消，血脉流动，病不得生"。隋代医家巢元方《诸病源候论》提出，消渴病人应该"先行一百二十步，多者千步，然后食之"。唐代医家王焘《外台秘要》指出"不欲饱食便卧，终日久坐"。人们应注意要"饭后百步走"，如果不能坚持每日饭后百步走，那至少晚饭以后一定要过三四个小时，等胃里面比较空了才能睡觉。中医讲"动则生阳"，运动有助于脾、胃、大肠等脏腑的功能活动，可有效减少食邪、湿邪的阻滞，对预防脾瘅、消渴病有积极意义。现代研究，运动可使糖耐量降低，增加胰岛素敏感性和减少心、脑血管并发症的发生。因此，适度运动对脾瘅、消渴病的防治有重要的意义。

2. 消渴病的调治

以下介绍一些临床常用的消渴病调治的药膳方剂：

药膳对消渴病有一定疗效，具体调治多按上消、中消、下消分型施膳：

首先，调治上消证的药膳 适应证以口干舌燥、烦渴多饮、尿频量多、多食易饥为主，病属肺热津伤所致，治宜滋阴清肺、生津止渴。如天花粉粥、神效煮兔方。

天花粉粥：本方源于唐代孙思邈的《千金月令》，由天花粉 30g、粳米 100g 组成。先将天花粉即栝楼根洗净切碎，水煎去渣取汁，然后以煎汁与粳米同煮成粥，分 2～3 次食用。方中天花粉，味甘微苦性寒，能生津止渴、清热解毒，加入粳米可健脾养胃、生津滋阴，故可用于消渴病上消证的调治。

神效煮兔方：本方源于明代朱橚等编的《普济方》，由兔 1 只及桑白皮 100g 组成。兔去皮及内脏，洗净切块，加桑白皮同煮至烂熟为度，加食盐少许调味即成，食肉饮汤。方中兔肉味甘性凉，既补中益气健脾、养阴生津止渴，又清热解毒疗疮，对气阴两虚、热毒内盛的消渴病，特别是伴有疮疡者，最为适宜。桑白皮味甘辛性寒，具清肺散热止血之功，可用于肺热咳嗽、烦渴、唾血。两者合用，有养阴清肺、生津止渴的作用，故宜于消渴病上消证。

其次，调治中消证的药膳 适应证以多食易饥、形体消瘦、大便秘结、口渴多饮为主，病属胃热炽盛所致，治宜清胃泻火、养阴生津。如五汁饮、石膏粳米粥。

五汁饮：本方源于清代医家吴鞠通的《温病条辨》，由荸荠、莲藕各500g，生梨200g，鲜苇根100g（干品减半），鲜麦冬50g（干品减半）组成。梨去皮、核，荸荠去皮，苇根洗净，麦冬切碎，藕去皮、节，然后以洁净纱布绞取汁液和匀或榨汁机榨取鲜汁，一般宜凉饮，不甚喜凉者可隔水炖温服。如无鲜苇根、鲜麦冬，亦可选用干品另煎和服。方中生梨、荸荠、莲藕均为新鲜果蔬之品，梨味甘微酸、性质寒凉，具清热化痰、生津润燥之功；荸荠又名"马蹄"，味甘性平，有凉润肺胃、清热化痰的作用；鲜藕入药、入膳有生用、熟用两种，生者甘寒，能清热生津、凉血止血。苇根、麦冬为药材，苇根即"芦根"，味甘性寒，长于清泄肺胃气分热邪、生津除烦、解毒止呕；麦冬甘寒质润，功能滋肺养胃以润燥生津、清心养阴以除烦宁心。五者合用，宜于消渴病中消证及其热病干咳低热、醉酒头痛烦渴等证。

石膏粳米粥：本方源于近代名医张锡纯的《医学衷中参西录》，由生石膏、粳米各60g组成。石膏轧细，与粳米一起，用水三碗，煎至米烂熟，约可得清汁两碗，稍凉饮服。方中石膏味辛甘、性大寒，具清胃泻火、除烦止渴之功，是清解胃腑火热的要药。粳米味甘性平，方中用之，一则辅助石膏生津止渴；二则顾护胃气，预防服用石膏而损伤脾胃；三则利用浓稠的粥液，使石膏细末悬浮其中，防止有效成分沉淀损失。全方合用，清热不伤胃，宜于消渴病中消证的调治。

第三，调治下消证的药膳　适应证以尿频量多或混浊如膏、口干多饮、疲乏消瘦、腰膝酸软、形寒畏冷或手足发热为主，病属肾气不足、阴阳两虚所致，治宜益肾固摄、调补阴阳。如山药枸杞煲苦瓜、滋补饮。

山药枸杞煲苦瓜：本方为首都医科大学附属北京中医医院金玫主任经验方（《中国药店》2010年第7期），由山药、枸杞子各20g，苦瓜2根，猪瘦肉50g，葱、姜、鸡汤、调料各适量组成。山药去皮切片，苦瓜去籽后切片，猪肉切片，葱、姜分别切成末。首先将猪肉放入温油锅里，再加入葱、姜末一起煸炒，待炒出香味后加入适量的鸡汤，再放入山药片、枸杞子，然后用大火煮开，待锅开后改用中火煮，10 分钟以后再放入苦瓜片稍煮，加盐、胡椒粉适量调味即可，随意食用。方中山药、枸杞子味甘性平，具滋益脾肾、肝肾之阴的作用；猪肉味甘咸性凉，有养阴、益气、清热的作用；苦瓜味苦性寒，具清热解毒、除烦止渴之功，现代研究具有类似胰岛素的生物特性，已广泛用于消渴病、糖尿病的治疗。全方合用，有滋益肝肾之阴、清热降糖的功效，故宜于消渴病肝肾阴虚型下消证的调治。

滋补饮： 本方源于近代名医张锡纯的《医学衷中参西录》，由黄芪、山药各 30g，生地黄、山茱萸各 15g，猪胰脏 50g，葱、姜、调料各适量组成。先水煎前 4 味，去渣留汁，入猪胰脏与葱、姜，煮熟，加盐、胡椒粉适量调味即可，食肉饮汤。方中黄芪、山药甘温助阳益气；生地黄味甘性寒、山茱萸味酸微温，滋阴补肾涩遗；猪胰脏味甘性平，以脏补脏，并能润燥。现代研究，从山药根茎中分离出的 6 种多糖均有降血糖活性，而分离出的山药黏液质也具有明显的降血糖活性。研究发现，黄芪发挥药效的成分主要为多糖类物质，其能够有效提升糖原的合成速率，激发糖原合成酶的活性，降低血糖的含量，由此可改善患者的临床症状；同时，其还能对人体的脂质代谢起到调节作用，改善体内内分泌代谢的均衡，使得血清当中胰岛素水平升高，故有降低血糖含量的作用。全方合用，有益肾固摄、调补阴阳的功效，故宜于消渴病阴阳两虚型下消证的调治。

六、起居养生

（四十四）因而强力，高骨乃坏

因而强力，肾气乃伤，高骨乃坏。（《素问·生气通天论》）

【释义】

强力：包括劳力过度、房劳太过两方面。如唐代医家王冰注释说："高骨为腰高之骨也。然强力入房则精耗，精耗则肾伤，肾伤则髓气内枯，故高骨坏而不用也。"

本条原文是说，由于肾藏精，精生髓，髓养骨，因此劳力过度或房劳太过，其劳在肾，肾气即会损伤，不仅损伤肾中之气，形成肾中精气虚损、形体消瘦、遗精滑精等病证，同时还会出现腰间脊骨败坏、酸痛不适、高凸变形的病证。

养生指导

本条原文提出了"强力伤肾"的危害。

强力，包括劳力过度和房劳太过两方面，关键是"强"，即勉强、强力，如晋代养生家葛洪《抱朴子·内篇》引述《仙经》曾说"力所不能强举之，伤也"。告诫人们劳力用强，会损伤人体。因此，为了健康长寿，需预防"强力伤肾"。

以下从"劳不可过，量力而行"与"欲不可强，欲有所忌"两方面介绍"强力伤肾"的养生保健：

1. 劳不可过，量力而行

首先，劳动既是生活必须，又可强身健体　劳动是人们生存、生活的必需，而同时又可强身健体，是一种重要的养生方法。劳动使人敏捷，劳动使人强壮，劳动使人健康，劳动使人愉悦，明代著名长寿老人冷谦《养生铭》曾有"人欲劳于行，百病不能生"之说。四体常勤，五脏气血旺盛，肌肉丰满结实，关节运动灵活，百脉通畅，故动作敏捷，反应迅速。

劳动包括力量性劳动与技巧性劳动，分别叙述：

一是力量性劳动：例如搬运、提水、抬筐、挑担、推车、铲土、锄地、拉锯等，需要大幅度活动，以活动大关节为主，从事这类劳动，会使人们精神振作，动作协调，同时可使人肌肉坚实有力，关节灵活，行动矫健。

二是技巧性劳动：譬如缝纫、刺绣、雕刻、打字、书写、编织等，需要手脑并用，以活动小关节为主，从事这类劳动，不仅可使手更加灵巧，同时也有益于大脑，具有健脑益智的作用。

其次，劳动养生需要持之以恒、常有小劳　劳动养生需要把握"持之以恒""常有小劳"的原则，尤其掌握劳动强度，量力而行，注意方法，切不可急于求成，反之则欲速不达，甚或导致不良后果。

一是持之以恒：人们的生活环境不同，体质状况不一，加之不同季节的气候变化各有差异，因此所选用的劳动内容与方式，视可能亦当有所不同，关键在于持之以恒，若能长期坚持，必有效果。诸如生活在郊区或农村的人，可从事一些力所能及的田园劳动，而长期生活在城市中的人，则视其条件的可能，或养花植草，或从事一些力所能及的家务劳动，诸如洒扫庭院、整理室内外卫生等。如遇风、雷、雨、雹、雪等恶劣天气，则可以室内的家务劳动为主。年老体弱的人，多半气血衰弱，若和常人一样进行体力劳动，往往会出现体力不支等不适，但可以经常做一些力所能及的劳动，如每天擦灰扫地，整

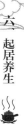

理室内卫生，或养鱼种花，浇水除草施肥，或买菜取报，上楼下楼等，都是活动身体的好方法，既锻炼了身体，也有利于生活，从中还可提高老人的生活情趣。如果能天天坚持，定时进行，则生活充实，且有节奏。当然，要自己掌握活动量的大小，以不觉疲劳为度，不可勉强应付，也不要当成负担，要在心情舒畅的情况下进行劳作。

二是常有小劳：经常有适量的劳动，动而不过量，就能起到良好的养生效果。经常劳动过量则容易耗伤人的正气，不仅达不到增进健康的目的，反而对身体有害。唐代孙思邈《备急千金要方》记述"养性之道，常欲小劳，但莫大疲及强所不能堪耳"、葛洪《抱朴子·内篇》云"养生应以不伤正为本"。劳动也要量力而行，有张有弛，劳逸都必须有度，不可勉强用力。就劳动养生来看，所谓度指劳动强度大小与持续时间的长短。劳动强度过大，或时间过长，皆谓之过劳。过劳则使机体某些部位负荷过重，或处于较长时间的紧张状态，非但于养生不利，反而有损健康。有的劳动受条件限制，身体需要保持一定的体位，或局限于某个固定的姿势，重复单一的动作，如久坐劳动会使气血运行不畅，久立劳动会使下肢及腰背肌肉长时间紧张等，这就需要经常变换体位，以使机体缓和一下劳累及紧张程度。充分的休息和放松，不仅可以恢复体力，而且可以提高劳动效率。因此，劳动养生当有张有弛，劳动之后当有一段休息时间。

2. 欲不可强，欲有所忌

首先，欲不可强　欲不可强，实为不可强力行房，指在体力不支，患病期间，情志不佳，或精少而不思室的情况下，不能进行性生活。

由于充沛的精力，旺盛的体力，是房事美满的基础。因此，男女欲行房事，应选择双方精力最充沛时进行。

过度疲劳或患病期间，体力不佳的情况下强行同房，能生出许多疾病，同时还会损伤元气，影响寿命。如元代养生家李鹏飞《三元延寿参赞书》说："书云：勉强房劳者成精极、体瘦、惊悸、梦泻、遗沥、便浊、阴痿（即阳痿）、小腹里急、面黑、耳聋。真人（指孙思邈）曰：养性之道，莫强所不堪尔。抱朴子（指葛洪）曰：才不逮，强思之；力不胜，强举之，伤也。甚矣，强之一字，真戕生伐寿之本……欲强之，元精去，元神离，元气散，戒之。"

其次，欲有所忌 欲有所忌，主要有以下四种情况：

一是忌过度疲劳行房：身体疲劳包括劳力和劳心过度，由于气血未安，精血未盛，此时应避免房事，否则损伤肾气，伤害身体。《三元参赞延寿书》指出"远行疲乏入房，为五劳虚损"、明代养生家冷谦《修龄要旨》亦说"疲劳入房，虚损少子"。

二是忌患病之后同床：患病之后脏腑经络等生理活动发生异常，气血阴阳平衡关系受到破坏，若此时同床，更易导致阴阳失调，使病情加重或难以康复。另外，患病之后行房受孕，易于祸及胎儿，引起先天性疾病或禀赋不足；患传染性疾病之后入房，易相互传染，皆相染易。所以患病后应提倡独卧静养，切忌入房，以固护精气，调和阴阳，促进疾病康复。即便是疾病初愈，由于气力未复，体力不支，也不宜过性生活，否则易致疾病复发或延迟康复。

三是忌情志不佳入房：《备急千金方要》指出"大喜大悲，皆不可交阴阳"，同时明言"人有所怒，血气未定，因以交合，令人发痈疽"。明代医家龚廷贤《寿世保元》亦云"恐惧中入房，阴阳偏虚，自汗盗汗，积而成劳"。现代研究认为，情志过激过性生活，过于高兴，一是引起早泄，二是会诱发心血管疾病。所以，七情太过即过喜、过怒、过忧、过思、过悲、过恐、过惊对于房事都没有益处，为性生活之大忌。

四是不可常服壮阳药：《三元延寿参赞书》指出："阴痿（即阳痿）不能快欲，强服丹石以助阳，肾水枯竭，心火如焚，五脏干燥，消渴立至。"经常服用辛热燥烈之剂壮阳，特别是在发生阳痿及性功能低下时常服壮阳药，最易损伤肾精，既过不好性生活，还会动摇生命的根基，无异于杀鸡取卵，竭泽而渔，是图一时之快，而遗无限之恨。所以说不可常服壮阳药。

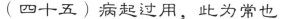

（四十五）病起过用，此为常也

故春秋冬夏，四时阴阳，生病起于过用，此为常也。
（《素问·经脉别论》）

【释义】

过用：即超过正常、过量的使用。清代医家高士宗注释说"过用，即饱甚、夺精、远行、恐惧、劳苦也"，唐代医家王冰说"不适其性而强云为，过即病生，此其常理"。

本条原文是说，人们处于天地自然之间，顺春秋冬夏四时阴阳变化更替，生长化收藏，由此天地万物变化，人们饮食大饥大饱、过寒过热与偏嗜偏食，劳力、劳神和房劳，情志过激、欲望过度，自然界风寒暑湿燥火太过，六气转为六淫，这些都能成为致病因素，这是发病的常见情况。

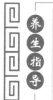

本条原文提出"生病起于过用"的发病学观点。

中医认为，健康人全身阴阳气血处于阴阳消长的平衡状态，自然界四时气候，人体自身饮食、劳逸、房事、情志，以及疾病治疗均有常度，若超越常度而过度使用即可损伤脏腑经脉气血，超出机体的生理所能承受的限度，因而均会导致疾病的发生。疾病产生的原因，关键在于过用。

当代社会经济高度发展，物质极其丰富，人们工作生活节奏不断加快，由于各方压力的日益增大以及对物质享受无节制的追求，从而导致了人的心理、饮食、起居作息等过度使用，致使机体所固有的生理机能超越常度地进行，导致脏腑经络、气血阴阳紊乱无序，引起许多疾病发生，甚至死亡。所以，杜绝过用，即可减少疾病，维护健康，促进长寿。

以下从五个方面介绍杜绝"过用"的养生保健方法：

1. 顺应四时，避免气候过用

自然界风、寒、暑、湿、燥、火六气，是包括人在内的所有生物赖以生存的必备条件。六气太过，如春温过甚、夏热过甚、秋燥过甚、冬寒过甚，六气不及，像冬寒反热等气候异常，此时六气转为六淫，即可成为病因，人体感受之后可引起疾病。目前由于大气污染，全球气候变暖，气候的异常变化对人体影响也是不可忽视的。在这种气候过用的条件下，人体若不能顺四时而适寒暑，即可外感六淫病邪，引起外感疾病。

《素问·四气调神大论》的四季养生法、《素问·生气通天论》的一日养生法等即是《内经》顺应四时、一日的因时养生方法。春温、夏热、秋凉、冬寒，人与天地自然相应，起居方面，如起床、睡觉、吃饭、工作、学习、运动锻炼乃至大小二便诸方面，应随气候的更替而进行自我调节，使冷暖得宜，但不得过用。若自恃身体强健，不顾四季阴阳盛衰的特点，为所欲为，如在冬秋之季，阴盛阳衰，万物收藏，却劳力纵欲过度，即会伤及肾中阳气，使机体阳衰阴盛，必然导致畏寒肢冷、神疲乏力等"寒厥"为患。再者，自恃体质强壮，无惧冒犯外邪，违背"虚邪贼风，避之有时"的养生之道，肆意触风露宿，冒犯寒暑，致使卫气虚弱，无力抗邪，长此以往，正像《素问·生气通天论》所谓"四维相代，阳气乃竭"那样，任由四季风雨寒暑燥湿病邪交替侵袭机体，必致人体阳气虚竭，身体虚衰。

2. 调摄精神，避免情志过用

中医理论认为，正常情况下人体的情志、情绪包括喜、怒、忧、思、悲、恐、惊等七种，简称"七情"，并分属五脏所主。若七情变化超越了常度，任性放纵，过分激动，则会导致人体气血运行紊乱，脏腑功能失调，引起许多情志病证和内伤疾患，影响健康和寿命。如《素问·五运行大论》云"怒伤肝，喜伤心，思伤脾，忧伤肺，恐伤肾"等。

《内经》非常重视情志致病与精神情志的调摄，如《素问·上古天真论》所谓"恬惔虚无，真气从之，精神内守，病安从来"，《素

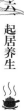

问·生气通天论》指出"清净则志意治，顺之则阳气固，虽有贼邪，弗能害也"。意指人要内心澄澈，气定神闲，不使外物内扰于心，不令体内正气涣散，不仅要思想纯正，不贪心奢求，不患得患失，而且要与人为善，遇事善恶有分，办事有原则，不优柔寡断，才能使精气和神气存留体内，保持充沛的正气，正气强盛，阳气固秘，病邪就不会祸害人体，疾病就无从发生，就能健康长寿。

3.饮食有节，避免气味过用

饮食五味化生水谷精微，以此作为人体生理活动的物质基础。但饮食不节、饮食五味偏嗜，即饮食太过则亦可成为致病因素，正如清代医家毛世洪《养生至论》所说："养生者固宜节食，尤宜节饮。食伤人所易知，饮伤人都不觉。茶、汤、浆、酒以及冰、泉、瓜、果之伤，谓之伤饮。"因此，无论是"食"，还是饮酒、喝茶、吃水果都不能太过，都要适度而有所节制。如果五味偏嗜，偏助脏气，致使五脏之气盛衰失调，亦可引起疾病。

《素问·上古天真论》在谈到上古之人"尽终其天年，度百岁乃去"的原因之一即是"食饮有节"。如《素问·痹论》说"饮食自倍，肠胃乃伤"、《素问·生气通天论》说"高粱（即膏粱）之变，足生大丁（即疮疡肿毒）"、《素问·奇病论》说"肥者令人内热，甘者令人中满，故其气上溢，转为消渴（类似于2型糖尿病）"，提示饮食不可过饱，尤其要少食肥甘、膏粱等厚味，以免损伤肠胃，引起各种病患。同时，《素问·脏气法时论》还提出膳食营养指南，即"五谷为养，五果为助，五畜为益，五菜为充，气味合而服之，以补益精气"，要求人们的食物结构，不仅要注意食物品种谷菜果肉的搭配，更要注意"气味和而服之"，即要谨和食物寒热温凉"四气"性质与酸苦甘辛咸"五味"味道，严禁过偏，以使人体阴阳、气血、脏腑保持平衡协调。

4.劳逸有度，避免劳动过用

正常适度的劳作与活动可使人体气血通畅，筋骨肌肉强健，脏腑功能强盛，生命活力旺盛；适度的安逸休息则可促进气血的恢复，脏腑功能的调适，保持旺盛的精力与体力。反之，劳累过度会使形体、精神疲倦，脏腑功能损伤，致使积劳成疾。

《内经》明确提出要"形劳而不倦""不妄作劳"。"劳"包括形劳、神劳和房劳。如《素问·调经论》说"有所劳倦，形气衰少"、《素问·举痛论》说"劳则喘息汗出，外内皆越，故气耗矣。思则心有所存，神有所归，正气留而不行，故气结矣"、《素问·痿论》说"入房太甚，宗筋弛纵，发为筋痿（指包括阳痿在内的痿病）及为白淫"。

5. 谨慎治疗，避免治病过度

治病过度，指医疗过用，即药物、针灸、推拿等治疗对病人的过度作用。《素问·至真要大论》论及药物使用时指出，五味各有所入，能增强相应脏气，但若久用，则会偏助脏气，导致五脏之气即五脏功能失调而致病，故该篇警告说"气增而久，夭之由也"。此外，药物过用，四气五味过偏，轻则损伤脏腑气血，重则致病，甚则死亡。正如《素问·五常政大论》所言："方有大小，有毒无毒，宜常制矣。大毒治病，十去其六……无使过之，伤其正也。"另外，现代社会，治疗过度尤其是减肥通便、清热解毒等中药与抗生素等西药滥用较为普遍，由此导致脾胃虚弱，正气不足，健康水平每况愈下。

药物、针灸以及其他疗法，均是在疾病的情况下，根据病患者当时的表现，辨证施治，所采取的祛除邪气、扶助正气、调理脏腑经络、和调阴阳气血的治病措施。由于方剂药物各有偏性，经络穴位的功能主治亦各有其所长，所以医生在遣方用药、针刺艾灸、推拿等治疗时均要注意把握度，要针对病证适可而止，勿使之"过用"而伤正。同时，病人在接受治疗中，健康人在养生保健时，也要注意把握度，既不能不明辨证、诊断而乱用治疗与保健措施，亦不能求快、求好而多用、滥用治疗与保健措施。

（四十六）五劳所伤，切勿过度

> 五劳所伤：久视伤血，久卧伤气，久坐伤肉，久立伤骨，久行伤筋。是谓五劳所伤。（《素问·宣明五气》）

【释义】

久：指过长时间。

劳：劳倦、疲劳之意，即太过，与《素问·经脉别论》"生病起于过用"有相同的含义。

本条原文是说，由于心主血、目者心之使也，肝藏血、开窍于目，眼目之视觉功能赖血以濡养，因此若长时间视物使眼睛过度疲劳，肝血渐虚、心血暗耗、心神失养，即久视则可伤损及血。因为肺司呼吸、主宣发、主一身之气之升降，所以过度睡卧，则气机阻滞不利、升降出入障碍、气体交换受阻，久之则导致气的产生不足，即久卧则可伤损及气。由于脾主肌肉、四肢，久坐则脾气不健、胃纳欠佳、水谷精微难以运化转输，从而气血生化不足，导致人体肌肉失去滋养，即久坐少动则可伤害肌肉。因为肾藏精、精生髓、髓养骨，骨为支撑身体的支架，所以长时间站立，易于伤肾，肾伤则不养骨，即久立则可以伤害骨骼。由于肝藏血、主筋膜，因此过度行走的人，易于伤肝，肝伤不养筋，即久行会伤害筋膜。这就是五种过度疲劳对人体损伤的情况。

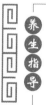
养生指导

　　原文指出视、卧、坐、立、行五种持久过度的疲劳，均能伤及血、气、肉、骨、筋，同时也会伤及其所应和的五脏。"久视、久立、久行"是劳作过度，"久卧、久坐"则是安逸过度，"五劳所伤"实为劳逸太过、病起过用。

　　本条原文阐述过劳与过逸都会成为疾病的发生因素，唐代孙思邈《备急千金要方》认为："养性之道，常欲小劳，但莫大疲及强所不能堪耳。"因此，人们在日常生活中，应注意建立良好的生活行为习惯，劳逸结合，使"五劳所伤"变为"五劳所养"。

以下介绍"五劳所伤"的原因、预防及其调养：

1. "久视伤血"的原因、预防及其调养

首先，原因与表现 《内经》认为，"目者心之使也""肝开窍于目""五脏之精气皆上注于目""肝受血才能视"。因此过度使用目力，如习惯于长时间、全神贯注地看书读报、网上冲浪、打游戏、看手机的人群，及像软件开发工程师、文字编辑人员、钟表修理工、网络管理员等专职、长期、长时间地使用眼睛的用眼工作者，一方面长时间视物使眼睛过度疲劳，另一方面不配合适当的休息与文体活动，或没有得到睡眠等因素的调节，久而久之，既可出现两目干涩、视物不清、近视、青光眼等眼疾，而且很容易引起头晕目眩、面色无华、失眠多梦等心肝血虚的病证。

其次，预防与调养 久视伤目伤血的预防，关键是不可久视，不能过度使用目力。介绍一些避免和减轻久视伤目伤血的预防与调养方法：

一是适时休息：看书报、电视、手机，上网、打游戏，或工作等用眼不宜过久，一般 1 小时左右，就应休息片刻，或闭目静坐，或起身稍事活动，可减少眼睛的疲劳损伤。

二是运睛远眺：运睛指运转眼珠，可增强眼珠的营养和灵敏性，能祛除眼疾，纠正近视和远视。具体做法是：早晨醒后，先闭目，眼球从右向左，从左向右，各旋转 10 次；然后睁目坐定，用眼睛依次看左右，左上角、右上角、左下角、右下角，反复四五次。晚上睡觉前，先睁目运睛，后闭目运睛各 10 次左右。远眺指眺望远方，可调节眼球功能，避免眼球变形而导致视力减退。具体做法是：在清晨，休息时间或夜间，有选择地望远山、树木、草原、蓝天、白云、明月、星空等。但不宜长时间专注一处，否则反而有害，所以孙思邈《备急千金要方》把"极目远视"同"夜读细书，月下看书"以及"久处烟火，泣泪过多"等，并列为"丧明之本"。

此外，眼部保健操也可使眼周围的肌肉得到更多的血液和淋巴液的营养，有行气活血、保护眼睛、增强视力的功效。

三是食疗药膳：食疗方面，除注意膳食平衡之外，日常饮食中，

可适当吃些猪肝、鸡肝等动物肝脏，并且瘦肉、鸡蛋与蔬菜、水果亦应多吃一些。

药膳方面，介绍邓沂教授的杞菊猪肝汤（《生活与健康》2015年第4期）：猪肝或羊肝500g洗净，切大片，沸水焯去血污，与枸杞子20g、红枣30g以及适量的生姜、葱、黄酒、清汤放入炖锅内，如常法用小火炖煮15分钟左右，将熟时放入白菊花8g，玫瑰花2g，稍煮片刻，加精盐、胡椒粉适量调味，食肉喝汤。本方具有滋补肝肾、补血益精、明目美颜的功效，适用于肝肾精血不足所致眼花头昏、面色萎黄与看电视、上网过久引起的视力疲劳、眼睛干涩等不适或病证的调养。

2."久卧伤气"的原因、预防及其调养

首先，原因与表现 《内经》认为，"天气通于肺"，肺吸入的自然界之清气即氧气与由脾胃运化的水谷精气相合成为宗气，其"积于胸中，出于喉咙，以贯心脉而行呼吸"，故"肺者，气之本""诸气者，皆属于肺"。睡眠是生活的必需，适当的躺卧或睡眠，可使人体形体、精神得到休息与放松，有助于消除疲劳，增强体质。但卧床躺卧和睡眠过久，不进行形体活动锻炼，不仅肢体筋骨肌肉废退而渐趋衰弱，而且还可以由于肺气得不到运动而影响气的生成与运行，会使人身体懒散、萎靡不振，久之还会产生气虚的改变，出现精神不振、身倦乏力，或食欲不振、胃满腹胀，或动则心悸气短、出汗较多等不适或病证。东晋养生家张湛《养生要集》中有"禁无久卧，精气斥""禁无多眠，神放逸"的记载，认为久卧伤气，可使人精气虚衰、精神懈怠。

其次，预防与调养 久卧伤气，关键是不可久卧。气虚、阳虚体质的人，气血渐衰、阴阳俱亏的老年人，适当增加休息时间和次数，适可而止的睡眠，不仅无害，而且还有养生保健作用。但对闲散之人，吃饱了就躺着或睡眠时间过久，应该要预防"久卧伤气"。由于气的运动和强盛与合理地作息密切相关，因此根据春夏秋冬不同的状况，采取春夏晚卧早起、秋季晚卧早起、冬季早卧晚起，劳逸结合地

生活、工作、学习，不仅可预防"久卧伤气"，而且还有养生防病的作用。

3. "久坐伤肉"的原因、预防及其调养

首先，原因与表现 中医讲"动则生阳"，也就是说适度的体力劳动和体育锻炼能够兴奋阳气，强盛阳气。现代研究也认为，肌肉、四肢是人体最重要的能量代谢渠道。《内经》认为，"脾主身之肌肉""四肢皆禀气于脾胃"，因此劳逸结合、动静相宜，劳动和运动可以强健脾气，使得脾胃化生气血有源，人体脏腑器官、肌肉组织得养，以维护身体健康。久坐少动损伤肌肉、四肢，实际最终就是伤害脾脏。一则伤害肌肉，导致人体肌肉失于滋养，使肌肉松弛无力、四肢倦怠乏力，如老年人行动不便、久坐引起的肌肉萎缩；二则伤损脾脏，影响脾胃运化食物、水液功能失调，引起神疲乏力、食欲不振、大便稀溏等气虚证，亦会出现水湿痰饮内停的形体肥胖、头晕目眩和血脂、胆固醇、血尿酸升高等痰湿证，像"沙发土豆"不良生活方式及"啤酒肚""办公臀"的形成即与"吃得太多、坐得过久"伤脾、伤肉密切相关；三则对伏案工作学习者又易引起颈肩腰腿痛，如颈椎病、肩周炎、腰椎间盘突出等病症的发病就与低头、少动、久坐等生活方式有关。

其次，预防与调养 生命在于运动，通过适度的体育锻炼或体力劳动，既能加强肢体肌肉力量，又能促进人体气机运行也就是新陈代谢活动、脾胃消化功能强健，从而达到强健体质、健康长寿的目的。因此需长期久坐者，应该注意自我调节，"坐""动"相宜，多参加体育锻炼或体力劳动。以下介绍一些避免和减轻久坐伤肉伤脾的预防与调养方法：

一是运动锻炼法：长期久坐者，选用《黄帝内经养生智慧大全集》介绍的运动锻炼法。

坐时背靠着椅子，两手合抱高举，尽量伸展胸部；然后弯曲上体使手接近脚尖。挺身时吸气，弯曲时呼气。

两上臂侧平举，肘关节弯曲呈水平状；以肩关节为轴，上下运动

两臂，或换做扩胸运动及上肢前后回旋运动。

肘关节屈曲，手臂呈水平状，手指互握，手臂一起向左右摇摆，同时带动上身做转体运动。

两手手指互握后，手掌外翻，使两手掌用力伸展。

手指互握后，两手手指相互做一松一紧握的动作。

二是经络锻炼法：久坐腰背酸痛者，选用《经穴密码——人体经穴对症使用图解》介绍的经络锻炼法。

起身离开座椅，双脚站立与肩同宽，做腰部前屈，侧弯后仰，各20次。

两手按压腰背部第二、四腰椎棘突左右处的肾俞穴和腰眼穴，各20次。

用两手掌擦腰骶部至皮肤微发热。

两手握空心拳，敲击腰背部，从上至下20次。

做俯卧背伸和仰卧架桥每日两次，每次各10个。仰卧架桥，取仰卧，以两手叉腰作支撑点，两腿屈膝成90°，脚掌放在床上，以头后枕部及两肘支持上半身，两脚支持下半身，成半拱桥形，挺起躯干，当挺起躯干架桥时，膝部稍向两边分开。

4. "久立伤骨"的原因、预防及其调养

首先，原因与表现 《内经》认为，"肾藏精""肾主身之骨髓""腰为肾之府"。适度的站立，能促进经络流通，气血运行，使肾精充沛，骨骼坚强。但是经常处于站立状态，立而不行，或以站立为工作岗位的人，使肾主骨作用过用，又易于伤肾，肾伤不养骨，加之久立骨骼之气血运行障碍，即可出现腰酸骨痛、腰脊椎骨损伤等病证。现代研究，久立不行，下肢静脉血液淤阻回流不畅，则会引起腰痛、腿软、足麻，而长久站立，又易发生下肢静脉曲张或导致某些骨骼关节发育畸形或活动障碍。

其次，预防与调养 有长期站立习惯者，或久立工作者，如教

师、售货员、理发师、礼仪人员等，平时尽可能要让立、行、坐轮流交替进行，使肢体筋骨得到锻炼，同时也要多参加一些其他的体育锻炼或体力劳动。以下介绍一些避免和减轻久立伤骨伤肾的预防与调养方法：

一是简单的预防与调养方法：选用《中国养生文化：30 岁的健康配方》介绍的调养方法，久立工作者均可使用。

手搭在墙上，一脚弯曲后向前踢伸，反复多次，另一只脚可如法轮换进行。

手搭在墙上，两脚交替做前后大幅度摆动动作。

手扶柜台或桌沿，身体呈蹲姿并尽可能下蹲，做下蹲动作。

一脚放桌上，身体向前弯曲，努力使身体与大腿紧贴，做压腿运动。

两脚开立，与肩同宽，上半身向下弯曲，在保持两脚绷直的状态下，手指努力触及地面，做身体前屈动作。

两脚开立，与肩同宽，两臂平举带动腰部向左右转动。

二是妇女的预防与调养方法：选用《女性保健全典》《黄帝内经养生智慧大全集》介绍的运动锻炼调养方法，主要适用于妇女久立工作者使用。

根据实际条件，调节工作时间，或与其他体位的工作穿插进行，也可以工作一两小时后休息几分钟。不能离开站立工作岗位时，可用左右两只脚轮换承受身体重心，或者每隔半小时至 1 小时，活动一下颈、背、腰等部位，让这些部位的肌肉放松放松，每次持续几分钟。

长期站立工作者应穿矮跟或中跟鞋，以使全脚掌平均受力，减轻疲劳。平跟鞋脚掌用不上劲，高跟鞋腿部用力过大，都会很快引起疲劳不适。

长期站立工作时应做工间操，原地踏步 3 分钟，踮起双足跟，放下，再踮起，或者左右足跟轮流踮起放下，每次 3 分钟。提起脚尖，让脚跟着地，双脚轮流进行，每次 3 分钟。

5."久行伤筋"的原因、预防及其调养

首先,原因与表现《内经》认为,"肝藏血""肝主身之筋膜""肝为罢极(疲乏、困倦)之本"。"筋"即筋膜、筋脉,包括韧带、肌腱、筋膜等组织,有联络关节肌肉、主管运动功能的作用。无论是中医还是西医,都认为适当的走动或散步,可使全身关节筋骨得到适度的运动,对身体的各个系统及机体的新陈代谢都有良好的促进作用,散步、行走时血液循环加快,大脑供血量增加,对增强思维亦有益处。但是长时间远距离的奔走或奔跑,或短距离奔走、奔跑用力过猛,使肝主筋作用过用,又易于伤肝,肝伤不养筋,则容易使肢体特别是下肢关节周围的韧带等筋腱组织受到扭伤或劳伤,出现身疲乏力、筋疲力尽、不易耐劳等病证。

其次,预防与调养　久行伤筋伤肝的预防,关键是不可久行,不能过度使用筋力。因此,有疾走、暴走习惯者,或跑跳为主的田径运动员,以及长途跋涉训练的军人,平时锻炼或训练时都要量力而行,适可而止。运动之前,做好热身运动、准备活动,注意放松全身,调匀呼吸,同时脚步平衡,着力均匀,"行不宜急",方能"气血畅通,百脉流通,内外协调",以防伤肝伤筋病证的发生。

(四十七)胃气不和,睡卧不安

> 阳明者,胃脉也,胃者,六腑之海,其气亦下行。阳明逆,不得从其道,故不得卧也。《下经》曰:胃不和则卧不安。此之谓也。(《素问·逆调论》)

【释义】

胃不和:指胃气即胃的功能不和、失调,如胃的蠕动无力或逆蠕动等生理功能紊乱、不协调,或胃炎、胃溃疡等疾病引起的病理性障碍。

卧不安:有两种解释,一是指由于气喘而人不得平卧,二是指由

于胃气不和而出现的失眠、不能安卧的病证。此处指第二种解释。如明代医家张景岳注释说："不安，反复不宁之谓。今人有过于饱食或病胀满者，卧必不安，此皆胃气不和之故。"

中医认为，人的正气运行是一个不断升降、出入变化的过程，正气不断地从阴出阳，再从阳入阴，形成人一天的醒寤活动和睡眠状态的过程。而胃的生理特性即胃气"主通降""司变化"，因此如果正气不能通降，气机从升至降的转换变化受阻，人就会出现睡眠方面的问题。

本条原文是说，足阳明经脉这条经络与胃这个脏器关联，胃主受纳水谷，与脾脏的运化功能配合，可将饮食转化为气血精津液等精气，有营养脏腑等组织器官的作用，为五脏六腑之海，阳明经之气与胃气即它们的功能特点都以和降为特点，若阳明经脉之气不循常道运行，胃气逆而不降，即会影响正气从阴出阳、从阳入阴的过程而出现失眠、不能安卧的病证。《下经》这本书曾说"胃不和则卧不安"，讲的就是这个道理。

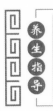

> **养生指导**　本条原文提出因为胃气不和而导致睡眠障碍的问题。因此，怎样改善"胃不和"的状态，促进"卧得安"，即有重要的养生保健价值。

以下介绍预防和调治"胃不和则卧不安"的方法：

1. 预防"胃不和则卧不安"的方法

首先，晚餐饮食宜少　我国自古以来就有"早饭宜好，中饭宜饱，晚饭宜少"的养生箴言。晚餐饮食宜少，不仅是晚上人们阳气收藏、活动较少等生理活动改变的要求，同时是晚上多食易致胃气逆乱、引起失眠的养生保健措施。另外，至少要在就寝前两个小时进餐，这样既能保证人们正常能量的供给，又能使胃肠功能安定而不影响睡眠。当然，不光是吃撑了，像饿着了、吃坏肚子了、吃得太辣太甜等均可引起胃气逆乱，这些原因均可引起失眠。

其次，晚餐萝卜佐餐 民间素有"上床萝卜下床姜，不用医生开药方"的养生谚语。其中对晚餐而言，喝喝萝卜汤，吃吃拌萝卜、腌萝卜，或适当吃点萝卜菜肴，即在于消食导滞、和降胃气，可避免"胃不和则卧不安"状况的发生而影响阳气敛藏，使晚上睡眠安定。睡觉前的确要保持胃肠的轻松，如果晚餐吃的不是很多，就没必要吃萝卜。只有晚餐吃多了而有胃腹饱胀感觉的人，或是消化功能较弱而经常出现胃脘饱胀的人，萝卜助消化、促睡眠的功效才显得重要。当然，未必是萝卜，所有能消食的药材、食物都有促睡眠的作用。

第三，餐后适度运动 俗语云"饱食勿硬卧""食饱不得急行"，又说"饭后百步走，活到九十九"，唐代孙思邈《摄养枕中方》则明确指出"食止行数百步，大益人"。说明饭后不宜不活动，也不宜活动过量。食后即卧会使饮食停滞，食后急行又会使血液流于四肢而影响消化吸收功能。而食后缓缓活动，则有利于胃肠蠕动、有利于消化吸收，对健康是有益的。餐后、晚餐后，最宜、最恰当的运动是散步或行走，一则可促进胃肠吸收功能，二则胃肠安定有促进睡眠的作用，三则运动的兴奋有利于人体的安静而有助眠的功效。

第四，餐后摩腹按穴

一是食后摩腹：晚饭以后，将手搓热，放于上腹部，按顺时针方向环转按摩，自上而下、自左而右连续摩腹二三十次。本法有促进胃肠消化，治疗消化不良、胃肠功能紊乱、慢性胃炎等病症的作用，同时亦有安定胃肠、促进睡眠的功效。

二是按摩穴位：按摩足三里，足三里穴属于胃经，位于膝盖骨下3寸外1寸的位置。经常按摩此穴有健脾和胃、帮助消化的功效。按摩天枢穴，天枢穴属足阳明胃经，亦是大肠之募穴，其与胃肠关系密切，位置在腹中部，距脐中2寸，左右各一。睡前左、右天枢穴各按压2～3分钟，有促进肠道良性蠕动、增强胃动力、帮助消化的作用。

2. 调治"胃不和则卧不安"的方法

针对"胃不和则卧不安"的具体表现，可选择药膳等方法调治。

介绍广东省中医院治未病中心主任医师林嬿钊（《家庭医药：快乐养生》2016 年第 1 期）的"胃不和则卧不安药膳分型调治"方法：

首先，"入睡难、易早醒，要消食导滞"

表现：入睡困难、易于早醒，伴口臭泛酸、上腹部胀闷不适，或兼有恶心呕吐、五更泄泻、大便无规律等。

治法：消食导滞，通降助眠。

药膳：如萝卜猪肚汤：萝卜 500g，猪肚 1 个，花生 100g。将萝卜洗净切块，猪肚按常法洗净，沸水焯过，稍凉切大块，与花生一起放入瓦锅内，文火煮 1 小时，放入适量盐、胡椒粉即可，喝汤吃肉。另外，日常还可用陈皮、普洱、山楂泡茶，常饮为佳。

中成药：如保和丸、枳实导滞丸等均可选用。

其次，"多梦易醒，要除湿化痰"

表现：多梦易醒，胸部和上腹部胀闷不适、恶心欲呕，或兼有头晕目眩、身体困重、咳嗽痰多、口中发淡不渴等。

治法：除湿化痰，理气助眠。

药膳：如枇杷叶瘦肉汤：枇杷叶 5g，瘦肉 50g，生姜 3 片。将瘦肉、生姜洗净，枇杷叶洗净去毛，放入炖盅内，加清水适量，隔水炖 30 分钟即可，喝汤吃肉。另外，平时可常用陈皮、生姜、茯苓、扁豆、薏米等煮粥食用。

中成药：如平胃丸、二陈丸等均可选用。

第三，"睡不沉、醒后难再睡，要暖胃散寒"

表现：睡眠不沉、醒后难以再睡，伴畏寒怕冷，手足发凉，腹中隐痛绵绵、食少便溏，或兼有小便清长。

治法：暖胃散寒，和胃助眠。

药膳：如当归生姜羊肉汤：当归 20g，生姜 30g，羊肉 500g。当归洗净、用清水浸软，生姜洗净、切片，羊肉剔去筋膜、放入开水锅中焯去血水后捞出、切片，将当归、生姜、羊肉放入砂锅中，加入适量清水、黄酒，旺火烧沸后撇去浮沫，再改用小火炖至羊肉熟烂，加入食盐等调味品即可，喝汤吃肉。另外，平时可经常饮用红糖姜茶等。

黄帝内经 养生智慧解密

中成药：如附子理中丸、小建中颗粒、交泰丸等均可选用。

第四，"梦中易惊醒，要疏肝和胃"

表现：睡卧不宁、梦中易惊醒，伴有脘腹和两胁胀痛，或兼有身体转动时两腰胁隐痛，口苦、打饱嗝、放屁多、小便短赤频涩。

治法：疏肝理气，和胃助眠。

药膳：如花生莲藕龙骨汤：莲藕 3 节，花生 100g，猪脊骨 250g，佛手 5g。莲藕去皮，洗净切块，放入清水中浸泡；猪脊骨斩块，放入沸水中焯去血水和异味，捞起沥干水；花生洗净。砂锅中注入适量清水，放入食材，加盖大火煮沸，改小火煲 1 小时，加盐、胡椒粉适量调味即成，喝汤吃肉。日常宜常饮玫瑰花茶、蜂蜜柚子茶等。

中成药：如逍遥丸、柴胡疏肝丸、龙胆泻肝丸等均可选用。

（四十八）食饮衣服，亦适寒温

> 食饮衣服，亦欲适寒温。寒无凄怆，暑无汗出。食饮者，热无灼灼，寒无沧沧。寒温中适，故气将持，及不致邪僻也。（《灵枢·师传》）

【释义】

寒无凄怆："凄怆"，寒冷的样子。"寒无凄怆"，指冷天不可因受寒而瑟瑟发抖。

热无灼灼："灼"，东汉许慎《说文解字》曰"灼，炙也"，烧的意思。"灼灼"，即"炙热的"。"热无灼灼"，指食物不要像火烤的东西一样过热、过烫。

寒无沧沧："沧沧"，寒冷的意思。"寒无沧沧"，指的是食物不要像寒冰那样冰冷。

寒温中适：即寒温中正适当，恰到好处。

邪僻：即邪气。

本条原文是说，由于人体需保持阴阳、寒热平衡，以确保生理活动的正常进行与健康、长寿。因此，人们的饮食衣着，即吃饭穿衣都要做到寒温适宜。衣着方面，天冷时，应当加厚衣服，不可因受寒而冷得瑟瑟发抖；天热时，又当减少衣服，不可因受热而热得出汗过多。饮食方面，既不可使其像火烤的东西一样过热、过烫，亦不可使其如寒冰那样过寒、过冷。饮食衣着都应寒热适中，恰到好处，由此正气才能守持于体内，正气强盛，邪气就不会侵害人体了。

以下介绍衣着寒温与饮食寒温的调摄方法：

1. 衣着寒温的调摄方法

衣服的作用，主要是保温、避寒、避日晒、避伤害、吸湿气、防脏污等作用。衣着养生的目的在于"和肌肤，适身体，保健康"。我国古代医学家、养生家早就懂得衣着与养生的关系。如宋代养生家蒲虔贯《保生要录》说"衣服厚薄，欲得随时合度，是以暑月不可全薄，寒时不可极温"，明代医家龚廷贤《寿世保元》说"衣薄绵经葛，不宜华丽粗重"，清朝养生家曹廷栋《老老恒言》说"帷长短宽窄，期于适体"。实际上，衣着养生的最大特点在于时令不可违，即衣着要适应季节的寒温变化，如"春捂秋冻""春不忙减衣，秋不忙加冠"等便是春秋穿衣的养生原则。

以下介绍春夏秋冬衣着寒温的调摄方法：

首先，春天穿衣"促阳生发"，适度春捂

一是促阳生发：《素问·四气调神大论》说："春三月，此谓发陈，天地俱生，万物以荣……以使志生……此春气之应，养生之道也。"明代医家徐春甫《古今医统大全》说："春月，阳气闭藏于冬者渐发于外，故宜发散，以畅阳气。"春季阳气生发，气候温暖，因此，春季着装要有利于人的阳气生发，服饰的款式宜宽松，衣带不能太紧，面料特别是内衣要柔软温和，要对皮肤、经络没有刺激和压力，以利于阳气的生发、气机的运行。此外，衣着的质地不宜太薄，要使体表处于温暖、微欲其汗的感觉，使汗孔呈微开的状态，以利于阳气的生发并向外运行。

二是适度春捂：春季养生应特别重视适度"春捂"，以达到防风御寒、预防疾病的作用。如宋代医家、养生家陈直《寿亲养老新书》说："春季天气渐暖，衣服宜渐减，不可顿减，使人受寒。"民间亦有"二月休把棉衣撤，三月还有梨花雪""吃了端午粽，再把棉衣送"等养生箴言。"春捂"的重点应该是头部和下肢。如果突然撤去防寒的衣物，容易导致风寒头痛、感冒伤风。初春时节的着装应注意"下厚上薄"，这是因为风寒邪气大都是由下而上侵袭人体的，尤其是爱美女性，不要过早地换上轻薄的裙装，否则裸露的脚趾、踝关节、膝关节易感受风寒，致使下肢酸胀、沉重、关节僵直、走路酸痛等，严重的还可引起关节痹病、心血管疾病和各种妇科病等。

其次，夏季穿衣"促阳长养"，有露有藏

一是促阳长养：《素问·四气调神大论》说："夏三月，此谓蕃秀，天地气交，万物华实……使志无怒……使气得泄……此夏气之应，养长之道也。"夏季是天地气交、气候炎热、阳气长养的季节，人的阳气分布于体表，汗孔疏散开张，因此夏季服饰要有利于人体阳气的长养。

二是有露有藏：夏季人们的着装要"有露有藏"。衣着款式宜宽松，面料宜柔软、透露，使其既无碍人体阳气在体表的运行，同时也便于有效地帮助人们散热解暑。夏季人们要"无厌于日""使气得泄"，除了中午烈日当空之外，选择其他不太热的时段，适当的多在室外活动，露露身体，晒晒太阳，接受阳光的温煦，使人体阳气能够向外宣通而得以强壮。另外，夏季出汗较多，不可久穿汗湿衣物，否则易发疮疹风燥等皮肤病症。

三是防空调病：夏季不宜裸露身体，尤其是胸背腹部，如果身体裸露太多，当风取凉，或长时间的吹冷空调，如睡觉裸露太多，冷空调环境中穿衣太少，肌肤受风寒之邪侵袭引起汗孔闭塞，体内热气郁结，会导致"空调病"的发生，出现头痛头重、食欲不振、腹痛腹泻等不适或病证。预防空调病，日常穿衣尽量要穿打底衫或是背心；在冷空调环境中工作生活，宜穿上夹衣保护胸背腹部；晚上睡觉不宜露腹，最好穿上睡衣，或要稍稍盖点毛巾被。

第三，秋季穿衣"促阳收敛"，适度秋冻

一是促阳收敛：《素问·四气调神大论》说："秋三月，此谓容平。天气以急，地气以明……使志安宁……收敛神气……此秋气之应，养收之道也。"秋季天气转凉、肃杀劲急，地气清肃、万物明净，万物成熟、形态平定，是收敛的季节，人的阳气宜于收敛，神气也要内敛，所以秋季服饰要有利于人体阳气的收敛。秋季着装，款式可适当收敛，宜贴身但不能对身体有压迫，同时质地不宜太厚，使体表处于稍有凉意的状态，以利于阳气的收敛并向内运行。

二是适度秋冻：秋季养生应重视适度"秋冻"。秋冻，可提高人的御寒能力。秋季寒暑交替，冷暖多变，人体一时难以适应，极易发生疾病或引起旧病复发。因此，要密切注意天气情况，随之增减衣服，但是不宜添得过多，以自身感觉不过寒冷为好，以逐渐适应寒冷，增强自身御寒抗病的能力。秋冻，还有利于秋天人体阳气的收敛并向内运行。秋天人们不能穿的太热，否则人体的阳气就会向外运行，要让人体冷一点凉一点，促进阳气收敛，阳气收敛回来了才能藏得住，才能达到冬季养藏的效用，这样才能为第二年春天人们阳气生发、夏季阳气长养做好准备。

第四，冬季穿衣"促阳闭藏"，保温驱寒

一是促阳闭藏：《素问·四气调神大论》说："冬三月，此谓闭藏……勿扰乎阳……去寒就温，无泄皮肤，使气亟夺。此冬气之应，养藏之道也。"冬季是闭藏的季节，天地阳气蓄藏，气候寒冷，人体阳气闭藏于内，机体新陈代谢相对缓慢，体温调节能力与耐寒能力下降，所以冬季服饰首先要有利于人体阳气的闭藏，无扰乎阳，温暖厚实，包裹阳气，使阳气得到闭藏、蓄养。

二是保温驱寒：冬季天气寒冷，人体体表阳气不足，人们极易受寒发病，尤其是阳气衰惫的老年人更易受到寒邪的侵袭。因此天寒地冻之时应该多穿些衣服，保温驱寒，使躯体温暖，以驱除寒邪。俗话说"寒从脚起，热从头散"，体内阳气最容易从头部散发掉，所以冬季如不重视头部保暖，很容易感受寒邪，引发感冒、头痛、鼻炎、牙痛、三叉神经痛等，甚至引发严重的脑血管疾病。因此，冬季穿衣必须重视保暖，而头部、背部与足部则是保暖的重点。

三是无泄皮肤：南宋《摄生要义》说："冬月天地闭，血气藏，伏阳在内，心膈多热，切忌发汗以泄阳气。"冬季服饰宜温暖以保温驱寒，但不宜太厚、太重而自觉躁热，否则会扰动内藏、伏藏的阳气，使阳气不得蓄养，甚至还会导致"泄皮肤，使气亟夺"的改变，即皮肤过度疏泄出汗，引起人体阳气夺失损伤。

2. 饮食寒温的调摄方法

以下介绍饮食温度的一般要求与季节要求：

首先，饮食温度的一般要求 人的最佳的饮食温度应该是本篇所谓"热无灼灼，寒无沧沧"，即"不凉也不热"。

《寿亲养老新书》记载"饮食太冷热，皆伤（脾胃）阴阳之和"，《灵枢·邪气脏腑病形》提出"形寒寒饮则伤肺"，南宋医家严用和《严氏济生方》指出："多食炙煿，过饮热酒，致胸壅滞，热毒之气，不得宣泄，咽喉为之病焉。"临床观察，饮食过冷，如儿童、青少年喜食冷饮、冰水者较为普遍，极易损伤脾胃，造成胃肠血管收缩、消化腺分泌减少，久之引起胃肠功能紊乱，或发生营养不良，或发生胃肠炎。饮食过热，像经常吃冒着热气的面条、馅料热乎的汤包、滚烫的火锅等食物，极易损伤咽喉、食道，反复损伤、修复，就会引起黏膜变化，进一步有可能发展变成癌瘤。

其次，饮食温度的季节要求 《素问·六元正纪大论》说："用寒远寒，用凉远凉，用温远温，用热远热，食宜同法。"提出运用寒凉药物要远离寒凉的季节，运用温热的药物要远离温热的季节。按照药食同源之理，此亦可扩充至食物的温度。即秋冬季节应少食食性寒凉、温度较低的食物，多食食性温热、温度较高的食物，以助阳气，纠正秋冬季人体阳虚阴盛的现象；春夏季节应少食食性温热、温度较高的食物，多食食性寒凉、温度较低的食物，以防止体内阳气过盛。尤其夏季酷暑当令，气温炎热，容易引动内火，对人体造成伤害。此时可选食性寒凉的冬瓜、黄瓜、青菜、芥菜、西瓜、绿豆等食物，以及适当地吃些冷饮等，有助于降温避暑，但不可过食冰冷食物，以免损伤阳气。如孙思邈《孙真人卫生歌》中指出："盛暑之时，伏阴在内，腐化稍迟，瓜果园蔬，多将生痰，冰水桂浆，生冷相值，克化尤难。"就是说夏季人体外热而内凉，不可过食寒凉食品以免伤害人体阳气。此即是立足于维护脾胃功能，以预防胃肠疾病的发生而提出的养生保健措施。

（四十九）虚邪贼风，避之有时

> 夫上古圣人之教下也，皆谓之虚邪贼风，避之有时……病安从来。（《素问·上古天真论》）

【释义】

圣人：此指精通养生之道的人。

虚邪贼风：唐代医家王冰注释说："邪乘虚入，是谓虚邪。窃害中和，谓之贼风。"意思是说，邪气就是那些引起人体产生疾病的外界因素，因为它们往往是乘着正气虚弱时侵袭人体，所以称为"虚邪"。邪气在这里主要指风邪等自然界的四时不正之气，由于它们侵袭人体，会像盗贼偷窃一样，祸害、伤害人体，致使我们体内的平和、平衡被破坏而引起疾病，因此将其称为"贼风"。

本条原文是说，由于在一定条件下，"虚邪贼风""六淫邪气"，即风、寒、暑、湿、燥、火气候变化与生物、物理、化学等外因也就是环境因素，是引起外感病的重要原因。所以要想预防外感病如风病、寒病、暑病、湿病、燥病以及感冒、中暑、泄泻、痹病、厥病等病证的发生，就要适应自然、防止外邪侵入人体。

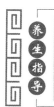

六 起居养生

养生指导　　　本段原文讲的是"虚邪贼风，避之有时"，属"祛避外邪"的养生方法。

以下介绍"虚邪贼风，避之有时"以及预防外感疾病的药膳方：

1. 虚邪贼风，避之有时

"虚邪贼风，避之有时"的养生保健做法，应从以下两方面考虑：

首先，"避之"，就是要躲避"虚邪贼风" "虚邪贼风，避之有时"，不是去正面应对、征服、改造虚邪贼风，而是要躲避虚邪贼风。

譬如经常骑摩托车的人容易得关节炎，中医称之为痹病。如果你细心观察的话，会发现这些人的关节炎绝对不是在冬天得的。为什么呢？因为在冬天人们都知道要穿皮裤、棉裤或是护膝来把自己包裹得很严实，防风御寒。反倒是在夏天，人的汗孔、腠理开放的时候，有的人就喜欢骑着摩托车去兜风。当他骑着摩托车迎着风走的时候，贼风就进入他的体内了。这样，他不但没有去躲避贼风，还人为地制造了贼风，风寒等病邪会随着开放的汗孔、腠理侵袭人体。所以，"拉风少年"都容易罹患关节炎即风湿痹病。

又比如"空调病"的发生也是这样。在夏天，由于天人相应的缘故，人体为了适应自然界的暑热天气，人们的汗孔、腠理是敞开的。本来汗孔、腠理开张，皮肤宣泄，出汗较多，通过热交换，可以把体内的热气排出体外以保证身体的恒温。但许多人把自己弄在一个温度特别低的房间里，因为"热胀冷缩"的缘故，寒冷有收引的致病特性，可使汗孔、腠理收引、闭缩，所以"寒包火""冷包热"，致使暑热邪气郁积体内，排不出来，再加上冷风、冷气或是饮食生冷而感受寒邪，这样就要闹病，就会出现发热恶寒、无汗、头痛身重、神疲体倦，或有恶心、呕吐、腹泻等表现的"空调病"，中医称阴暑证。

其次，"有时"，就是要按时躲避"虚邪贼风" "虚邪贼风，避之有时"，要随着时间季节的不同，按时躲避虚邪贼风。

　　虚邪贼风主要指自然界的四时不正之气，其侵袭人体是有规律的，如春天多风；夏天多火、多暑，又容易出现湿气和热气搅和在一起的桑拿天，这叫湿热；秋天多燥；冬天多寒。季节变化的时候，虚邪会呈现不同的状态，我们要有意识地按时去躲避它，也就是春日避风，夏日避暑、避湿热，秋日避燥，以及冬日避寒所采取的各种措施。

　　譬如"春捂"。春季人体阳气随着自然界阳气的生发而开始产生，此时汗孔、腠理变得疏松，容易感受外邪，人们对于外邪的抵抗能力较之冬季有所减弱，加之气候变化较大，乍暖还寒，风寒病邪较多。所以此时人们特别是年老体弱者，不宜过早脱去棉衣，而要根据天气、温度的变化，随热随减，一件一件地减。"春捂"得宜，阳气旺盛即所以正气强盛，正如《素问·刺法论》所谓"正气存内，邪不可干"，"虚邪贼风"便无缘侵袭人体。但这种"捂"是捂着机体，不是封闭居室。我国民间历来有"春捂"之说，确为春季养生保健经验之谈。否则，过早脱去棉衣极易受风寒之邪侵袭，易患流行性感冒、上呼吸道感染、气管炎、肺炎等呼吸系统疾患。

2. 预防外感疾病的药膳方

　　《素问·刺法论》说"正气存内，邪气可干"。也就是说外感病的发生，虽然和虚邪贼风外因的侵袭密切相关，但是如果不遇到人体正气虚弱它是不会发病的。所以要想预防外感病，既要"虚邪贼风，避之有时"，也要强壮人体的正气。这里特别给平时易患感冒的朋友，介绍一首邓沂教授自拟的预防外感病的药膳方——黄芪菊花茶（《生活与健康杂志》2014 年第 2 期）：

　　原料组成：黄芪、枸杞子、黄菊花各 10g，冰糖少许。

　　制法用法：前 3 味洗净，放入茶壶中，加 1000mL 沸水冲沏，

黄帝内经 养生智慧解密

盖盖闷 10 分钟后放入冰糖调味，当茶饮用。也可先将前两味加水
1200mL，大火煮沸，小火煎煮 10 分钟，再将菊花放入，大火煮沸后
熄火 5 分钟，加入适量冰糖调味当茶饮用。

适应人群：本药茶甘甜爽口，具有补脾益肺、滋养肝肾、疏散风
邪的功效，适用于平时精神不振、身体疲乏、易患感冒的人群饮用。

（五十）汗出见湿，乃生痤疿

> **汗出见湿，乃生痤疿。**（《素问·生气通天论》）

【释义】

痤疿："痤"，即小疮疖。"疿"，为汗疹，俗称痱子，即夏季的热
痱子。明代医家张景岳注释说："汗方出则玄府（即汗孔）开，若见湿
气，必留肌腠，甚则为痤，微则为疿。"

本条原文是说，人们暑热汗出，或劳动汗出，是阳气内盛，热
盛蒸液的结果，如果此时遇到湿邪，如汗出未尽，就去洗冷水澡，
或冒雨淋水，由于水湿病邪有郁阻阳气的致病特性，因此湿邪阻遏
阳气，阳气郁结于皮肤腠理，甚至阳气郁结化热、化火，即会发生
疮疖或痱子。另外，小孩在夏天穿得比较厚或是睡觉盖的比较多，
捂了一身汗，本来是汗出来了，但是由于穿得比较厚，盖的比较
多，汗没出透，又给捂到里面，捂到里面以后就不是汗了，变成了
湿，"汗出见湿，乃生痤疿"，就会长出痱子。老百姓讲，热捂出痱
子了。

> 疮疖、痱子均是常见的皮肤病，两者有着程度轻重的
> 差别，发病与生活方式、生活习惯有关。

以下介绍疮疖的基本知识和防治方法：

1. 疖病的基本概念与发生原因

首先，疖病的基本概念　疖病即疖子，属于中医疮疡的范畴，是一种生于皮肤及皮下组织较为浅表的急性化脓性疾患，多发于夏秋季节，随处可生，尤其以小儿、青年较为多见，发于暑热季节者，又有"暑疖""热疖"之称。明代医家汪机《外科理例》指出："疖者，初生突起，浮赤无根脚，肿见于皮肤，止阔一二寸，有少疼痛，数日后微软，薄皮剥起，始出清水，后自破脓出。"表明本病的表现特点是，皮肤上有 3cm 左右的红色肿块，突起根浅，肿势局限，自觉微有疼痛、灼热，易肿，易溃，易敛，出脓即愈。所以民间俗话说"疖无大小，出脓就好"。但亦有因治疗或调养不当形成范围较大的疖病，或反复发作、日久不愈的多发性疖病。本病相当于西医的单个毛囊及其皮脂腺或汗腺的急性化脓性炎症。

其次，疖病的发生原因　疖病发生的常见原因有以下三方面：

一是汗出见湿，乃生痤疿： 即内有郁热，外感湿邪，两相搏结，蕴阻肌肤而成。常因夏秋季节感受暑湿热毒之邪而生；或因天气闷热，汗出不畅，暑湿热毒蕴蒸肌肤，引起疿子，复经搔抓，破伤染毒而发。

二是疖肿治疗或调养不当： 患疖肿后，若处理不当，疮口过小，脓液引流不畅，致使脓液潴留；或由于搔抓碰伤，以致脓毒旁窜，在头皮较薄之处发生蔓延，窜空而成范围较大的疖病。

三是膏粱之变，足生大丁：《素问·生气通天论》指出："高粱之变，足生大丁，受如持虚。"是说过分地偏嗜高粱即膏粱、肥甘食物就会由湿助热，而阳热蓄积，腐血坏肉，即会引起疖病等疮疡病证，这种人得病就像拿着空的容器接受东西一样容易。如阴虚内热之消渴病患者或脾虚便溏患者，病久气阴双亏，容易感染邪毒，并可反复发作，迁延不愈，而致多发性疖病。

2. 疖病的预防与调治方法

首先，疖病的预防方法　疖病的预防应注意以下几方面：

一是注意个人卫生：勤洗澡，勤理发，勤换衣，要用温水洗脸、洗头、洗澡，出汗之后，必须等到汗出净后，再用温水清洗，保持局部皮肤清洁。

二是注意饮食忌口：少食辛辣油炸及甜腻食物，以免助热生湿，引发疮疖，患病期间忌食鱼腥发物。

三是暑季适当食寒：暑热季节，可适当吃一些苦、寒食物，如苦瓜、青菜、芹菜，或西瓜、绿豆、红小豆等，以清解暑热，避免体内阳热偏盛，引发疮疖。

四是治疗原发病证：有消渴病、脾虚湿盛证等病证者，应积极治疗原发病证，以免变生疮疖。

其次，疮疖的调治方法 介绍几首调治疮疖的药膳方：

一是凉血荷叶粥：本方源于《东方食疗与保健》（2007 年第 6 期），由鲜荷叶 50g（干品减半），白茅根、粳米各 30g，白糖适量组成。先将白茅根洗净后放入锅内，加水 300mL 煎煮 20 分钟，取汁液加粳米煮至粥将烂熟时，放入洗净的鲜荷叶，再略煮片刻，加入适量白糖即可。分 2 次食用。方中荷叶味苦性凉，入心、脾等经，有清心解暑、健脾化湿、凉血散瘀的功效，合入味甘性寒，具凉血止血、清热利尿作用的白茅根，以及护胃益气的粳米与清热、利尿、娇味的白糖。全方合用，有清热凉血、利湿解暑之功。适用于小儿红痱，即红色丘疱疹所致热痒疼痛的调治。

二是绿豆粳米粥：本方源于《普济方》，由绿豆 25g、粳米 100g、冰糖适量组成。绿豆、粳米洗净，放入锅内，加水适量，用大火烧沸，再用小火煎熬，直至烂熟；将冰糖用水化开兑入粥内，搅拌均匀即可。分 2～3 次食用。方中绿豆味甘性寒，归心、胃二经，具有清热解毒、消暑解热之功，加入味甘性平稍温的粳米护胃益气，味甘性凉的冰糖清热、润肺、娇味。三者合用，有清热解毒、消暑解热的作用。适用于热毒壅盛所致的疮疡肿毒，尤其是暑疖等病证的调治。

三是银花绿豆茶：本方源于《茶饮与药酒方集萃》，由金银花 30g、绿豆 15g、生甘草 5g 组成。各味洗净，水煎两遍，去渣取汁即可。代茶饮用。方中金银花、甘草均为药食两用物品，绿豆为食物。金银花具清热解毒之功，对金黄色葡萄球菌等病菌均有明显的抑制作用，可用于疮痈肿毒的治疗；绿豆清解暑湿，是治暑病的绝好食品，在方中起辅助作用；生甘草具清热解毒的作用，与金银花有协同作用，同时还能矫正金银花的苦味。全方合用，共奏清热祛暑、解毒消肿的功效。适用于暑疖初期、化脓期的调治，也用于复发性暑疖的预防。

四是消毒瘦肉汤：本方又名五味消毒瘦肉汤，源于《大众卫生报》（2000 年 7 月 1 日），由金银花、野菊花各 20g，蒲公英、紫花地丁各 15g，紫背天葵 10g，瘦猪肉 100g，荷叶 2 张，蜜枣 6 枚组成。各物洗净，猪肉切片，沸水焯去腥污，与其他各物加适量清水煲汤，饮汤吃肉。方中前 5 味即金银花、野菊花、蒲公英、紫花地丁与紫背天葵，具清热解毒、散结消肿之功，为清代《医宗金鉴》专治疔疮的方剂，荷叶清热祛暑、凉血化瘀，瘦猪肉滋阴润燥、益气消肿，红枣味甘性温、补脾益气。全方合用，既清热解毒、散结消肿，又益气养阴、补脾益胃。适用于复发性暑疖、气阴两虚性糖尿病疮疖的预防。

（五十一）劳汗受邪，皶痤为病

劳汗当风，寒薄为皶，郁乃痤。（《素问·生气通天论》）

【释义】

劳：指劳作、房劳。

风：指外邪，主要指风、寒、湿邪。

薄：迫也，逼迫的意思。

皶：即面部生长的粉刺。亦可解释为酒渣鼻。

痤：为内有蓄脓的小疖，即疮疖。一说为痤疮，即粉刺日久积脓、增大即可引起痤疮。

本条原文是说，人们形体劳作则伤阳，阳虚则表不固，肌表不固，皮肤腠理疏松则汗出，此时肌表不固，最易受风感邪。若此时再外受风、寒、湿等病邪，邪气外迫于皮肤腠理，则外使体表阳气郁

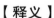

结，内使体内营血郁滞，外邪逼迫，气血郁阻，发于肌表，轻者为粉刺、酒渣鼻，重者郁而化热，腐血坏肉，则为疮疖、痤疮。

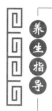

> 本条原文讲的是粉刺与痤疮，是由劳汗当风、寒迫郁热引起。也就是说，皶、痤即粉刺、痤疮的产生，皆因劳作后汗出，汗孔开而不阖，人体体表阳气虚弱，风寒湿邪乘虚侵袭体表，外邪郁滞于肌肤，轻者气血郁阻则形成粉刺，重者郁而化热、病及血分便形成痤疮。

以下介绍粉刺、痤疮的概况与防治：

1. 粉刺、痤疮的概况

首先，粉刺、痤疮的概念　粉刺、痤疮是皮脂腺、毛囊的慢性炎症性皮肤病，好发于颜面、胸部、背部，多见于青春期男女，相当于西医所说的痤疮。粉刺、痤疮相互关联，粉刺较轻，多在疾病前期；痤疮较重，多在疾病后期。一般来说，讲痤疮应包括粉刺在内。

清代《医宗金鉴》说："粉刺，色赤肿痛，破出白粉汁，日久皆成白屑，形如黍米白屑。"色赤肿痛、白头粉刺是粉刺的常见表现，此外尚有黑头粉刺的病证。而粉刺日久、病情加重，即可转化为痤疮，其色赤肿痛较粉刺为重，同时出现丘疹、丘脓疱疹、囊肿以及内有蓄脓的小疖，此即为典型的痤疮。

其次，粉刺、痤疮的病因　根据《素问·至真要大论》"诸痛痒疮，皆属于心"以及本篇"汗出见湿，乃生痤疿""劳汗当风，寒薄为皶，郁乃痤"等论述，以及"肺主身之皮毛""脾主身之肌肉""心主身之血脉"等理论，一般认为，粉刺、痤疮是由于风、寒、湿等病邪郁于皮肤腠理，肺失宣降，皮肤腠理被外邪郁闭，体表脂液凝聚即形成皶，也就是粉刺；而粉刺日久化热，或素体心肺火热偏盛，或嗜食辛热辛辣、肥甘油腻之品致使肺脾湿热偏盛，内生火热或湿热上熏颜面，病及血分，腐血坏肉即形成痤疮。

引起痤疮的病因具体可归纳为"热""湿""郁"三字：

"热"，为疮疖的常见原因。如素体心肺火热偏盛，或压力山大、作息紊乱致使郁火偏盛，以及嗜食辛热辛辣或大便秘结引起胃肠热盛，均为"热"所致疾病。

"湿"，是皮肤病最常见的病因。像经常汗后洗浴、涉水冒雨，或汗后感寒，或暑湿、桑拿季节，湿气太盛，或使用冷空调太过，湿热或寒湿等外湿直接侵袭，以及嗜食肥甘油腻或寒凉冰冷食物，损伤脾胃，引起内湿，均为"湿"所致疾病。

"郁"，包括气郁、血郁等。气郁，为工作、学习、生活压力大，作息、生活无规律，精神情志失调，引起肝气郁结，郁久化热，由此引起粉刺、痤疮或使病情加重。血郁即血瘀，热结、湿郁、气郁进一步发展，即可引起血瘀，而痤疮日久不愈形成硬结，其症结亦为血瘀。

2. 粉刺、痤疮的调治

粉刺、痤疮的调治应注意以下四点：

首先，注意祛避外邪　不要在运动后大汗淋漓时立即洗冷水澡、涉水冒雨，或使用风扇、冷空调吹汗太过，夏日不可贪图凉爽使用冷空调太过，特别要避免从室外高热环境立刻进入空调温度过低的室内，以免湿热或寒湿等外湿郁闭皮肤腠理，引发痤疮，或加重痤疮病情。

其次，注意合理饮食　宜多吃清淡的食物，减少辛热辛辣、煎炒烹炸、香甜油腻以及寒凉冰冷食物的摄入，如辣椒、花椒等辛香调料，烟酒、浓茶、咖啡，肥肉、奶油、色拉酱、含糖高的糕点，以及冷饮冰水等都要少吃，以免生热、生湿，引发痤疮，或加重痤疮病情。多吃富含膳食纤维的新鲜蔬菜水果、谷物杂粮，如芹菜、韭菜、菠菜、梨子、香蕉、柑橘、土豆、红薯、燕麦等都可多吃，以保持大便通畅。

第三，保持情绪稳定　临床观察，痤疮的产生与精神情志因素非常密切，众多患者常因工作压力大、生活不规律引发痤疮前来就诊。

中医认为，精神压力大、作息紊乱，情志失调，易致郁火偏盛。现代研究，情绪过度紧张，可使体内激素、皮脂腺分泌增加，引起皮肤、毛囊堵塞。因此减少情绪激动、波动，减轻心理压力，规律生活，保持稳定的情绪、开朗愉快的心情，可以减少痤疮的发生，减轻痤疮的病情。

第四，注意皮肤保养　首先是保持皮肤的清洁，每日用温热水洗脸2～3次，使用中性或偏碱性的洗面奶，硫黄或抗菌香皂，去掉皮肤表面的过多油质，清除毛孔内堵聚物，使皮脂正常排出。其次是选择合适的化妆品，不宜使用油质及修饰性化妆品，以免毛孔堵塞。三是避免皮肤的感染，不要自己搔抓、挤捏痤疮，以免引起感染发炎，加重病情，甚至遗留瘢痕。

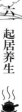

（五十二）贼风虚邪，小病大病

> 忧患缘其内，苦形伤其外，又失四时之从，逆寒暑之宜，贼风数至，虚邪朝夕，内至五脏骨髓，外伤空窍肌肤，所以小病必甚，大病必死。(《素问·移精变气论》)

【释义】

贼风：即自然界风、寒、暑、湿、燥、火"六淫"邪气，是引起外感病证的主要原因。

虚邪：与贼风同义。唐代医家王冰注释说："邪乘虚入，是谓虚邪。窃害中和，谓之贼风。"是说邪气往往是乘着人体正气虚弱时侵袭，所以称为"虚邪"。邪气主要指风邪等自然界的四时不正之气，其侵袭人体，会像盗贼偷窃一样，祸害、伤害人体，致使体内的平衡被破坏而引起疾病，因此将其称为"贼风"。

《内经》首次将引起疾病的病因分为两大类，《素问·调经论》说："夫邪之生也，或生于阴，或生于阳。其生于阳者，得之风雨寒暑。其生于阴者，得之饮食居处，阴阳喜怒。"即生于阳、发于外的外感邪气属于阳；生于阴、发于内的内伤七情以及饮食、劳逸、起居失常等属于阴。之后宋代医家陈无择在《内经》基础上提出的"三因学说"，目前受到中医界的普遍认同：一是伤于人体精神情志的内因，即喜、怒、忧、思、悲、恐、惊七情失调；二是感受外界不正之气的外因，即风、寒、暑、湿、燥、火六淫侵袭。三是不属于上述内因、外因的不内外因，包括饮食失宜、劳逸失当以及跌打损伤、虫兽咬伤、烧烫冻伤等。

本条原文是说，人们内则为忧患等精神情志所牵累，这是内因七情失调；外则为劳苦等饮食劳逸起居所形役；又不能顺从自然界四时气候的变化，不能适应气候寒暑冷热的改变，常常遭受感受外界不正之气、虚邪贼风的侵害，这是外因六淫侵袭。如此，不同病因侵袭人体，内犯五脏六腑骨髓，外伤颜面孔窍肌肤，所以小病必重，大病必死。

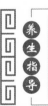

> 本条原文讲的是"忧患""苦形"以及"贼风虚邪"，不同病因侵袭人体，会引起小病大病。

下面介绍贼风虚邪的致病特点和感冒病证的防治方法：

1. 贼风虚邪的致病特点

贼风虚邪致病有三个特点：

首先，必因其开　贼风虚邪侵袭，必待人们皮肤腠理开泄之时。即六淫邪气侵犯人体，常在人体体表阳气不足，汗孔开阖失调的时候，乘虚侵袭。如本篇说："然必因其开也，其入深，其内极病，其病人也，卒暴。"

其次，由表及里　虚邪贼风之伤人，始于肌表，其传变途径是从表及里，由浅及深。如《灵枢·百病始生》说："是故虚邪之中人也，始于皮肤……留之不去，则传舍于络脉……留之不去，传舍于肠胃……邪气淫泆，不可胜论。"

第三，致病广泛　贼风虚邪最易伤人，人之感于邪，则疾如风雨，发病急骤，传变迅速，其侵袭人体各部非常广泛。如《素问·阴阳应象大论》说"故邪风之至，疾如风雨，故善治者治皮毛，其次治皮肤，其次治筋脉，其次治六腑，其次治五脏"，本篇亦说"贼风数至，虚邪朝夕，内至五脏骨髓，外伤空窍肌肤"。

2. 感冒病证的防治方法

首先，外感病证的发病原因 感冒等外感病证的发病原因，除与风、寒、暑、湿、燥、火六淫邪气直接相关外，亦与人体腠理开泄、正气虚衰等因素密切相关：

一是腠理开泄：《内经》认识到有因不重视养生保健，致使皮肤腠理开泄，进而导致贼风虚邪乘虚而入的情形。如《素问·生气通天论》说："故风者，百病之始也。清静则肉腠闭拒，虽有大风苛毒，弗之能害。"亦即不善养生，情志躁动，正气虚衰，则腠理汗孔疏松，邪风因而入侵。

二是正气虚衰：贼风侵犯人体，必乘虚而入，也即在人体亏欠、正气虚弱之时，方能为病。如《灵枢·百病始生》说："风雨寒热，不得虚，邪不能独伤人。猝然逢疾风暴雨而不病者，盖无虚，故邪不能独伤人。此必因虚邪之风，与其身形，两虚相得，乃客其形。"所以，《素问·上古天真论》强调："夫上古圣人之教下也，皆谓之虚邪贼风，避之有时，恬惔虚无，真气从之，精神内守，病安从来。"从祛避邪气、保养正气两方面强调了养生保健、预防疾病的积极意义。

其次，感冒病证的常见种类 感冒是感受触冒风邪等六淫病邪或时邪病毒，引起肺卫功能失调，出现鼻塞、流涕、喷嚏、头痛、身痛、恶寒、发热等主要临床表现的一类外感疾病。感冒有普通感冒与时行感冒之分，普通感冒相当于西医的上呼吸道感染，时行感冒相当于西医的流行性感冒。

感冒一般分以下几种类型：

一是风寒感冒：由风寒病邪引起，多见于冬季或初春，以恶寒重、发热轻、无汗、头痛、肢节酸疼、鼻塞声重、时流清涕、喉痒咳嗽、咯吐稀薄白痰、口淡不渴等为特征。

二是风热感冒：由风热病邪引起，多见于春季或初夏，以身热较重、微有恶风、时有汗出、鼻塞喷嚏、流稠浊涕、头痛、咽干咽痛、咳嗽痰黏、口渴欲饮等为特征。

三是暑湿感冒：由暑湿病邪引起，多见于夏季，尤其是雨水较多的桑拿天最多，以身热汗出，但汗出不畅、身热不爽，以及身重倦怠、头昏重痛、胸闷腹胀、大便不畅、小便较少等为特征。

四是时行感冒：由时邪病毒引起，任何季节均可发生，以流行性发病、起病急、全身表现较重、高热，以及热退之后，鼻塞流涕、咽痛干咳等表现始为明显为特征。

第三，感冒病证的防治方法

一是感冒病证的预防方法：感冒等外感疾病，防重于治，介绍几种预防感冒的方法。

生活起居保健：日常应加强体育锻炼，增强机体适应气候变化的调节能力，在气候变化时适时增减衣服，注意防寒保暖，流感发生时尽量不去公共场所，少接触流感病人，以免时邪入侵等，对感冒的预防有重要作用。

药枕预防感冒：名老中医吴震西在《中医杂志》（1997 年第 10 期）介绍药枕预防感冒的方法，疗效确实。取荆芥、防风、桑叶、菊花、薄荷叶、苏叶、苍术、白芷、鹅不食草各 20g，羌活、川芎、山奈各 40g，檀香 10g，共研粗粉，制成 30cm×40cm 大小药枕，每晚枕之，一般可用 2～3 个月。由于方中诸药有疏风散寒、燥湿避秽的作用，同时气味芳香，易于挥发，可通过鼻腔吸收，因此有明确的祛邪防感的作用。

其他方法预防：如洗鼻法，平时经常用清水、盐水冲洗鼻腔，可将鼻腔中的病菌洗出，有预防感冒发生的作用。又如按摩鼻翼，用双手拇指、食指、中指任意一指指端分别按摩鼻翼两侧，以局部红、热为度，每日 1～2 次，因为此处有鼻道、迎香、鼻流等穴，按摩可疏通、调节肺的经络，所以有预防感冒的保健功效。

药物预防流感：时行感冒的流行季节，服用一些药物可使流感的发病率大为降低。主要药物有贯众、大青叶、板蓝根、藿香、佩兰、薄荷、荆芥等，而随着季节的变化，预防的药物亦有所区别，如冬春季用贯众、紫苏、荆芥，夏季用藿香、佩兰、薄荷；流行广泛用板蓝根、大青叶、金银花等。如贯众预防流感，贯众 9～12g，儿童酌减，水煎，分 2 次服，连服 2～3 天。又如板蓝根预防流感，板蓝根冲剂 6～9g，儿童酌减，开水冲服，每日 2 次，连服 2～3 天。

二是感冒病证的调治方法：轻度感冒，有时无须用药，一些简单易行的方法便可缓解不适或治愈疾病。以下介绍几种调治感冒的方法。

滴鼻法：《中国医药报》（1996 年 3 月 2 日）介绍用市售柴胡注射液滴鼻，可治感冒。新生儿每侧鼻孔各滴 1 滴，0.5～1 岁滴 2 滴，1～3 岁滴 3 滴，4～6 岁滴 4 滴，7～14 岁滴 5 滴。由于柴胡注射液是治疗感冒的中药注射剂，通过滴鼻可快速吸收，因此可改善感冒呼吸道局部症状，同时退烧作用也比较明确。

按摩法：选风池、合谷、外关、大椎、太阳等穴，将两手拇指指腹放在两侧风池穴处，由轻渐重按摩 1～2 分钟；然后食指、中指、无名指、小指并拢，从大椎穴处分别向风池穴处摩擦 10～20 遍，以局部发热为度；再交换着在合谷、外关穴处分别按摩半分钟；最后按摩两侧太阳穴。一般按摩一两分钟即可，每日 1～2 次。此法可加速感冒的痊愈。

浸足法：《中国医药报》（同上）介绍用浸足法，可治感冒。把开水倒入小桶内，等到温度降低至可耐受时放入双足，水浸没至踝关节上，尽量保持水温，时间约半小时，微汗最好。热水浸足，可使周围血管扩张，血流量增加，促进汗腺排汗，通过出微汗，既可散邪，亦可散热。因此可治疗感冒，对感冒发热者尤宜。

药膳法：风寒感冒，用敦煌古方"神仙粥"辛温解表、发散风寒调治。方由生姜 3 片、连须葱白 5 茎、糯米 50g、食醋适量组成，先将糯米洗净与生姜同煮一二沸，放进葱白，待粥将熟时，调入食醋，稍煮即可，乘热食，食后盖被静卧避免风寒，以微汗出为佳。风热感冒，用民间方"菊花薄荷汤"疏风清热、止咳利咽调治。方由菊花15g、薄荷9g、生甘草3g、白糖适量组成，前三物洗净，加水适量，先煎生甘草10分钟，再煎菊花、薄荷10分钟，去渣取汁，加入白糖搅匀，稍凉饮用。暑湿感冒，用《延年秘旨》"白扁豆粥"健脾益胃、清暑利湿调治。方由白扁豆60g（鲜品增倍）、粳米10g、红糖适量组成，白扁豆用温开水漫泡一夜，再与粳米一同煮成粥，粥熟加入红糖调味，早晚食用。

（五十三）肉痿之疾，得之湿地

> 有渐于湿，以水为事，若有所留，居处相湿，肌肉濡渍，痹而不仁，发为肉痿。故《下经》曰：肉痿者，得之湿地也。（《素问·痿论》）

【释义】

痿：即痿病、痿证，指肢体痿弱、四肢痿废不用，亦指肢体枯萎、肌肉枯萎不荣，是指肢体痿弱无力，甚至不能运动，以及肌肉逐渐枯萎的病证。因其多见于下肢，故又称痿躄。

本篇即《素问·痿论》以人体五脏合五体的理论，即"肺主身之皮毛，心主身之血脉，肝主身之筋膜，脾主身之肌肉，肾主身之骨髓"，将痿病分为痿躄（皮毛痿）、脉痿、筋痿、肉痿、骨痿五种类型。

痿病系由外感或内伤病因，使精血津液受损，皮肉筋脉骨失养，以致肢体软弱无力，甚至日久不用，最终引起肌肉萎缩。本篇认为，肺热为引起痿病的主因，即由于邪热内迫，肺之津液受到煎熬，清肃之性失职，水液精华输布失常，五脏失养，四肢不能禀受水谷精微之气，因此痿废不用。肺热虽为致痿的主因，但五脏有热皆能致痿，像本篇就提出五脏热致痿，原因有三：一是七情所伤，气郁化火，与情志有关；二是房劳、劳伤太过，伤阴耗精，阴不制阳而生热，与劳伤有关；三是受湿化热或感热冒暑引起，与感邪有关。因此情志失调、劳伤太过及外感病邪等内外病因均可作用于五脏，致使阴阳失调而生热，五脏精血津液受损，肢体组织不得濡养，遂成痿病。

本条原文是说，痿病有痿躄（皮毛痿）、脉痿、筋痿、肉痿以及骨痿等类型，肉痿即为痿病之一。肉痿可由湿邪侵入人体所致，因为脾主身之肌肉而恶湿，所以人们若在水湿环境中工作，如捕鱼摸虾的渔民、冷库工作的工人、洗浴中心工作的搓澡工，或人们生活环境过于潮湿多水，以致湿邪有所留止，肌肉由此就会受到侵害；外湿还会影响到脾脏，脾气阻遏不行，产生湿热，湿热阻遏，肌肉亦会失于濡养。另外，饮食不节，生冷肥甘太过，损伤脾胃，脾不能运化水湿而内生湿热，或嗜酒、酗酒引起体内湿热偏盛，若湿热得不到清除，濡滞肌肉，浸淫气血经脉，气血不运，经脉阻滞，肌肉失养亦会发为痿病。此即《素问·生气通天论》所谓"湿热不攘，大筋软弱，小筋弛长，软短为拘，弛长为痿"之义。湿邪、湿热阻滞，痹阻气血，肌肉失养，因此出现肌肉麻木不仁的症状，日久还会出现肌肉萎缩，最终就会引起肉痿。

養生指導

　　本条原文讲的是五痿之一肉痿的发病问题，即"肉痿之疾，得之湿地"。

　　痿病以肢体痿弱、不能随意运动，甚至肌肉萎缩为临床特征，虽有五痿之分，但在临床上，其症状表现是不能截然分开的，一般统称为痿病。而又因其多在下肢，所以也可称足痿。

　　痿病，相当于西医所谓感染性多发性神经炎、运动神经元病、重症肌无力、肌营养不良等病症。

以下介绍痿病的预防和调养：

1. 痿病的预防

《内经》认为，痿病多由五脏热盛，熏灼五脏之阴，津枯液燥，影响到五脏所合的皮毛、肌肉、血脉、筋膜、骨骼而成。本篇说"五脏因肺热叶焦，发为痿躄"，说明在痿病形成过程中肺热是重要的致病因素。明代医家张景岳亦说："观所列五脏之证皆言为热，而五脏之证又总于肺热叶焦，以致金燥水亏，乃成痿证。"可由水湿、湿热或寒湿，以及感热冒暑等外因所致，亦可由七情太过、远行劳倦、房劳伤肾、阴液内竭、脾胃气虚等内因造成。

首先，避免感受外邪 "肉痿""骨痿""湿热痿证"等均属外邪为病。本条所言是居处潮湿，感受于湿，湿郁化热，湿热浸淫，导致脾热，从而引起肉痿。《素问·痿论》"有所远行劳倦，逢大热而渴……热舍于肾，肾者水脏也，今水不胜火，则骨枯而髓虚，故足不任身，发为骨痿"，是远行劳倦，感热冒暑，津液耗伤，损伤肾精，引起肾热，因此发为骨痿。《素问·生气通天论》"湿热不攘，大筋软弱，小筋弛长，软短为拘，弛长为痿"，则属湿热痿证。

痿病预防，避免感受外邪方面，一是防湿避热，注意环境祛湿、降温，适应季节气候变化，及时更换衣着。二是服药防感，身体素虚，易感外邪者，可经常服用"玉屏风散""生脉颗粒""补中益气丸"等中成药，以防感冒。三是有病早治，由于痿病部分病证见于温病中，或感冒之后，因此感受外邪引起温病、感冒，应立即进行有效的治疗，以防止其传变，转为痿病。

其次，避免情志化火 "脉痿""筋痿""皮毛痿"等均属情志为病。《素问·痿论》所谓"悲哀太甚……传为脉痿""思想无穷，所愿不得……发为筋痿""有所失亡，所求不得……发为痿躄"，即为情志所伤、气郁化火而成痿病。《灵枢·本神》亦指出："恐惧不解则伤精，精伤则骨酸痿厥。"

痿病预防，避免情志化火方面，一是知足常乐，克服悲哀，如《素问·上古天真论》"美其食，任其服，乐其俗，高下不相慕"，知足常乐，保持乐观向上的生活态度。二是志闲少欲，顺应自然，像《素问·上古天真论》"恬惔虚无……精神内守""志闲少欲"，思想宁静，精神安定，少有欲望，避免患得患失，过度劳神。

第三，避免劳伤损阴 "筋痿""骨痿"等均属劳伤为病。《素问·痿论》所述"有所远行劳倦……故足不任身，发为骨痿""意淫

黄帝内经
养生智慧解密

于外，入房太甚，宗筋弛纵，发为筋痿"，是为形劳、房劳太过，伤阴耗精，阴不制阳生热而成痿病。

痿病预防，避免劳伤损阴方面，一是不妄作劳，起居与房事有规律，有节制，不妄作劳。二是服药强体，长期劳伤，正气不足，根据需要可适当服用补脾益气的六君子丸、补中益气丸或补肾强体的六味地黄丸、金匮肾气丸等中成药。

2. 痿病的调养

痿病是皮肉筋脉骨失养，所致肢体弛缓软弱废用、枯萎的病证。因此，食疗和运动养生至为关键，可保人体气血充盛、肢体气血调畅，有利于恢复痿病患者的肢体功能活动。

首先，食疗养生 以下介绍广州中医药大学第二临床医学院的痿病辨证食疗养生方案（《中国中医急症》2010 年第 8 期 ）：

肺胃津伤证：表现为双足突然痿软，甚至腰脊手足痿软不用，口渴心烦，小便短赤。饮食宜滋养肺胃阴津作用的食品，如雪梨、鲜藕、西瓜、番茄等；忌食辛辣及肥甘厚味。

湿热浸淫证：表现为双足痿软，或微肿发热，恶热喜凉，面黄身重，胸脘满闷，小便短赤热痛。饮食宜清淡，多食有清热利湿作用的食品，如冬瓜、鲤鱼、荠菜、赤小豆、薏苡仁等；慎用肥甘厚味。

脾胃亏虚证：表现为肢体痿软无力，逐渐加重，食少便溏，神疲气短，腹胀面浮，面色无华。饮食宜细软、易消化，营养丰富，多食用鸡蛋、瘦猪肉、牛奶、羊肉、狗肉、黄芪、红枣、桂圆等有补中健胃作用的食品。慎用肥甘及生冷瓜果。

肝肾亏损证：表现为双足渐痿疲，肢体拘急，遗精早泄，腰脊酸软，头目眩晕。饮食宜补益为主，如猪牛羊脊髓、蹄膀、芝麻、银耳、淡菜、甲鱼、牛奶、鸡蛋等；慎用辛辣之品。

其次，运动养生

一是肢体活动功能训练：采用主动练功和被动练功两种，上肢可练习抬举、俯卧撑、扩胸等，腰部可练习仰卧起坐，下肢可练习起蹲、上楼、跳跃、侧压腿等。若肢体瘦削枯萎，运动无力，不能行走，卧床阶段可采用卧位被动练功，继则再采取主动练功训练。另外需注意防止关节挛缩，对膝关节、跟腱关节热敷后适当牵引后再做锻炼；防止脊柱畸形　保持良好坐姿，劳累后宜平卧休息。

　　二是健身术与作业方法：根据病情需要，选用相应的导引、按摩、气功以及五禽戏、八段锦等传统体育锻炼方法。生活作业方法更为实用易学，若上肢活动障碍者，采用写字、投掷、接球、弹琴、编织、拨算盘珠等；若下肢活动受限者，采用踏三轮车、缝纫等作业训练方法。

七、房事养生

（五十四）七损八益，惜精保肾

> 能知七损八益，则二者可调；不知用此，则早衰之节也。（《素问·阴阳应象大论》）

【释义】

七损八益：古今医家对其争议较大，多数医家都认为是指男女生长发育过程中七种衰老的阶段和八种成长的阶段。如日本丹波元简（廉夫）《素问识》即认为，此为《素问·上古天真论》中五七、六七、七七女之"三损"与五八、六八、七八、八八男之"四损"为"七损"，一七、二七、三七、四七女之"四益"与一八、二八、三八、四八男之"四益"为"八益"。直到 1973 年长沙马王堆三号汉墓出土了早于《黄帝内经》的竹简医书《天下至道谈》，通过研究，学术界多数医家才确认"七损八益"是古人总结的闺房性卫生的健身法则和经验。所谓七损，指的是对人体健康造成危害的七种房事行为，"一曰闭，二曰泄，三曰竭，四曰勿，五曰烦，六曰绝，七曰费"；八益，指的是有益身体健康的八种房事行为，"一曰治气，二曰致沫，三曰知时，四曰蓄气，五曰和沫，六曰积气，七曰持赢，八曰定顷"。

本条原文是说，由于肾精肾气与生长发育、寿命长短密切相关，是关系到人们健康和长寿的重要问题，而注意房事卫生、惜精保肾即是养生保健的具体方法和措施。因此如果人们懂得了"七损"与"八益"，即对人体健康造成危害的七种房事行为和有益身体健康的八种房事行为，如果能够很好地运用"八益"，同时避免"七损"，就能调摄一身的阴阳之气，达到男女双方性生活的和谐美好，同时更有助于男女双方的身心健康、延年益寿，如若不然，就不能调摄一身的阴阳之气，就会发生早衰现象，影响人们的健康和寿命。

"七损八益"是七种有损身体的性行为和八种有益身体的性行为，是在综合性心理保健、性生理保健、性行为规范、气功导引等多方面知识的基础上总结出来的房室养生原则和方法。其基本精神就在于中国古代医学家将合理的节欲戒色与保精、惜精、护精、固精的养生观念有机地结合在一起，其间有效地运用了吐纳、导引等气功方法，还卓有成效地把人的心理与精神疗法糅合其间，达到了一个十分美满、高尚的精神境界，既要"行房有度"，更要"行房有术"，运用得当，即可达到《天下至道谈》所谓"故善用八益，去七损，耳目聪明，身体利轻，阴气益强，延年益寿"的养生目的。

以下分别介绍"七损"与"八益"：

1. 七损

"七损"，主要指闭、泄、渴（竭）、勿、烦、绝、费等对人体健康造成危害的七种房事行为，属于房事养生的禁忌，应该尽量避免。

首先，"闭" 指的是闭精或疼痛。主要是指房事中男女双方缺乏知识和经验，不注意把握技巧，造成男女动作深浅不当而引起的男子阴茎疼痛或女子阴户（即阴道）疼痛，或男性精道闭塞不通，或无精可泄。这些问题容易造成性欲低下、恐惧房事等不良后果。

其次，"泄" 指的是在房事之前，男子精气泻出，同时出现大汗不止、阳气外泄等异常状态。由于"泄"损伤了人体的精气和阳气，因此对人体的健康非常不利。

第三，"竭" 指的是精液枯竭。这主要是纵欲过度、房事过于频繁引起。精液对于维持人体的正常生命活动和健康长寿发挥者积极的作用，如果精液枯竭，人体就会患病早衰，严重的还会早夭。

第四，"勿" 指的是阴茎不举，导致房事无法正常进行，即阳痿。阳痿发生的主要原因是纵欲过度、身体虚衰，以及情志、情绪不佳。

第五，"烦" 指男女在进行房事时心烦气躁、呼吸急促。如此既无性爱之甜蜜、愉快之感，亦为日后房事不和谐留下了隐患。

第六，"绝" 指的是女子没有性欲，或不愿意房事，男性带有大男子主义倾向，强迫女性进行房事，致使女子犹如陷入绝境一般。此对女性身心不利，长此以往，还会产生情绪郁闷、胸胁胀满等情志病变或引起其他身心疾病。

第七，"费" 指在性生活中，男女双方仓促图快，用力过猛，消耗过多的体力和精力。这些问题，一则浪费体力和精力，二则没能达到愉悦身心、养生保健的作用。

七损的实质，是将夫妻双方性生活的心理、生理、病理情况进行了归纳小结。如果出现上述任何一种情况都会损伤夫妻感情与性生活和谐，进而影响身心健康，引起疾病，导致早衰，引起寿命夭折。因此，"七损"应该尽量避免。

2. 八益

八益，主要指治气、治沫、智（知）时、畜（蓄）气、和沫、窍（积）气、寺（待）赢、定倾等有益身体健康的八种房事行为，属于房事养生的方法，应该合理使用。

首先，治气 《天下至道谈》说："旦起，起坐，直脊，开尻，翕州，抑下之，曰治气。"

翕州，即翕周，即收缩肛门，吸气时将肛门收紧，呼气时放松，如此一收一松的锻炼方法。指夫妇平时做好气功锻炼，清晨起床打坐或者静坐在床上，伸直脊骨，放松臀部，收缩肛门，用意念导气下行至前阴部，使人体精气流畅，精力旺盛。这叫治气，即调气，指气功锻炼。

其次，致沫　《天下至道谈》说："饮食，垂尻，直脊，翕州，通气焉，曰致沫。"

因为口水中黏稠的部分叫唾，是肾精所化，清稀的部分叫涎，是脾胃所化。所以在治气的同时，吞咽口水，增补精液，端坐或者蹲成马步，伸直腰背，收缩肛门，用意念导气下行至前阴部，使人体精气流畅、充沛。这叫致沫，即促增精液，类似于咽津，即咽液、咽唾，指咽下口中津液，属气功锻炼的方法，亦为气功锻炼的辅助方法。

治气与致沫需配合进行，有通畅经络、增补精气、激活生命活力的保健价值。

第三，知时　《天下至道谈》说："先戏，两乐，女欲为之，曰知时。"

是说房事前夫妻要预热，男女双方要互相爱抚，嬉戏娱乐，待双方都产生欣快，女方明显性兴奋时，抓住时机，再进行交合。这叫知时，即掌握时机。

第四，蓄气　《天下至道谈》说："为而耎脊，翕州，抑下之，曰蓄气。"

耎，音 ruǎn，放松的意思。是说房事中，双方应放松腰背肌肉，收缩肛门，凝敛神气，切不可轻易释放精气。这叫蓄气，即蓄敛精气。

第五，和沫　《天下至道谈》说："为而勿亟，勿数出入，和治，曰和沫。"

是指男女在交合时不能急暴图快，抽送出入也不宜太过频繁，要尽量轻柔和缓，使阴部分泌物逐渐增多，以润滑男女双方阴器。这叫和沫，即合和增液。

第六，积气 《天下至道谈》说："出卧，令人起之，怒择之，曰积气。"

指性生活时，阴茎勃起、基本坚实之际，择时趁势插入阴道内。这叫积气，即聚积精气。

第七，待赢 《天下至道谈》说："几已内脊，毋动，翕气，抑下之，静身温之，曰待赢。"

指当男女性器官紧密接触、达到性兴奋高潮期，不要摆动，可以敛气屏息使其气积于下阴，身静而体温传热。这叫待赢，即维持气血充盈。

第八，定倾 《天下至道谈》说："已而洒之，怒而舍之，曰定倾。"

是说达到性高潮时，男子射精，女子排液，余精洒尽，并趁阴茎尚未痿软时即行退出，这就是古代养生家倡导之"弱入强出"的做法。这叫定倾，即安神定气。

八益之中，前两种为通畅经络、增补精气、增进性生活质量的养生方法，后六种为性生活规范，与现代西医学研究的整个性交生理过程的兴奋期、平台期（也称持续期）、高潮期与消退期基本一致。夫妻双方如能正确掌握，合理使用，定能维持性健康，达到性和谐，自然亦有益于双方的心情愉悦与身体健康，人们应该注意掌握。

（五十五）入房太甚，阳痿遗精

> 思想无穷，所愿不得，意淫于外，入房太甚，宗筋弛纵，发为筋痿，及为白淫。故《下经》曰：筋痿者，生于肝，使内也。（《素问·痿论》）

【释义】

意淫于外：清代医家姚止庵《素问经注节解》注释说："邪思妄想，意淫而已，虽无实事，而精之已为动摇。"即性幻想，致使男子

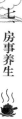

泄出精液、女子排出阴道分泌物。

宗筋:《广雅·释诂》曰:"宗,众也。"宗筋,即众筋,指众筋、许多筋在前阴汇聚而形成的大筋,亦指男子的前阴。此主指男子的前阴、外生殖器。

筋痿:即包括阳痿在内的筋脉、筋膜弛纵、痿软的痿病。

白淫:明代医家马莳注释说:"白淫,在男子为滑精,在女子为白带。"唐代医家王冰说:"白淫,为白物淫衍,如精之状,男子因溲而下,女子阴器中绵绵而下也。"

使内:隋唐时期医家杨上善说:"使内者,亦入房。"即性生活。

本条原文是说,人们思想所爱之色而不知穷尽,致使心神劳伤,无涯之心而不遂其愿,引起肝气郁结,邪思妄想而意淫美色,导致肾精耗损,加之房事不节,耗伤精液。由于心主藏神、主血脉,肝主疏泄、主筋膜,肾主闭藏、主生殖,因此精血损伤则不能养筋,致使宗筋弛缓,形成筋痿、阳痿之病。肾精损伤,则肾气不固,引起男子滑精、女子白带之病。所以《下经》说:筋痿、阳痿之病发生于肝脏,与邪思无穷、肝气郁结、肾精损伤有关,而主要原因则是房事太过、阴精损伤、筋膜失养而成。

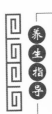

本文提出阳痿的发生,病因在于思想无穷、所愿不得、意淫于外与入房太甚,病机为精血损伤、不能养筋、宗筋弛缓。而其关键则是肝筋失调、宗筋弛缓与房事太过、阴精损伤。

以下从"收养心神,欲不可绝""节欲保精,欲不可纵"与"独宿蓄精,欲有所避"三方面介绍节欲保精的房事养生方法:

1. 收养心神,欲不可绝

首先,收养心神 收养心神是节欲保精的基础。只有心绪安宁,心无杂念,才能达到节制欲念、性欲的目的。心藏神而寓君火(即心火），神宁心安则阴精固秘、身健体安。若心神为外物所扰，欲火内动，君火引动相火（即命门之火、肾中阳气），相火妄动，每易致使阴精耗散，如本篇即谓"思想无穷，所愿不得，意淫于外……宗筋弛纵，发为筋痿，及为白淫"。收养心神还应加强道德修养和意志锻炼，在掌握性知识的基础上，避免黄色书刊、淫秽视频的不良刺激，把旺盛的精力投入到自己的学习和工作上，并积极参加有益的社会活动，充实业余生活。这样才能排除杂念，达到安神定志、收养心神的目的。

其次，欲不可绝　元代养生家李鹏飞《三元延寿参赞书》指出"欲不可绝"，主要指反对禁欲。禁欲违背了人的生理和心理特点，会引起许多疾病。对女子而言，健康的性生活不仅能调整月经周期，改善卵巢功能，提高自身的免疫能力，而且还能通过丈夫的精液预防和减少阴道炎、子宫内膜炎、输卵管炎等妇科疾病的发生。若男子长期禁欲，不仅会造成诸多心理方面的障碍，也容易使精液郁积，导致前列腺局部肿胀充血，引起性功能紊乱，或诱发前列腺病变等，严重损害健康。

2. 节欲保精，欲不可纵

首先，节欲保精　节欲保精是养生保健、抗衰防老的重要内容，这在中医古籍里随处可见，如本篇说"入房太甚，宗筋弛纵，发为筋痿，及为白淫"，《素问·上古天真论》说"以欲竭其精，以耗散其真……故半百而衰也"，南朝医药学家、养生家陶弘景《养性延命录》载"壮而声色有节者，强而寿"。肾藏精，为先天之本，肾精充足，五脏六腑皆强，疾病较少，则体健长寿。反之，肾精匮乏，则五脏六腑皆虚，疾病较多，则体弱早夭。节欲保精对于中老年人尤为重要，如唐代医家孙思邈《备急千金要方》说"四十已上，常固精养气不耗，可以不老"。从国内外长寿老人的调查情况来看，大多对性生活都有严格而规律的节制，说明节欲保精对健康长寿有积极的意义。

其次，欲不可纵　淫欲过度最易损伤肾精，古代对行房频度的规定有不同说法，未有统一标准。例如，日本人丹波康赖《医心方》说："年二十，常二日一施；三十，三日一施；四十，四日一施；五十，五日一施；所过六十以去，勿复施泻。"孙思邈《备急千金要方》说："人年二十者，四日一泄；年三十者，八日一泄；年四十者，十六日一泄；年五十者，二十日一泄；年六十者，即毕闭精，勿复再施。若体力犹壮者，一月一泄。"按照人的生长发育过程，以年龄为标准，以身体强弱为依据，而决定行施泄的频度，具有实际价值。如果从性交频度分析，在不同的年龄层次，不顾体质条件，超越正常的性交频度，而行房过多，均可视为纵欲。一般而言，新婚初期，或夫妻久别重逢的最初几日，可能行房次数较频，而经常在一起生活的青壮年夫妇，每周1～2次正常的房事不会影响身体健康。行房适度一般以第二天不感到疲劳、身心舒适、精神愉快、工作效率高为原则。如果出现腰痠背痛、疲乏无力、工作效率低，说明纵欲过度，应当调整节制。对于青壮年来说，房事生活一定要节制，不可放纵；对于老年人，更应以少为佳。

3. 独宿蓄精，欲有所避

首先，独宿蓄精　独宿亦称独卧、分房，是婚后节制房事、蓄养精气的重要方法之一。古代医学家、养生家称其为蓄养精气的良策，如孙思邈《千金翼方》谓："上士别床，中士异被，肥药百裹，不如独卧。"独卧并非断绝房事，而在于心神安定，耳目不染，不生淫邪之心，不贪图色欲，以保养精血。金元时期医家朱丹溪《格致余论》中告诫人们要远帷幔、节性欲，"各自珍重，保全天和"，并根据五行学说提出每年4、5、6、10、11月期间，夫妻当分居独宿，以蓄精养血。他指出："古人谓不见所欲使心不乱，夫以温柔之盛于鼻，声音之盛于耳，颜色之盛于目，馨香之盛于体，谁是铁汉心不为之动也；善摄生者，于此五个月出居于外，苟值一月之虚，亦宜暂远帷幔，各自珍重，保全天和。"对于青壮年情欲易动难制者，以及阴亏相火易动之人，分房独宿是最好的养生方法。

其次，欲有所避　人的生理状态会受情志劳伤、疾病状况等方面的直接影响，妇女还有胎产经育等生理特点，如果不考虑这些因素，在某些特定的情况下行房，会对健康带来不良后果。因此，需注意"欲有所避"。

一是情志劳伤禁房事：当人的情志发生剧烈变化时，常使气机失常，脏腑功能失调，在这种情况下不应借房事活动求得心理平衡，否则不仅易引起自身疾病，如果受孕还可影响胎儿的生长发育。另外，劳倦过度宜及时休息调理，以尽快恢复生理平衡，若再行房事耗精血，必使整个机体脏腑虚损，造成种种病变。孙思邈《备急千金要方》指出："人有所怒，气血未定，因以交合，令人发痈疽……远行疲乏来入房，为五劳虚损，少子。"只有在男女双方精神愉快、体力充沛的状态下，性生活才能完美和谐，才能无碍于身心健康。

二是患病期间禁房事：患病期间，人体正气全力以赴与邪气作斗争，若病中行房，必然损伤正气，加重病情，导致不良后果。患结膜炎未愈时，切忌行房，否则易致视神经萎缩引起失明。还有些慢性病患者，例如结核病、肝病、肾病等慢性病人，房事过度可促使旧病复发或恶化。凡病情较重，体质又弱者，应严格禁欲。病中行房受孕，对母亲健康和胎儿发育的危害更大。另外，病后康复阶段，需静心休养，若此时行房耗精，会使正气更难复原，轻者旧疾复发，重者甚或丧命。

三是妇女四期禁房事：针对女性有经孕产乳的特殊生理期，古代医学家和养生家提出了一些具体的房中养生要求。如月经期间禁欲，孙思邈《备急千金要方》指出"妇人月事未绝而与交合，令人成病"，若月经期进行性生活，易引起痛经、月经不调、输卵管炎、盆腔感染，甚或宫颈癌等多种疾病，影响女方身体健康。又如妊娠期间禁欲，妇女在怀孕期间，对房事必须谨慎从事，严守禁忌，尤其是妊娠前三个月和后三个月内要避免性生活。妊娠早期房事易引起流产，妊娠晚期房事易引起早产和感染，影响母子健康。孕期妇女需要集中全身精血育养胎儿，房事最易耗散阴精，若不善自珍摄，则母体多病，胎儿亦难保全，故妊娠期间必须注意节制房事。

八、经络养生

（五十六）脏寒生满，其治灸焫

> 脏寒生满病，其治宜灸焫。（《素问·异法方宜论》）

【释义】

脏寒：脏，即脾脏。脏寒，指脾胃虚寒。

满病：既指类似于西医慢性胃炎、胃肠神经官能症的胃满、胃痞病证，亦指肥胖病所致的啤酒肚、腹部鼓满。

治：既指治疗疾病，又指调治、养生之法。

灸焫：东汉许慎《说文解字》注释说"灸，灼也"。焫，唐代陆德明《经典释文》说"烧也"。灸焫，唐代医家王冰说"火艾烧灼为之灸焫"，意思是用艾火在人体体表进行不断地烧灼或熏烤，以此来防治疾病。

本条原文是说，人体脾胃等脏腑受寒，易生胀满的疾病，对其治疗、调治，宜用艾火灸灼。素体脾胃虚弱，中气不足；或饥饱无常，饮食不节；或久病损及脾胃，脾胃虚寒，胃之受纳饮食水谷功能不足，脾之运化水谷精微作用虚弱，胃降脾升失调，胃气壅塞，则生胃满、胃痞之病证，而运化水湿失职，痰湿壅结，又生肥胖病及啤酒肚、腹部鼓满。此正如金元时期医家、补土（脾胃）派代表人物李东垣《兰室秘藏》所论述的因虚生痞满，"或多食寒凉，及脾胃久虚之人，胃中寒则胀满，或脏寒生满病"。而由于艾灸有健脾益胃、温经通脉、行气活血与祛寒逐湿的作用，因此宜用艾火灸灼调治、调养。

本条原文讲的是灸焫即艾灸可调治、调养脾寒满病。

灸法是借助灸火的热力给人体以温热的刺激，通过经络腧穴的作用，从而达到防治疾病目的的一种方法。灸法所用的原料很多，但以艾叶作为主要灸料，因此用艾施灸即称为艾灸。

以下介绍灸法的保健作用、适用人群以及保健灸法的应用：

1. 灸法的保健作用

灸法约有温通经脉、行气活血、培补元气、预防疾病、健脾益胃、培补后天等保健作用。

首先，温经通脉、行气活血 经络是人体气血运行之通路，经络通畅，则利于气血的运行，营养物质的输布。气是人体生命活力之源，血为人体基本物资保障，气血充足，气机条达，人的生命活动才能正常，生命也才能绵长。气血运行具有遇温则行、遇寒则凝的特点。《灵枢·刺节真邪论》说："脉中之血，凝而留止，弗之火调，弗能取之。"艾灸应用其温热刺激，可温通经络，促进气血运行，从而起到防治疾病的作用。

其次，培补元气、预防疾病 宋代医家窦材《扁鹊心书》指出："夫人之真元，乃一身之主宰，真气壮则人强，真气虚则人病，真气脱则人死，保命之法，艾灸第一。"艾草为辛温阳热之药，可补阳壮阳，使真气、元气充足，人体健壮，"正气存内，邪不可干"，故艾灸有培补元气、预防疾病的作用。

第三，健脾益胃、培补后天 常灸中脘、足三里等穴有健脾益胃、培补后天的作用，能使消化系统功能旺盛，增强人体对水谷气血营养物质的消化、吸收，不仅具有辅助治疗胃肠病症的功效，而且更可培补后天，收到预防疾病、抗衰防老的保健效果。如宋代医家王执中《针灸资生经》即谓："凡饮食不思，心腹膨胀，面色萎黄，世谓之脾胃病者，宜灸中脘。"

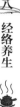

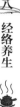
经络养生

2. 灸法的适用人群

首先，灸法的适用人群 《灵枢·官能》说"针所不为，灸之所宜"。一方面表明灸法有特殊疗效，针法灸法各有所长，灸法有自己的适用范围；另一方面，灸法还可补针药之不足，凡针药无效时，改用灸法往往能收到较为满意的效果。

灸法的适用人群、适用病证非常广泛，其不仅能治疗体表的病证，亦可治疗脏腑的病证，既可治疗多种慢性病证，又能救治一些急重危症。灸法的养生保健作用非常显著，因此常用于不良体质的养生保健、亚健康状态的调理以及慢性病的康复。

其次，灸法的使用禁忌

禁灸部位：人体的重要脏器、大血管附近以及乳头、阴部、睾丸、妊娠期妇女的腰骶部不要施灸，以免引起不良反应。颜面等暴露在外的部位，不要直接灸，以防形成瘢痕，影响美观。关节部位不要直接灸，避免化脓、溃烂，不易愈合。

禁灸病证：凡属发热性疾病而见脉搏跳动转快者一般不宜施灸。某些传染病及其高热、昏迷、抽风期间，或身体极度衰竭出现形瘦骨立等表现也不要施灸。极度疲劳，过饥、过饱、酒醉、大汗淋漓、情绪不稳，或妇女经期忌灸。

3. 保健灸法的应用

首先，灸法的操作方法 艾灸在养生保健中占有十分重要的地位，具体又分为直接灸、间接灸，还有艾条灸。其中艾条灸最为常用，同时因其操作方法比较简便，故适于自我调治、养生使用。

直接灸：是将大小适宜的艾炷，即用手工制成的圆锥形的小艾团或机器制作的艾炷商品，直接放在皮肤上施灸，若施灸时需将皮肤烧伤化脓，愈后留有瘢痕者，称为瘢痕灸；若不使皮肤烧伤化脓，不留瘢痕者，则称为无瘢痕灸。

间接灸：是用药物将艾炷与施灸腧穴部位的皮肤隔开，进行施灸的方法，如隔生姜片灸、隔生蒜片灸。

艾条灸：常用的有温和灸和雀啄灸两种。温和灸，即将市售的艾条一根，燃着一端，对准拟灸的腧穴部位，先靠近皮肤，再慢慢升高，直至感到穴位处温度舒适且无烧灼感为佳，固定不动，一般距皮肤 2～3cm，连续灸 5～10 分钟，以局部发红为度。雀啄灸，即将艾条燃着端对准穴位处，一上一下如雀鸟啄食般移动，直至皮肤潮红为度。

其次，灸法的注意事项

注意安全，防烫防火：施灸时一定要注意防止落火，艾条灸要勤刮灰，避免灰多后掉在皮肤上。艾炷灸更要小心，以防艾炷翻滚脱落，引起烫伤或着火。施灸结束后，必须将燃着的艾条、艾柱熄灭，以防复燃而发生火灾。

灸后起泡，防止感染：施灸后穴位局部皮肤常出现红晕瘢痕，并有灼热感，一般无须处理，经数小时后即可消退。因施灸不当或化脓灸，局部皮肤烫伤可能起疱，轻者也不必处理，数日后可自行吸收，结痂而愈。如果灸后皮肤水疱较大者产生灸疮，一定不要把疮挑破，若已破溃感染，要及时使用消炎药。

第三，常见的保健灸法　介绍小儿和成人神疲乏力、食欲不振、易患感冒等虚弱不适的常用保健灸法：

小儿保健灸法：单灸身柱穴；脾胃虚弱、易患胃肠病者，身柱配天枢穴；体质较弱、易患感冒者，身柱配风门穴。身柱穴位于项后第三胸椎与第四胸椎棘突之间，有补肾强体、宁心安神、理肺健脾的作

黄帝内经

养生智慧解密

用；天枢穴位于肚脐左、右 2 寸宽处，左右各一，有调理胃肠、降气和胃的作用；风门穴位于第二胸椎棘突下旁开 1.5 寸宽处，左右各一，有宣肺散邪、调理气机的作用。操作方法，可用艾条温和灸或雀啄灸，一般单穴每次灸 10 分钟左右，双穴每穴每次灸 5 分钟左右，隔日 1 次，每月不超过 10 次，至身体强壮止。

成人保健灸法：单灸足三里；或灸足三里、中脘、关元。足三里位于膝盖外侧下 3 寸，胫骨外侧上凹陷处，有调理脾胃、补中益气、健运脾阳、和胃降逆、温中散寒等作用；中脘位于上腹部，在脐上 4 寸，前正中线上，胸骨下端和肚脐连线中点处，有健脾益胃、调理中焦、降逆和胃的作用；关元位于下腹部，在前正中线上，脐下 3 寸处，有益气助阳、利尿通淋的治疗作用和强壮补虚的功效。操作方法，可用艾条温和灸或雀啄灸。单灸足三里，一般每次灸 10 分钟左右，每日 1 次，灸 10 次后休息 3 ～ 5 日后再灸。灸足三里、中脘、关元，每穴每次灸 5 分钟左右，隔日 1 次，每月不超过 10 次，休息 7 ～ 10 天后再灸。至身体强壮止。

（五十七）刺法养生，全神养真

> 是故刺法有全神养真之旨，亦法有修真之道，非治疾也。（《素问·刺法论》）

【释义】

刺法：即针刺法，是指用专用的毫针刺激人体一定的经络穴位，以防治疾病的方法。

全神：全，保全的意思。神，即精神。全神，指保全人的精神。

养真：养，保养、调养。真，即真气，指肾气、元气。养真，指调养真气。

修真之道：修，修炼、锻炼。真，即真气。道，方法，指养生之道。修真之道，指锻炼人体真气、肾气、元气的方法，此泛指所有的养生之道、养生保健的方法。

本条原文是说，针刺的方法，可通过刺激人体的经络腧穴，起到保全精神、调养真气的作用。由于精气为人体生命活动的物质基础，神为人体生命活动的表现及其精神意识、情志表现、思维活动等人体的高级活动，真气、肾气与人体生长发育密切相关。因此精气、肾气得以充盛，精神意识、情志表现、思维活动等"神"得到调护，精气神都充沛了，各自发挥其重要的功能作用，疾病可以痊愈，身体可以安康，生命亦可长久。所以说刺法不是单为治病而设的，亦可用于养生保健之中。

> 养生指导
>
> 本条原文讲的是刺法具有"全神养真"的功效，"非治疾也"，"亦法有修真之道"，即刺法不是单为治病而设，亦为养生保健的重要方法。
>
> 由于刺法使用的是专用的毫针防治疾病，因此称为针刺法。针刺法只有专业的中医医师能够使用，非专业的普通民众不能掌握。普通民众需要刺法养生保健，可以使用指针、火柴点刺，王不留行耳穴贴等安全有效、简单易学的方法。

以下介绍刺法的保健作用与保健刺法的应用：

1. 刺法的保健作用

首先，疏通经络、和调虚实　刺法的作用主要在于疏通经络，使气血流畅。《灵枢·九针十二原》指出"欲以微针，通其经脉，调其血气"。如果机体某一局部的气血运行不利，刺法即可激发经气，促其畅达。所以，刺法的作用首先在于"通"。经络通畅无阻，机体各部之间才能密切联系，共同完成新陈代激活动，人才能健康长寿。

人体的生理活动、病理变化随时都在进行着，阴平阳秘是一种动态平衡，阴阳失和亦时有发生。刺法养生则可根据具体情况，纠正这种偏差，虚则补之，实则泻之。补泻得宜，可使弱者变强，盛者平和，以确保身体健康。清代潘伟如《卫生要求》即谓："人之脏腑经络血气肌肉，日有不慎，外邪干之则病。古之人以针灸为本……所以利关节和气血，使速去邪，邪去而正自复，正复而病自愈。"

其次，和调阴阳、强身防病 阴阳和谐是人体健康的关键。刺法则可疏通经络、和调虚实，使机体内外交通、营卫周流、阴阳和谐。如此新陈代谢身体自然会健旺，"阴平阳秘，精神乃治"，即可达到养生保健的目的。

晋代医家皇甫谧《针灸甲乙经》强调"用针之要，无忘养神""用针之要，在于知调。调阴与阳，精气乃充，合形与气，使神内藏"。现代研究证明，针刺某些强壮穴位，可以提高机体新陈代谢能力和抗病能力。如针刺足三里穴，血白细胞总数明显增加，吞噬功能加强。同时，还可以引起硫氢基酶系含量增高。硫氢基为机体进行正常营养代谢所必须，对机体抗病防卫的生理功能有重要作用。说明刺法确实具有强身防病、益寿延年的保健作用。

2. 保健刺法的应用

介绍方便实用的保健刺法"指针保健法"：

首先，指针概念 指针即以手指代针，按压、切掐或揉按经络穴位以治疗疾病、养生保健的方法。又称为指压疗法、点穴疗法。

其次，指针手法 根据不同穴位、不同病情可选用掐（拇指指甲在腧穴上向下切掐）、点（手指垂直地着力于腧穴上）、按（食指或拇指指头按在腧穴上不动，着力向下加压）、揉（食指或拇指或手掌放在腧穴上徐徐地来回揉动）等手法。

第三，指针保健 介绍几种常见的指针养生保健法：

情绪忧郁、失眠多梦：选灵台穴；或双侧神门、太溪、太冲穴。

灵台位于人体背部后正中线上，第6胸椎棘突下凹陷处；轻轻按压灵台，每次5～8分钟，临睡前1次。神门位于腕部、腕掌侧横纹尺侧端、尺侧腕屈肌腱的桡侧凹陷处，太溪位于足内侧、内踝后方与脚跟骨筋腱之间的凹陷处，太冲位于足背侧、第一二跖骨结合部之前凹陷处；按压或揉按以上3穴，每穴5分钟，早晚各1次。

精神紧张、偏头痛：选双侧风池穴。风池，位于后颈部，后头骨下，两条大筋外缘陷窝中，相当于耳垂齐平；指压震颤风池，频率为每分钟300次，按压震颤2分钟，间隔1分钟，反复5次，全程达15分钟，每日1次。

手指酸痛、鼠标手指：选鱼际穴。鱼际，位于手拇指本节即第1掌指关节后凹陷处，约当第1掌骨中点桡侧，赤白肉际处；点按揉掐鱼际，每次5～8分钟，每日2～3次。

老年习惯性大便秘结：选双侧足三里、天枢、中脘。足三里位于膝盖骨下四横指、胫骨边缘处；天枢位于脐旁两寸，肚脐向左右各三指宽处；中脘位于人体的上腹部，前正中线上，胸骨下端和肚脐连接线中点处。按压或揉按3穴，每穴3～5分钟，早晚各1次。

妇女痛经、月经不畅：选中极穴；或三阴交、血海、足三里、梁丘穴。中极位于下腹部前正中线，脐下四寸处，或耻骨和肚脐连线五等分、由下向上1/5处；按揉中极穴，每次5～8分钟，每日2～3次。三阴交位于内踝尖直上三寸，胫骨后缘处；血海位于大腿内侧，髌底内侧端上两寸，当股四头肌内侧头的隆起处；梁丘位于膝盖骨外端，伸展膝盖用力时筋肉凸出处的凹洼。按压或揉按四穴，每穴3～5分钟，每日1～2次。

（五十八）经络不通，治以按摩

经络不通，病生于不仁，治之以按摩。（《素问·血气形志》）

【释义】

中医学认为，人的经络要经常通畅，经络不通气血运行就会阻滞，阴阳平衡就会破坏，与之相联的皮肤肌肉、四肢百骸及五脏六腑功能都有可能失常，因此就会引起多种病证。

本条原文是说，由于各种病因的作用，人们的经络可出现瘀阻不通的状态。经络不通，气血运行不畅，一方面"不通则痛"会表现疼痛不适的症状；另方面"经络不通、气血不畅"会引起皮、肉、筋、脉、骨等形体组织失养，形体失养则会导致肢体麻木不仁。因为按摩具有畅通经络、顺畅气血、平衡阴阳、强健脏腑等功能，所以对于"经络不通，病生于不仁"的病证，调治可以选用按摩的方法。

本条原文讲的是按摩法可调治经络不通所致麻木不仁。

以下介绍经络疏通的重要意义、经络养生的常见方法以及按摩养生的常见方法：

1.经络疏通的重要意义

首先，经络的基本概念　经络是人体经脉和络脉的总称，其遍布人体，纵横交错，把人体的皮肤肌肉、四肢百骸及五脏六腑全部井然有序地互相联系起来。经络最主要的是连接体表和脏腑的12条主经以及贯通背部、腹部的督脉和任脉，即人们常说的14经脉。每条经脉上又有若干呈特殊感应点和刺激点的腧穴，即穴位。

经络是一种网络周身、联通整体与运行气血、协调阴阳的通道。除此之外，其尚有抗御病邪、反映病症和传导感应、调整虚实的功能。

其次，经络和养生关系　《内经》不仅创建了经络学说，同时还明确提出经络与养生保健和疾病治疗有密切关系。如《素问·五常政大论》说"夫经络以通，血气以从，复其不足，与众齐同，养之和之，静以待时，谨守其气，无使倾移，其形乃彰，生气以长，命曰圣王。"即是明证。是说人的经络要经常通畅运行，血气必须从容和顺，使虚损不足者恢复正常与正常人的体质功能一样，善于保养身体、调和失衡，平静耐心地对待变化，谨慎守护阴阳之气的平衡，不使发生此盛彼衰的失衡倾斜，可使形体充实、生机盎然，这就可称为极善养生的聪明人。也就是说，通过调理经络，可使经络畅通、血气和顺、阴阳平和，从而达到养生保健和治疗疾病的目的。

第三，经络疏通的意义　《灵枢·经脉》说："经脉者，所以能决死生，处百病，调虚实，不可不通。"是说生命是否存在，决定于经络；疾病之所以发生，是由于经络功能出了问题；身体之所以得以健康，疾病之所以得到痊愈，也是因为经络的作用，十分肯定地强调了经络尤其是经络畅通对人体的重要意义。

常言道"通则不痛，痛则不通"。就是说经络畅通，身体就健康无病，就不会发生疼痛等病证；而如果身体发生疼痛等不适表现，就说明经络不通畅、气血不顺畅，脏腑功能就会失常、阴阳就会失衡，就会发生疼痛等病症。《素问·生气通天论》说："气血以流，腠理以密……长有天命。"强调经络通畅、气血运行流畅对人体健康长寿的重要性。清代医家韦协梦《医论三十篇》强调："人之经络不通，则转输不捷。"《素问·灵兰秘典论》说："使道（经络）闭塞而不通，形（形体）乃大伤。"《素问·示从容论》说："经气不为使，真脏（五脏）坏决。"指出经络不通畅，会导致人体功能失常，形体受伤，脏腑虚衰，产生疾病，危害生命。所以中医养生与治病历来重视经络通调，《素问·调经论》明确指出"以通其经，神气乃平"，是说畅通经络、和调气血，可使脏腑功能安和、神气平和，才能强健身体、痊愈疾病，也才能健康长寿。

2. 经络养生的常见方法

中医学中独具特色的针刺、艾灸、拔罐、刮痧、按摩、穴位药物贴敷、传统健身功法等方法，由于其主要作用就在于通过刺激、锻炼经络与穴位，使得经络畅通，气血顺畅，阴阳平衡，脏腑强健，从而达到"阴平阳秘、精神乃治"的健康状态，所以这些均是常见的经络养生方法。

譬如按摩位于手臂的内关穴，有宁心安神、理气止痛的功效，可安定睡眠、稳定血压，若有心慌气短、晕车晕船，亦可得以缓解。又如按摩、艾灸位于下肢的足三里穴，有健脾养胃的功效，可增进食欲、帮助消化，若有胃痛、胃胀、腹胀、腹泻、食欲不振也能够得到缓解。这是因为内关穴到心脏有一条心包经在控制心脏的活动，而从足三里穴到胃有胃经的经脉直接联系、控制着胃的功能。

3. 常见的按摩养生方法

首先，按摩的基本概念　按摩一词，最早见于《黄帝内经》。推拿一词，始见于明代，如龚云林所著《小儿推拿方脉活婴秘旨全书》、万全所著《幼科发挥》，最早记载则见于张四维所著《医门秘旨》。1977年国家将其正式称为"推拿"；1993年国家标准将其学科定为"按摩推拿学"，简称"推拿学"；1999年国家劳动和社会保障部将其用于健康服务行为的劳动技能命名为"保健按摩"，简称"按摩"。

推拿与按摩基本相似，既可分别称呼，也可合起称呼。推拿与按摩的区分主要有三：一是中医的按摩叫推拿，而西洋按摩、印度按摩、泰式按摩等都不能叫推拿。二是推拿是正式的名称，常用于病理状况下，必须由医生来操作，常见于医院，有针对性，主要起治疗作用。按摩是老百姓的俗称，多用于养生保健或亚健康调理，不一定由医生来做，任何人只要经过一定的培训均可操作，常见于按摩院以及养生保健或亚健康调理机构，主要起放松身心、消除疲劳、维护健康作用。三是南方人习称为推拿，北方人习称为按摩。

其次，按摩的手法　养生保健、亚健康调理的自我按摩，常用的有推、拿、按、摩、揉、捏、颤、打等八种手法，逐一介绍：

推法：是以四指并拢，紧贴于身体皮肤上，向上或向两边推挤肌肉的手法。具体又可分为平推法、直推法、旋推法、合推法等。

拿法：是以大拇指和食指、中指指端对拿于身体一定的部位或穴位上，做对称用力、一松一紧地拿按的手法。常作为推拿的结束手法使用。

按法：是以拇指或掌根等在身体一定的部位或穴位上逐渐向下用力按压的手法。具体又分指按法、掌按法、屈肘按法等。是一种诱导的手法，常作为推拿的开始手法使用。

摩法：是以手掌或手指掌面附着于穴位表面，以腕关节连同前臂做顺时针或逆时针环形有节律摩动的手法。具体又分为指摩法、掌摩法、掌根摩法等。

揉法：是以手指掌面或手掌吸定于穴位上，做轻而缓和回旋揉动的手法。具体又分为指揉法、鱼际揉法、掌揉法等。大鱼际指人的手掌正面拇指根部至掌跟、伸开手掌时明显突起的部位，小鱼际指与大鱼际对应的掌内侧部位，鱼际揉法即用鱼际揉动的手法。

捏法：是以拇指与其余四指夹住身体一定部位，或以拇指与食指、中指夹住身体一定部位，相对用力挤压，在做挤压动作时还要上下移动的手法。如果捏法应用于脊柱部，称为捏脊。

颤法：是以手掌或掌指自然伸直着力于身体一定部位，用腕部做急剧而细微的颤动的手法。

打法：是以拳背、掌根、掌侧小鱼际、指尖或桑枝棒击打体表一定部位或穴位的手法。

上述八种手法，不是单纯孤立地使用，常常是几种手法相互配合进行。

第三，按摩养生的手法　介绍唐代著名医家、养生大家孙思邈的按摩养生法：

发常梳：将手掌互搓 36 下，令掌心发热，然后由前额开始扫上去，经后脑扫回颈部。早晚各做 10 次。头部有很多重要的穴位，经常"梳发"，可以防止头痛、耳鸣、白发和脱发。

齿常叩：口微微合上，上下排牙齿互叩，无须太用力，但牙齿互叩时须发出声响，做 36 下。可以通上下颚的经络，保持头脑清醒，加强肠胃吸收，防止蛀牙和牙骨退化。

漱玉津：口微微合上，将舌头伸出牙齿外，由上面开始，向左慢慢转动，一共 12 圈，然后将口水吞下去。之后再由上面开始，反方向做 12 圈。从现代研究角度分析，唾液含有大量消化酶，本法因此可以强健肠胃消化功能。

耳常鼓：手掌掩双耳，用力向内压，放手，应该有"噗"的一声，重复做 10 下。将耳朵反折，双手掩耳，双手食指扣住中指，以食指用力弹后脑风池穴 10 下。每天临睡前后做，可以增强记忆和听觉。

腰常摆：身体和双手有韵律地摆动，当身体扭向左时，右手在前，左手在后，在前的右手轻轻拍打小腹，在后的左手轻轻拍打命门穴位，反方向重复。最少做 50 下，做够 100 下更好。可以强化肠胃、坚固肾气，防止消化不良、胃痛、腰痛。

腹常揉：搓手 36 下，手暖后两手交叉，围绕肚脐顺时针方向轻揉，揉的范围由小到大，做 36 下。可以帮助消化吸收、消除腹部鼓胀。

摄谷道（即提肛）：吸气时，将肛门的肌肉收紧，闭气，维持数秒，直至不能忍受，然后呼气放松。无论何时都可以练习。最好是每天早晚各做 20 ～ 30 次。相传此动作是"十全老人"乾隆最得意的养生功法，有调整呼吸、补气强身、强健胃肠等功效。

膝常扭：双脚并排，膝部紧贴，微微下蹲，双手按膝，向左右扭动，各做 20 下。可以强健膝关节，所谓"人老腿先老，肾亏膝先软"，要延年益寿，应由双腿做起。

脚常搓：右手擦左脚，左手擦右脚，由脚跟向上至脚趾，再向下擦回脚跟为 1 下，共做 36 下；两手大拇指轮流擦脚心涌泉穴，共做 100 下。脚底有涌泉等穴位，同时集中了全身器官的反射区，经常搓脚可以滋肾降火、强化脏腑，治失眠、降血压、除头痛。

九、气功养生

（五十九）呼吸精气，肌肉若一

呼吸精气，独立守神，肌肉若一。（《素问·上古天真论》）

【释义】

呼吸精气：即气功锻炼中的调息法，指通过呼吸运动的调节来促进真气即肾气、元气的运行。通过呼吸吐纳，吸收自然界精纯的清气即氧气，排出人体代谢后的浊气即二氧化碳，可以调理肺气，使气机协调，经脉畅通，元气、肾气因此就能周流全身而发挥其重要的生理功能。

独立守神：属气功锻炼中的调心法，有时亦称调意即意念调控。调心法的基本要求，如《素问·上古天真论》所言"恬惔虚无""精神内守"。恬惔虚无，即思想安闲清净，没有忧思杂念；精神内守，即意守入静，以神御气。两者均指思想安定清静，顺其自然，是气功锻炼调心入静的基本要求。

肌肉若一：若一，即始终如一。肌肉若一，即通过气功锻炼，使全身肌肉筋骨形体各部达到高度的协调，此属调形的范畴。此外，肌肉若一亦可理解为肌肉皮肤始终如一、保持青春而不易衰老的养生效果。

本条原文是说，人们通过气功锻炼的吐纳调息"调息法"，吸收自然界精纯的清气；通过气功锻炼的意念调心"调心法"，促进人体精神的守持。由此即可达到预防衰老的养生保健目的，肌肤可保持青春常在而不易衰老。

以下介绍气功养生的基本知识、基本要领与常见功法：

1. 气功养生的基本知识

首先，气功的基本概念　气功一词，最早见于晋代许逊著的《宗教净明录·气功阐微》。在晋代以前的典籍中，其在道家称之为"导引""吐纳""炼丹"，在儒士称之为"修身""正心"，在佛门称之为"参禅""止观"，而在医家则称之为"导引""摄生"。在历代医学、养生学典籍中，以"导引"为名者较为普遍，而"气功"之称则是在近代才广为应用。

气功属于中医养生学的范畴，是通过人的意念、呼吸与形体的调整锻炼，即调心、调息和调形的方法，使人体身心融为一体，营卫气血周流，百脉运行通畅，脏腑功能和调，以达到增进健康、少生疾病、延年益寿目的的传统养生方法。

其次，气功的作用机理　调心是指意念专注，排除杂念，宁静以养神；调息是指呼吸均匀和缓，气道畅通，柔和以养气；调身是指各种适宜的形体锻炼，可使气血周流，脏腑和调。通过系统的锻炼，可使精、气、神三者融为一体，以强化新陈代谢的活力，使得精足、气充、神全，身体自然强盛，衰老自然推迟，生命亦会延长。

从现代研究的角度来说，在气功锻炼的过程中，调形可使全身的肌肉骨骼放松，有助于中枢神经系统特别是交感神经系统紧张性的下降，因而可使不良情绪得到改善。调息则通过呼吸的调整，可以按摩内脏，促进血液循环，增进器官功能。同时，可通过兴奋呼吸中枢，进一步影响和调节自主神经系统的功能。而调心即意守以至于入静，对大脑皮层的调节作用可使大脑皮层细胞得到充分的休息，也能对外来的有害刺激产生保护作用。因此，练功中出现的呼吸抑制、交感神经抑制和骨骼肌放松等改变，可使大脑的活动更加有序，从而大大提高脑细胞的活力，使大脑的潜力得以发挥，更好地促进身心健康。因此，气功可以增强体质，防病治病，益寿延年。

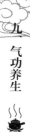

2. 气功养生的基本要求

首先，调心、调息与调形

调心：主要是"存想"，是调心的一种方式。意念想象一个场景画面并意守这个画面，在融入感受这种境界的过程中锻炼自己的心性，是强化精神力的一种方式，也是冥想、坐禅、练气前平静心情的一种方法。

调息：即"吐纳"，是冥想和气功等传统养生方法中对于呼吸的一种称谓，是一种调整呼吸的方法。其中"吐"解释为呼气、释放、同化；"纳"解释为吸气、吸收、内敛。

调形：为通过系统的方法对身体的一种良性调节，通过一定的动作，配合意识、呼吸去引导体内肌肉、血脉、脏器等按照一定的规律要求运动，主要分为动静两大类，是气功入门必修课程之一。

其次，气功锻炼基本要求

松静自如：松静自如也称为松静自然，是气功锻炼的最基本要求。"松"是指身体和精神两方面都要放松。人体常常受到外界环境种种因素的影响，精神和身体常处在紧张状态，使身体功能难以正常发挥，甚至导致各种疾病的出现。因此，练功首先要从消除紧张状态入手，先使精神尽量放松。只有精神不紧张，才能做到身体的真正放松。所谓身体放松，也不是完全松弛、松懈或松散无力，而是指松而不懈，松中有紧，紧而不僵。

动静结合：一方面是指在练功方式上强调静功与动功的密切结合，另一方面是指在练动功时要掌握"动中有静"，在练静功时要体会"静中有动"。动，指形体外部和体内"气息"的运动，前者即

"外动"，而后者即"内动"。静，指形体与精神的宁静，前者即"外静"，后者即"内静"。 在气功修习中，"动"与"静"既是相对的，又是辩证统一的。

下实上虚：下实上虚，又称为上虚下实，是各种练功方法的普遍要求。气功锻炼中所说的"上虚"是指身体上部，即脐以上要轻松虚灵；"下实"是指身体下部，即脐以下要充实有力，下元充沛。

意气相随：意气相随，是指练功者用自己的意念活动去影响呼吸和内气的运动，使体内的气息运动和意念活动能保持一致。"意"是指练功者的意念活动；"气"是指人体的真气，包括呼吸之气和内气，即丹田气或称元气、肾气。

火候适度：火候适度，是指对练功的一些要求及限度把握要适当，要恰到好处，太过或不及，不仅不能达到养生保健的作用，可能还会起到反作用。火候适度，主要指练功时的意念、呼吸、身形姿势及练功时间等方面要把握适当。

循序渐进：循序渐进，是指练习气功不能急于求成，必须由易到难，由少到多地循序递进。同时也要根据个人的身体情况逐渐增加练功强度和习练时间，不能超越自己体能的限度。

3. 气功养生的常见功法

介绍两种气功养生的常见功法：

首先，"六字诀" 六字诀，又称六字气诀，是通过"嘘、呵、呼、呬、吹、嘻"六个字的吐气发声进行锻炼的一种静功。六字诀历史久远，流传广泛，由南朝医药学家、养生家陶弘景创始，历代医家或养生家也从不同的角度对其进行了补充与完善。其中健身气功六字诀是在对传统六字诀进行挖掘整理的基础上，运用相关现代科学理论与方法编创而成，并由国家体育总局于2003年统一向全国推广。

一是基本要求：

预备式：两足开立，与肩同宽，头正颈直，含胸拔背，松腰松胯，双膝微屈，全身放松，呼吸自然。

呼吸法：顺腹式呼吸，先呼后吸，呼气时读字，同时提肛缩肾，体重移至足跟。

调息法：每个字读六遍后，调息一次，以稍事休息，恢复自然，早晚各练三遍。

二是具体功法：

嘘字功：平肝气。嘘，xu 音，口型为两唇微合，有横绷之力，舌尖向前并向内微缩，上下齿有微缝。呼气念嘘字，足大趾轻轻点地，两手自小腹前缓缓抬起，手背相对，经胁肋至与肩平，两臂如鸟张翼向上、向左右分开，手心斜向上；两眼反观内照，随呼气之势尽力瞪圆；屈臂两手经面前、胸腹前缓缓下落，垂于体侧，再做第二次吐字。如此动作六次为一遍，做一次调息。嘘气功可以调治目疾、肝肿大、胸胁胀闷、食欲不振、两目干涩、头目眩晕等不适。

呵字功：补心气。呵，ke 音，口型为半张，舌顶下齿，舌面下压。呼气念呵字，足大趾轻轻点地，两手掌心向里由小腹前抬起，经体前至胸部两乳中间位置向外翻掌，上托至眼部；呼气尽吸气时，翻转手心向面，经面前、胸腹缓缓下落，垂于体侧，再做第二次吐字。如此动作六次为一遍，做一次调息。呵气功可以调治心悸、胸痹、失眠、健忘、盗汗、口舌生疮、舌强语謇等不适。

呼字功：培脾气。呼，hu 音，口型为撮口如管状，舌向上微卷，用力前伸。呼气念呼字，足大趾轻轻点地，两手自小腹前抬起，手心朝上，至脐部，左手外旋上托至头顶，同时右手内旋下按至小腹前；呼气尽吸气时，左臂内旋变为掌心向里，从面前下落，同时右臂回旋掌心向里上穿，两手在胸前交叉，左手在外，右手在里，两手内旋下按至腹前，自然垂于体侧。再以同样要领，右手上托，左手下按，做第二次吐字。如此交替共做六次为一遍，做一次调息。呼字功可以调治腹胀、腹泻、乏力、纳差、肢体痿弱不用、水肿等不适。

呬字功：补肺气。呬，si 音，口型为开唇叩齿，舌微顶下齿后。呼气念呬字，两手从小腹前抬起，逐渐转掌心向上，至两乳平，两臂外旋，翻转手心向外成立掌，指尖对喉，然后左右展臂宽胸推掌如鸟张翼；呼气尽，随吸气之势两臂自然下落垂于体侧。重复六次，调息。呬字功可以调治咳喘、短气、自汗、易患外感等不适。

吹字功：补肾气。吹，chui 音，口型为撮口，唇出音。呼气读吹字，足五趾抓地，足心空起，两臂自体侧提起，绕长强、肾俞向前划弧并经体前抬至锁骨平，两臂撑圆如抱球，两手指尖相对；身体下蹲，两臂随之下落，呼气尽时两手落于膝盖上部；随吸气之势慢慢站起，两臂自然下落垂于身体两侧。共做六次，调息。吹字功可以调治腰膝酸软、盗汗遗精、阳痿、早泄、子宫虚寒等不适。

嘻字功：理三焦。嘻，xi 音，口型为两唇微启，舌稍后缩，舌尖向下，有喜笑自得之貌。呼气念嘻字，足四、五趾点地，两手自体侧抬起如捧物状，过腹至两乳平，两臂外旋翻转手心向外，并向头部托举，两手心转向上，指尖相对；吸气时五指分开，由头部循身体两侧缓缓落下并以意引气至足四趾端。重复六次，调息。嘻字功可以调治三焦不畅而引起的眩晕、耳鸣、喉痛、胸腹胀闷、小便不利等不适。

其次，"内养功" 内养功有广义和狭义之分。广义者指传统气功中以锻炼自身精气神为主，具有静心宁神、调理内脏、培补元气作用的功法而言。狭义者指的是河北省北戴河气功疗养院刘贵珍先生倡导的"气功疗法"的一种。此处所指是后者。

一是基本姿势：本功法不论采用哪种姿势，只要自然、端正即可，一般采用靠坐式或侧卧位。两眼微闭，注视鼻尖，口亦微闭，舌抵上颚。

二是调匀呼吸：本功采用停闭呼吸法，可分为三种：一是吸－停－呼－吸，二是吸－呼－停－吸，三是吸－停－吸－呼。如此周而复始，循环不已。从开始到结束，呼吸都要平静均匀，缓缓进行。并要注意以下两点：一是呼吸深长、轻细、均匀。在整个呼吸中，只有细细地、轻轻地吸气和呼气，才能呼吸深长和没有呼吸声音，不然就会短促、吃力、不能持久；呼吸均匀，是尤为重要的，只有把吸、停、呼三者调匀，才能使呼吸持续稳定。二是建立鼻呼鼻吸、气沉丹田的条件反射。呼吸时，大脑要有意识地诱导，使气下沉丹田，逐渐建立条件反射，这要耐心培养，不能操之过急；故意用劲鼓肚子或憋气则难以达到目的。

三是意守丹田：即在意念活动中，想象以腹内脐下 3 寸处的关元穴为中心形成一个球形，使思想集中，排除杂念。这样以一念代万念，则易于入静。意守应自然，不可无意去守，亦不可强守，应是似守非守。愈静则效果愈好，达到稳定安静的半睡眠状态，则能对高级神经中枢起到保护性抑制作用，结合内脏自然而平缓的活动，可使身体各部的功能恢复到正常的生理状态。妇女练意守丹田时有的会出现经期延长或经量过多，此时应改为意守膻中，即意想在胸腔中，两乳之间，以膻中穴中心形成一个圆形平面。

四是收功结束：练完功后不要急于起来，要以肚脐为中心，用一手掌心按在肚脐上，另一手掌心贴在这只手的手背上，两手同时以肚脐为中心揉转，先由内向外，由小到大缓缓划圈，左转 30 圈。稍作停顿后，再由外向内，由大到小划圈，右转 30 圈，到肚脐处停止，即是收功。然后，可以随意活动活动身体，但不要做剧烈运动。

（六十）气虚病证，掣引调补

气虚宜掣引之。(《素问·阴阳应象大论》)

【释义】

掣：作"掣"，音 chè，有提、拽、挽、牵、导等含义，与"引"相合，释为升提、挽回、导引等。如明代医家李念莪谓："提其上升，如手掣物也。"唐代医家王冰说："掣读为导，导引则气引条畅。"掣引即指升提补气法与气功导引法。

气虚：指气的虚衰不足，统指脏腑正气虚弱，即脏腑功能、机能低下、不足。气虚又有何脏之虚、何部之虚的区别，不同的气虚则需用不同方法调治。因此明代医家张景岳将气虚分为上气虚（肺气虚）、中气虚（脾气虚）与下气虚（肾气虚）三种，相应的将气虚之治引申为上气虚者升而举之、下气虚者归而纳之、中气虚者温而补之，皆属掣引之义。所以，"掣引"的含义又可扩展为升举、收纳、温补等。

本条原文是说，人体若有气虚病证，需用升提补气法或气功导引法等方法调治。

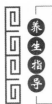
本段原文讲的是气虚病证，需用升提补气法或气功导引方法调治。

以下介绍气虚的基本知识、气虚体质的判定与养生方法：

1. 气虚的基本知识

首先，"气"的基本概念　中医学所讲的气，一是指维持人体生命活动的基本物质，如呼吸之气和水谷营养之气等；二是指脏腑功能活动的代名词，如心的功能活动称"心气"、肺的功能活动称"肺气"等。

气的功能甚为广泛，对生理活动、血液循环等有推动作用，对体温调节有温煦作用，对外邪侵犯机体有防御作用，对血液可不致"外溢"和尿液、汗液的排出有固摄的作用。由于不同的气有不同的功能，因而名称也不同，禀受于先天而又受后天充养、维持人体正常生长发育的原动力，称"元气"；由肺吸入的清气和经脾胃运化的水谷精微结合而成的叫"宗气"，宗气与气血运行、寒温调节、肢体活动及呼吸、声音的强弱，均有密切关系；由水谷精微所化生，行于脉外的称"卫气"，卫气可以护卫肌表、抗御外邪、控制汗孔、调节体温、温煦脏腑。

其次，气虚的概念与分类　气虚，是指由于元气不足引起的一系列病理变化及证候。

气虚的表现，一般有身体虚弱、面色苍白、精神萎靡、呼吸短促、懒言少语、语声低微、四肢乏力、头晕目眩、食欲不振、自汗多汗，活动时诸症加剧等。

气虚，包括元气、宗气、卫气的虚损，以及气的推动、温煦、防御、固摄功能的减退，以及脏腑功能活动低下或衰退。临床上，气虚还可分为肺气虚、心气虚、脾气虚、肾气虚诸证。

2.气虚体质的判定

首先，气虚体质的形成　气虚体质，亦称气虚质，是指由于元气不足，以气息低弱，机体、脏腑功能状态低下为主要特征的一种不良体质状态。

气虚体质的形成，是先天与后天共同作用的结果。先天遗传因素是气虚体质形成的内在基础，如果父母是气虚之体，那么子女也可能出现气虚体质。后天环境是气虚体质形成的外部条件，是决定体质动态可变的重要因素。

后天环境因素，对气虚体质形成关系密切，同时由其形成的气虚体质持续时间可长可短，具有可变性的特点。具体来说，有以下六个原因可致气虚：一是饮食营养状况低下，如饮食水谷长期缺乏、长期偏食；二是恶劣的地理环境影响，像久居高原，长期清气即氧气不足；三是精神情志刺激，如忧思悲恐不良情志长期作用于人体而得不到恢复；四是社会因素干扰方面，像社会动荡、人际关系不协调、工作压力较大；五是过劳、过逸，如体劳、心劳、房劳过度劳累，或过度安逸；六是疾病日久耗伤，像疾病日久出现气虚体质或在疾病中后期伴有气虚体质等。

其次，气虚体质的判定　气虚体质，以疲乏、气短、自汗等表现为主要特征，伴随肌肉松软不实；平素语音低弱，气短懒言，容易疲乏，精神不振，出汗较多，性格内向，不喜冒险；易患感冒、内脏下垂等疾病；病后康复缓慢；对外界环境适应能力差，不耐受风、寒、暑、湿邪。一些气虚体质者身体还会发胖，是因为气虚不能运化体内的津液，水湿潴留，故身体偏胖；另一些气虚体质者身体消瘦，是因为气虚不能把营养物质输送充养到周身。

3.气虚质养生方法

气虚体质的养生保健关键在于补气。肾为元气之根，肺为体内外气体交换的场所，脾为气血生化之源，故补气重在培补元气、补肺健脾。

体质虽是相对稳定的个体特性，但并非是一成不变的，特别是由后天环境因素形成的气虚体质，持续时间可长可短，具有可变性。因此，重视后天养生保健，改善气虚体质，对提高健康水平、少生疾病、延年益寿，有积极意义。

气虚体质的养生保健方法如下：

精神调摄：气虚之人，多有精神不振，故在精神调养方面，要省思少虑，以免损气伤身，影响健康。

起居调摄：气虚体质者，容易疲劳，故应起居有常，劳逸结合，防止过劳。

运动养生：气虚之人，身体较弱，一般不宜运动过量，以防过汗伤气，应选择活动量小的运动如散步、慢跑、太极拳，或做强壮功、站桩功、保健功等气功。气功锻炼功法，摩腰，将腰带松开后端坐，双手相搓，以略觉发热为度，将双手置于腰间，上下搓摩腰部，直至感觉发热为止。"吹"字功，直立，双脚并拢，两手交叉上举过头，然后弯腰，双手触地，继而下蹲，双手抱膝，心中默念"吹"字，连续做10余次。

饮食调养：肾气虚表现为周身乏力、腰酸腿软、遗尿夜尿，应常食山药、栗子、海参，尤其海参是高蛋白、低脂肪、低胆固醇食物，可常食；肺气虚表现为呼吸气微、懒言少语、易患感冒，应常食山药、百合、五味子；脾气虚表现大便稀溏、食欲不振、四肢乏力，可多食谷米、大枣、蜂蜜、神仙鸭，神仙鸭既补脾又益肺，可常食。神仙鸭源于民间验方，录于《中国益寿食谱》，是将大枣、白果、莲子放入碗内，再加入人参粉和匀，装入鸭腹，然后将鸭放在锅里用武火蒸制而成。

药物补养：气虚之人宜常服山药、人参等药食两用物品，或黄芪、党参等补气药物。偏脾气虚者宜选补中益气丸或参苓白术散等中成药；偏肾气虚者可服用金匮肾气丸等中成药；属肺气虚者，可常服玉屏风散或生脉颗粒等中成药。

（六十一）肾有虚损，服气咽津

肾有久病者，可以寅时面向南，净神不乱思，闭气不息七遍，以引颈咽气顺之，如咽甚硬物，如此七遍后，饵舌下津令无数。（《素问·刺法论》）

【释义】

寅时面向南：指在寅时、面南进行气功锻炼。寅时，指古时十二个时辰计时的一个时段，具体是指凌晨3时至5时。寅时气血注入肺，肺脏功能强盛，肺脏在五行中的属性是"金"，肾脏在五行中的属性是"水"，按照五行学说的理论，金能生水，所以寅时进行气功锻炼，取"金能生水"之义，有"借肺补肾"、补益肾脏的作用。五行学说认为，南方对应"火"，阳气旺盛，因此面南进行气功锻炼，有取南方阳气，增强人体阳气，改善肾阳虚病证的作用。

"服气""咽津"，均属气功锻炼的方法。服气，又称"食气""行气"，语出三国曹魏时期养生家嵇康《养生论》之"呼吸吐纳，服气养身"，指通过呼吸吐纳锻炼，吸纳天地精焞，以此锻炼身体的方法。咽津，又作咽液、咽唾，即咽口中津液，明代医家龚居中《红炉点雪》说："津既咽下，在心化血，在肝明目，在脾养神，在肺助气，在肾生津泽，自然百骸调畅，诸病不生。"既属气功锻炼的方法，又为气功锻炼的辅助方法。

本条原文是说，肾脏有长期病损的人，可以在寅时，也就是凌晨3时至5时，面向南方，采取咽津法调治。首先是"调神"与"服气"，要求净神宁心，不要胡思乱想；然后是"调息"，要求把气吸足屏住，觉得快要屏不住的时候，把脖子伸长，再吞一口气进来，像是吞咽硬东西那样吞落下去，然后再慢慢把气呼出，这样的调息动作要连续做七次；最后是"咽津"，要求把舌根下涌出的唾液慢慢地咽下。由于寅时人体肺脏功能强盛，通过"金生水"，可补益肾脏；南方阳气旺盛，通过南方阳气，可增强人体阳气。而"服气""咽津"之法，则可补气、益精，使人体气足、精充，身体健康。因此，肾脏虚损的病证，如肾精、肾气、肾阴、肾阳等虚衰不足，均可采取本法来调养。

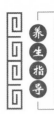

以下介绍肾虚证的基本情况与养生方法：

1. 肾虚证的基本情况

肾虚即肾脏的虚衰不足，其既见于疾病之中，亦见于虚弱体质与亚健康状态。

中医说的"肾"，与目前西医所说的"肾"不完全相同，它不单指主管泌尿的肾实体，而是一个生理性的概念，大体相当于西医所说的泌尿系统、生殖系统的功能，水液代谢、能量代谢以及部分呼吸系统、神经系统、骨骼系统的功能。虚，是指功能的减退。所以"肾虚"应包括上述方面功能的衰退或不足。

中医说的"肾虚"，一般来说分为肾阳虚、肾阴虚、肾精不足、肾气不固与肾不纳气几个类型：

（1）肾阳虚

多由素体阳虚，或年老肾亏，或久病伤肾，以及房劳过度等引起。肾阳虚主要有腰膝酸软，畏寒肢冷，尤以下肢为甚，头目眩晕，精神萎靡，面色㿠白，或面色黧黑，或黑眼圈等表现；主要会导致男子阳痿，妇女性欲冷淡、宫寒不孕，或大便久泄不止，完谷不化，五更泄泻，或浮肿，腰以下为甚，按之凹陷不起等病证。

（2）肾阴虚

多由久病耗伤，或禀赋不足，或房劳过度，或过服温燥补阳药物引起。肾阴虚主要有腰膝酸软，下肢无力，眩晕耳鸣，失眠多梦，形体消瘦，潮热盗汗，五心烦热，咽干颧红，溲黄便干表现；主要会引起男子阳强易举、遗精或阳痿，妇女经少、经闭或崩漏等病证。

（3）肾精不足

多由先天发育不足，或后天调摄失宜，或房事过度，或大病久病伤肾等引起。肾精不足，主要有儿童发育迟缓，囟门迟闭，身材矮小，智力低下，骨骼痿软，动作迟钝；成年男子精少不育，女子经少经闭或不孕，性功能减退；成人早衰，脱发齿松，耳鸣耳聋，腰膝酸软，精神呆钝，健忘恍惚等表现。

（4）肾气不固

多由年老肾气亏虚，年幼肾气未充，或房劳过度，损伤肾气，或久病劳损，耗伤肾气引起。肾气不固，主要有面色发白，腰膝酸软，神疲乏力，耳鸣失聪，小便频数而清，或尿后余沥不尽，或遗尿，或夜尿频多，或小便失禁，男子滑精、早泄，女子月经淋沥不尽，或带下清稀量多，或胎动易滑等表现。

（5）肾不纳气

多由久病咳喘，肺虚及肾，或劳伤肾气引起。肾不纳气，主要有久病咳喘，呼多吸少，气不得续，动则喘甚，自汗神疲，声音低怯，腰膝酸软等表现。

2. 肾虚的养生方法

以下介绍肾虚的常见养生方法：

首先，节欲保精　精为人身三宝之一，保精是强身的重要环节。在结婚之前要防止自慰过度，既婚则需节欲，绝不可放纵性欲。自古就有"强力入房则伤肾"之说。所谓伤肾实由失精过多引起，因此，节欲保精是强肾的重要方法之一。（相关内容参考本书"房事养生"部分）

其次，药食补养　体质虚弱者，亚健康状态，可根据具体情况，辅以药食保健。肾阳虚者，单味药食如鹿茸、海马、紫河车、巴戟天、核桃肉、肉苁蓉、玛卡等，中成药像金匮肾气丸、右归丸等；肾阴虚者，单味药食如枸杞子、山茱萸、楮实子、淡菜、龟肉、鳖肉等，中成药像六味地黄丸、左归丸等。阴阳两虚者，单味药食如制何

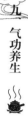

首乌、山药、黑芝麻等，中成药像全鹿丸、二仙汤等。

第三，咽唾养生　以下介绍几种常见的肾虚咽唾养生法：

舐腭咽唾法：轻轻闭住口唇，用舌头舐上腭，转圈舐 20～40 下，口中即有唾液分泌，然后慢慢咽下，每日 2～3 次。

鼓腮咽唾法：紧闭口唇，用力向外吹气，两腮便会鼓起，舌头在两腮部来回舐动，唾液便会很快分泌，等口中唾液多了便慢慢咽下，每日 2～3 次。

叩齿咽唾法：闭住口唇，上下牙齿轻轻叩打，叩齿之后，用舌头搅动口齿，一般是围绕牙齿，先左后右，先外后内，先上后下，依次轻轻搅动 30 次，用力要柔和自然，然后舌抵上腭部以聚津液，待唾液增多时再鼓腮含漱 10 余次，最后分三口徐徐咽下，并以急念送到脐下丹田处为佳。

气功配合咽唾法：端坐，排除杂念，舌抵上腭，牙关紧闭，调息入静之后，唾液源源而来，待到唾液满口时，低头缓缓咽下，并以意念送到脐下丹田处。

咽唾养生法，简而易行，长期坚持，可使人精神常留，气足神旺，容貌不枯，耳目聪明，从而达到老而不衰，延年益寿的养生目的。

十、病后养生

（六十二）热病调养，注意食忌

> 病热少愈，食肉则复，多食则遗，此其禁也。(《素问·热论》)

【释义】

热：指热病，即由于感受外邪所致的一切外感发热性疾病的总称。

复：复发，此指疾病复发。

遗：隋唐医家杨上善注释说："遗，余也。大气虽去，犹有残热在脏腑之内外。"是指余邪不尽、残热遗留。

禁：禁忌，此指热病的禁忌。由于饮食原因而引起疾病复发的，后世医家如东汉时期的张仲景称其为"食复"。

《素问·热论》说："诸遗者，热甚而强食之，故有所遗也。若此者，皆病已衰，而热有所藏，因其谷气相薄，两热相合，故有所遗也。"就是说，凡是余邪、残热不尽的，都是由于在热病将要痊愈而发热没有完全消退的时候，勉强饮食引起的。因为此时病势已经衰退，但由于尚有余热蕴藏于内，假如勉强饮食，则必因饮食得不到消化而生热，谷气之热与残存的余热两相交迫，又重新发热，所以会有余热不尽的情况出现。

本条原文是说，人们患了热病，疾病将痊愈时，由于此时脾胃消化功能较弱，胃气未复，如果吃肉食太多，或是吃得食量太大，必因饮食得不到消化而生热，疾病的残热与食热两相交迫，会使病情反复、加重，会使热邪遗留，疾病不易痊愈，这就是热病的禁忌。

本条原文讲的是热病初痊愈，食肉则复，多食则遗，即热病的饮食禁忌。

以下介绍"食复"的基本知识与预防方法：

1. "食复"的基本知识

首先，"食复"的概念 很多人热病、大病初愈，就匆忙进行滋补调养，大鱼大肉自不用说，就连黄芪、党参、燕窝等补药也一应俱全。生病期间胃口不佳，病愈之后想吃好点儿，多吃点儿，使身体早日康复，这种想法是可以理解的，但食补要按一定的步骤，循序渐进地实施，不宜操之过急。如果食物、药物补养失宜，在各脏腑功能恢复之前急于进补，不但于事无补，还往往会事与愿违，甚至会导致疾病复发，或是症状加重。这种现象在中医学中称之为"食复"，值得大家高度重视。

其次，"食复"的表现 "食复"表现，主要为原有疾病症状加重，或者兼有其他症状。其中以消化道疾病和感染性、传染性疾病之中最为多见。

"食复"患者常见脾胃运化功能障碍的表现，包括脘腹胀满、胃痛腹痛、大便溏泄、消化不良、恶心呕吐等。比如痢疾、功能性腹泻患者刚愈不久即过食油腻、生冷、滋腻之物，会使原有疾病复发。同时导致病后机体功能不得恢复，水谷运化不能正常，老病不去，新病又至。

"食复"患者还常见因补而不辨体质出现的不适或症状，例如肺痨病初愈而进食温补之品，常会导致口干唇焦、鼻出血、干咳、夜不能寐、手足心发热等阴虚火旺的不适或症状，甚至导致肺痨疾病的复发。

2. "食复"的预防方法

大病初愈不可强食，食物进补一定要循序渐进，同时对特殊患者要采取预防性调治措施。

首先，不可强食　明代医家张景岳《景岳全书》说："不欲食者，不可强食，强食则助邪；新复之后，胃气初醒，尤不可纵食。"

病后饮食补养要循序渐进：病后食补要循序渐进，不可操之过急。病愈初期最好是粳米、怀山药、薏苡仁煮稀粥为主，以调理脾胃、醒脾开胃为原则。在脾胃调理好之后，逐渐增加营养以增补正气，但还不能恣意进食，这时可以选择相适宜之品，适当地摄入。在食品的选择上，总原则是从平补开始，逐渐增加，不宜操之过急，急于求成。

病后饮食补养要辨证施养：病后食补养要辨证施养，不可随意进补。根据病后患者的阴阳、表里、寒热、虚实之不同，选择性味适宜的食物，辨证施养，这也是病后进补的重要环节。比如：热病必耗气伤津，病后可选清热生津的西瓜、梨子、甘蔗汁、绿豆、莲藕、荸荠、龟肉、老鸭、怀山药、薏苡仁等；久病后阳气虚衰、畏寒肢冷、倦怠无力、腰酸背痛，宜选温阳益气的大枣、桂圆、栗子、胡桃、牛肉、羊肉、狗肉等，这样就能避免"食复"的发生，又有补益的作用。

其次，预防调治　老年人、儿童患者，或原本有脾胃疾病者，易于发生"食复"，可采取预防性调治措施。介绍两首药膳方：

山楂麦芽茶：源于《中国中医药报》（2015年2月18日），为邓沂教授经验方，取山楂、生麦芽各10g，同置杯中，倒入开水，加盖，泡闷10分钟，口淡、便稀者加入适量红糖调味，口苦、便干者加入适量白糖调味，随喝随添水，至色淡味尽止；本方消食化滞，适用于普通人群罹患疾病后"食复"的预防。

消食鸡蛋羹：源于《临床验方集锦》，取山药、茯苓、莲子、麦芽、槟榔各15g，山楂20g，鸡内金30g，共研细末，备用。用时每次5g，加鸡蛋1枚、清水适量调匀蒸熟，加适量食盐或酱油调味即可，随意食用；本方补脾益气、消食开胃，适用于老年人、儿童患者等平常消化功能虚弱人群，或慢性胃炎、功能性消化不良等患者罹患疾病后"食复"的预防。

（六十三）凡药有毒，无使过之

> 大毒治病，十去其六；常毒治病，十去其七；小毒治病，十去其八；无毒治病，十去其九。谷肉果菜，食养尽之，无使过之，伤其正也。（《素问·五常政大论》）

【释义】

毒：有广义和狭义之分。广义的"毒"，一般是指药物的偏性；狭义的"毒"，往往指药物的毒性。此处的"毒"主要是指药物的偏性。

本条原文是说，是药就有"毒"，药物能祛邪治病，但亦会损伤正气。因此用药物治病，要掌握适当的度，凡用毒性大的药物治病，只能用到十分之六，就应该停药；用毒性一般的药物治病，只能用到十分之七，就应该停药；用毒性小的药物治病，只能用到十分之八，就应该停药；即便是用没有毒性的药物治病，也只能用到十分之九，就应该停药。用药未能尽除的病邪，可以利用人体自身正气的抗邪、康复功能，或是采用谷肉果菜等食材食养的方式来祛除。用药治病，不可过度，以免损伤人体的正气。

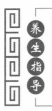

养生指导

本条原文讲的是"凡药有毒，无使过之"，即病后服药，需预防"药毒"。

以下介绍"药毒"的基本概念与药物养生的注意事项：

1. "药毒"的基本概念

首先，"药毒"的概念

广义的"药毒"：一般是指药物的偏性。所谓偏性是指药物寒热温凉、升降浮沉等的偏性，如大黄苦寒，有清泄邪热、通调大便的功效，是通泄大便、往下的偏性；麻黄辛温，有发汗解表、兴阳升压的作用，为发汗、升压、向外、向上的偏性。

狭义的"药毒"：在传统本草、药物著作中有"有毒""大毒""小毒"等标注，现代《药典》中大都指药物的毒副作用，如未经炮制的半夏有毒，可引起舌、咽、口腔麻木、肿痛和张口困难等中毒症状，重者可产生呕吐，严重者甚至会发生窒息；又如乌头由于采集时间、炮制方法、煎煮时间不得法，用量过多，引起中毒，出现口舌及全身发麻、恶心呕吐、胸闷、痉挛、呼吸困难、血压下降、体温不升、心律紊乱、神志不清、昏迷，以至循环、呼吸衰竭而死亡；另外，现代研究，木通、雷公藤等药物含有的马兜铃酸能导致肾炎和急性肾功能衰竭，因此被称为"肾毒性药物"。

其次，"药毒"的原因　中医强调遵循辨证施治的原则治病，认为疾病有寒热、虚实、阴阳和表里的不同，药物有寒热温凉"四气"、酸苦甘辛咸"五味"，以及药物对脏腑经络特殊亲和作用的"归经"与药物对人体不同趋向作用的"升降沉浮"等药性的差异。因此选药用方就要随着证候不同而有所区别，对证下药，随症加减。

各种药物都有四气、五味、升降浮沉、归经等一定的偏性，药物治病就是利用这一偏性，所谓"补偏救弊"。所以，不问患病之后机体证候情况，也不问药物的偏性如何，滥用药物，或者不适当地多服、久服药物，都会有损于机体的健康。

由于中医就是利用药物的偏性治病的，正所谓补偏救弊以治病。因此，从这一观点来说，中医是用"毒药"治病的，是药就有"毒"。事物都有两面性，药物治病，用之不当，又会对人体造成损害，需特别注意。而传统习惯与现代研究有毒性的药物，对人体的损害则是显而易见的，更需提高警惕。

以下介绍引起"药毒"的常见原因：

辨证不准：医生辨证即诊断疾病失准，方药寒热错投，攻补倒置，常会引起"药毒"反应。此外患者误服、乱用方药，以及用药途径不正确等，也会导致"药毒"反应。

配伍失度：医生组方、配方不合理，用偏性较大的药物或有毒性的药物，未采取得当的配伍而引发"药毒"反应。

质量欠佳：药材炮制不当、中成药制备方法不当，以及农药残留量不符合规定等质量问题，亦会引起"药毒"反应。

用量过大：使用药物尤其是有毒中药或含有毒副作用成分的中成药时，剂量过大是最常见的引起"药毒"反应的原因。

疗程过长：有些人误认为中药无毒或毒性甚小，长期使用药物或是使用有毒中药或含有毒副作用成分的中成药，是引起"药毒"反应的常见因素。

个体差异：有些"药毒"反应是由个体差异所致。过敏体质是引起"药毒"反应的重要因素。此外，年龄、性别、体质等情况的差异，如婴幼儿因肝肾功能发育不全，或老人因肝肾功能衰退，对某些药物易发生"药毒"反应。

2. 药物养生的注意事项

首先，需纠正错误观念

天然的中药不是没有"药毒"：是药三分毒，天然、绿色的中药也有不同程度的"药毒"反应。相对西药来讲，中药"药毒"反应比较少，发生概率比较低，安全性较好，但不是说中药没有毒性，中药也不要乱吃，以免中毒。

"补药"使用也要辨证、恰当：中药养生多使用强体益寿的补益药，主要适用于体质偏弱的中老年人，但也不能乱用，应该到医院请中医师辨证诊断后，再采用对证、恰当的方药，有的放矢，缺什么补什么最好。

多数人群常不宜使用"补药"：儿童处于生长发育阶段，生机旺盛；年轻人气血充沛，阳气旺盛；身体强壮之人，禀赋强盛。这许多人群，一般机体不虚，是没有必要吃补药的。否则，扰乱这些人群正常的生长发育过程，造成阴阳失衡，内环境紊乱，亦是得不偿失的。

"补药"并不是价格越贵越好："补药"并不是越贵、越稀少就好，常用的药物、价格便宜的药物，只要对证，用的恰当就是最好的药物。

其次，药物养生的原则

辨证进补：虚人当补，但虚人的具体情况各有不同，因此进补时一定要分清脏腑、气血、阴阳、寒热、虚实，辨证施补，方可取得强体健身、益寿延年之效，而不致出现偏颇。清代医家程国彭即指出："补之为义，大矣哉！然有当补不补误人者；有不当补而补误人者；亦有当补而不分气血、不辨寒热、不识开合，不知缓急、不分五脏、

黄帝内经
养生智慧解密

290

不明根本，不深求调摄之方以误人者，是不可不讲也。"

补勿过偏：进补的目的在于和调阴阳，强健身体、益寿延年，宜恰到好处，不可过偏。过偏则反而成害，导致阴阳新的失衡，使机体遭受又一次损伤。例如，虽属气虚，但一味大剂补气而不顾及其他，补之太过，反而导致气机壅滞，出现胸腹胀满，升降失调；虽为阴虚，但一味大剂养阴而不注意适度，补阴太过，反而遏伤阳气，致使人体阴寒凝重，出现阴盛阳衰之候。所以，补宜适度，适可而止，补勿过偏，这是进补时应注意的又一原则。

盛者宜泻：药物养生固然是年老体弱者强身延年的辅助方法，以补虚为主亦无可厚非。然而，身体本实者也并不少见。只谈其虚而不论其实，亦未免失之过偏。当今之人，生活水准提高了，往往重补而轻泻。然而，平素膏粱厚味不厌其多者，往往脂醇充溢，形体肥胖，气血痰食壅滞已成其隐患。因此，泻实之法也是抗衰延年的一个重要原则。如《中藏经》所谓"其本实者，得宣通之性必延其寿"，即是这个意思。

泻不伤正：体盛邪实者，得宣泻通利，方可使脏腑阴阳气血得以平衡。但在养生调摄中，亦要注意攻泻之法的恰当运用。不可因其体盛而过分攻泻，攻泻太过则易导致人体正气虚乏，不但起不到强身延年的作用，反而适得其反。所以药物养生中的泻实之法，以不伤其正为原则，力求达到汗毋大泄，清毋过寒，下毋峻猛。在实际应用中，应注意以下四点：一是确实有过盛壅滞之实者，方可考虑用攻泻之法；二是选药必须贴切，安全有效；三是药量必须适当，恰如其分；四是不可急于求成、强求速效。

（六十四）药食寒热，因时制宜

> **用寒远寒，用凉远凉，用温远温，用热远热，食宜同法。**（《素问·六元正纪大论》）

【释义】

用寒远寒，用凉远凉，用温远温，用热远热：前"寒""凉""温""热"，均指药食的性质，即药食的"四气"，后"寒"

"凉""温""热"，则指使用药食的时令，即四季的气候表现。

远：有远离、避开的意思。明代医家张景岳注释说："言用寒药者，当远岁气之寒，用凉药者，当远岁气之凉，温热者亦然。"

本条原文是说，药物治病，饮食养生，必须因时制宜。也就是说春夏季节自然界阳气旺盛，气候温热，由于天人相应的缘故，而人体阳气亦于此时较为旺盛，如果说此时用药治病或是饮食调养，再服用大温大热的药物或是食物，则助人体阳气更加亢盛，如此阳盛则热，有可能出现"热病"，同时阳盛则制阴，又有可能引起阴精损伤。而秋冬季节自然界阴气旺盛，气候寒凉，同样因为天人相应的原因，人体阴气也于此时较为亢盛，如若此时用药治病或是饮食调养，再服用大凉大寒的药物或是食物，则助人体阴气愈加亢盛，这样阴盛则寒，有可能出现"寒病"，同时阴盛则制阳，又有可能引起阳气损伤。因此此为用药、饮食之不合时宜。

本篇指出，由于未遵循"药性、食性寒热，因时制宜"的原则，因此"不远热则热至，不远寒则寒至。寒至则坚痞腹满，痛急下利之病生矣；热至则身热，吐下霍乱，痈疽疮疡，瞀郁，注下，瞤瘛，肿胀，呕，鼽衄，头痛，骨节变，肉痛，血溢，血泄，淋闷之病生矣"。也就是说不避开主时之热，便产生热性病，不避开主时之寒，便产生寒性病。寒性病，这样的人有可能出现腹部坚硬、痞塞胀满、急剧疼痛、大便泄泻等病证。热性病，这样的人有可能出现身热、呕吐、泄泻、霍乱（相当于胃肠炎引起的上吐下泻）、痈疽疮疡、昏冒郁闷、严重水泻、肌肉颤动、肢体抽搐、肿胀、呕吐、鼻塞流涕、鼻出血、头痛、骨节变化、肌肉疼痛、吐血、便血、小便淋沥或癃闭不通等病证。所以说，药物治病，饮食养生，必须"用寒远寒，用凉远凉，用温远温，用热远热"。

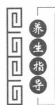

养生指导

本条原文讲的是药物治病，饮食养生，必须"用寒远寒，用凉远凉，用温远温，用热远热"，即"药食寒热，因时制宜"。

292

以下介绍"药食寒热，因时制宜"在病后养生的应用：

1. 药治食养随时变

不同的时令，药治食养也有宜忌之分：

首先，药物治疗　如宋代儿科医家钱乙对儿童属寒、属热的虚羸病、虚弱的病证，分别用药性温热的木香丸、药性苦寒的胡黄连丸治疗，但前者有"夏月不可服"、后者有"冬月不可服"的禁忌，即便十分需要，也只能"少服之"。又如目前临床上暑季风寒感冒，不宜使用辛温的麻黄汤，而往往改用不太温燥的香薷饮。

其次，饮食养生　像夏季气候炎热，应以绿豆汤、西瓜、苦瓜等寒凉饮食为宜，以制约阳热太盛，但切忌过食生冷；冬季气候寒冷，应以羊肉、胡桃、桂圆等温热饮食为宜，以制约阴寒太盛，但切忌过食温燥。元代医药学家忽思慧《饮膳正要》明确指出："春气温，宜食麦以凉之，不可一于温也。禁温食……夏气热，宜食菽以寒之，不可一于热也。禁温饮……秋气燥，宜食麻以润其燥，禁寒饮食。冬气寒，宜食黍以热性治其寒。"

2. 煎药服药适时变

不同的时令，煎药与服药方法亦有差异：

首先，煎药方法　如医圣张仲景《金匮要略》所附治黄疸的《千金》麻黄醇酒汤，就提出"冬月用酒，春月用水煮之"的煎药方法。酒，味辛性温，散寒升阳，行气活血，冬月用酒煎药，既合于时，有温阳散寒、制约冬季阴寒的作用，又利于病，可助阳气充盛，气强化湿，气盛活血，对消除黄疸大有裨益。

其次，服药方法　"反佐"服药方法的应用，就是《内经》"用寒远寒，用凉远凉，用温远温，用热远热"在服药方法之中的具体体现。在复杂的病理过程中，疾病发展到严重阶段时，可采用"反佐"服药方法以适应病情的特殊需要，像"真热假寒"证，应以"寒药热服"的方法来适应病情的变化，寒药针对的是"真热"证，热服是顺应"假寒"表现；而属"真寒假热"证，又以"热药冷服"的方法来适应病情的转化，热药针对的是"真寒"证，冷服是顺应"假热"表现。否则，往往会发生药液下咽而呕吐的格拒抗药的不良现象，达不到预期的治疗效果。

主要参考书目

1. 王琦，李炳文，邱德文，等 . 素问今释 . 贵阳：贵州人民出版社，1980.

2. 周信有 . 内经精义 . 北京：中国中医药出版社，1992.

3. 谭兴贵 . 中医保健养生研究 . 北京：人民卫生出版社，2009.

4. 邓沂，徐传庚 . 中医养生学 . 西安：西安交通大学出版社，2014.

5. 彭铭泉 . 中国药膳大全 . 成都：四川科学技术出版社，1987.

6. 易蔚，邓沂 . 中医药膳学 . 西安：西安交通大学出版社，2012.

7. 邓沂，吴玲燕，李德贞 . 茶饮与药酒方集萃 . 北京：人民卫生出版社，1998.

8. 张明 . 泡杯好茶不生病 . 天津：天津科学技术出版社，2013.